漫话儿童肝移植

主编　蔡金贞

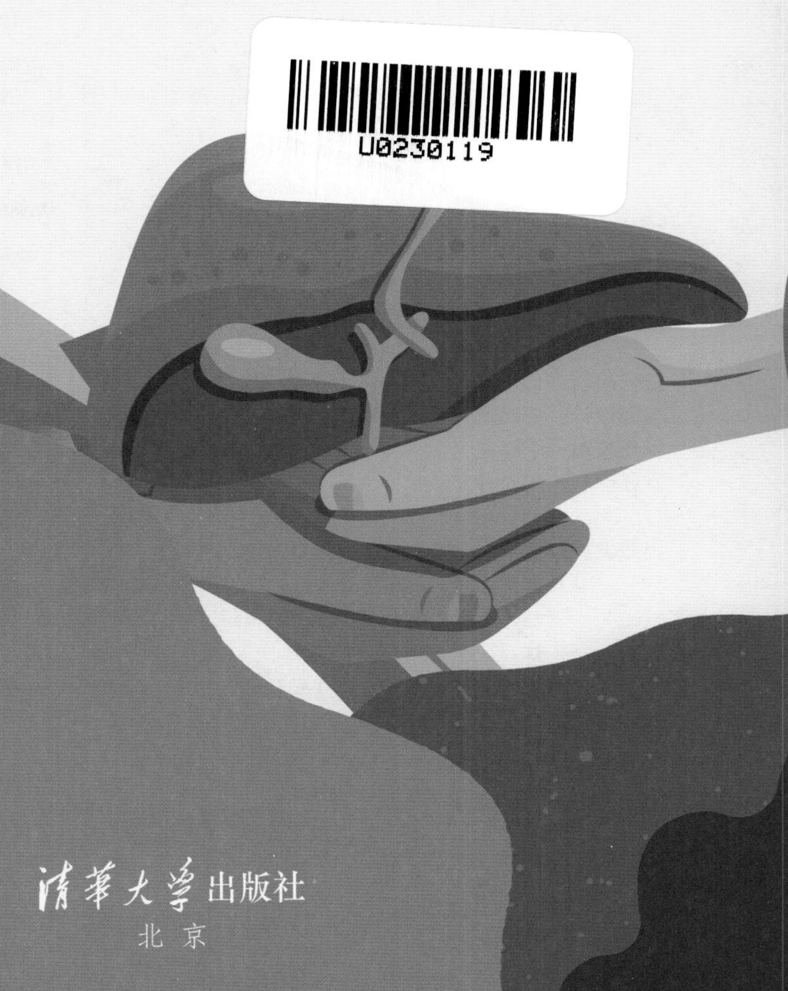

清華大学出版社
北　京

内容简介

本书作为一本入门级的科普书，共分为8章，35小节。内容上从儿童肝移植手术的适应证、儿童肝移植供体选择、移植手术过程，到移植术后早期至晚期管理等各个方面进行了简单描述。每小节主要内容包括答惑部分和知识补给站。通过宝妈与博士间问答，解释儿童肝移植全过程家长可能存在的困惑；通过知识补给站，补充相关知识，让患儿家长们能更全面、更科学地认识肝移植，因此是一本非常实用的科普读物。

图书在版编目（CIP）数据

漫话儿童肝移植 / 蔡金贞主编 . —北京 : 清华大学出版社，2024.4
ISBN 978-7-302-66180-1

Ⅰ. ①漫…　Ⅱ. ①蔡…　Ⅲ. ①小儿疾病—肝移植　Ⅳ. ① R726.573

中国国家版本馆 CIP 数据核字（2024）第 086432 号

责任编辑： 孙　宇
封面设计： 王晓旭
责任校对： 李建庄
责任印制： 宋　林

出版发行： 清华大学出版社
网　　址： https://www.tup.com.cn，https://www.wqxuetang.com
地　　址： 北京清华大学学研大厦 A 座　　**邮　　编：** 100084
社 总 机： 010-83470000　　**邮　　购：** 010-62786544
投稿与读者服务： 010-62776969，c-service@tup.tsinghua.edu.cn
质量反馈： 010-62772015，zhiliang@tup.tsinghua.edu.cn
印 装 者： 三河市龙大印装有限公司
经　　销： 全国新华书店
开　　本： 165mm × 235mm　　**印　　张：** 18　　**字　　数：** 246 千字
版　　次： 2024 年 4 月第 1 版　　**印　　次：** 2024 年 4 月第 1 次印刷
定　　价： 99.00 元

产品编号：098264-01

主编简介

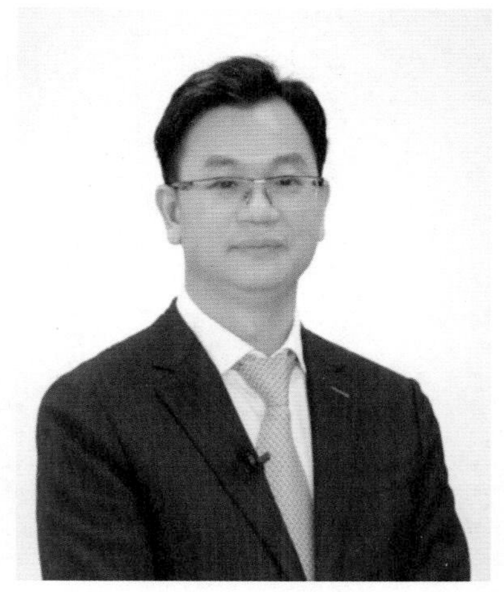

蔡金贞 主任医师、教授、博士生导师，闽江学者特聘教授。青岛大学医疗集团副院长，青岛大学医学部器官捐献与移植研究院院长，青岛大学附属医院器官移植中心、肝脏病中心主任，福建医科大学附属协和医院院长助理、器官移植中心主任。

- 第五届“人民名医·优秀风范”
- 中国医师协会器官移植医师分会常务委员
- 中国康复医学会器官移植康复专业常务委员
- 中国医疗保健国际交流促进会肝脏和移植分会常务委员
- 中华医学会器官移植分会委员
- 中国人体捐献器官获取质量控制中心专家委员会委员
- 国家肝脏移植技术医疗质量控制中心委员
- 中华医学会器官移植学分会质量控制学组委员
- 中华医学会器官移植学分会肝脏移植学组委员
- 中华医学会器官移植学分会第九届委员会儿童移植学组委员
- 山东省医学会第十五届理事会常务理事
- 山东省医师协会器官捐献与移植多学科联合专业委员会主任委员
- 山东省医学会器官移植分会副主任委员
- 山东省医师协会器官移植分会副主任委员
- 福建省医学会器官移植学分会主任委员
- 福建省器官移植技术医疗质量控制中心主任委员
- 福建省海峡医药卫生交流协会重症医学分会常务理事

编者名单

主　编： 蔡金贞

副主编： 滕大洪　吴　斌　付晓悦　张　慧　孙延东

编　委：（按姓氏拼音排序）

曹俊宁　戴德淑　董安华　董洪静　冯　帅

付晓悦　刘　单　刘　虹　刘凤超　刘金泉

李天翔　李美芝　李新强　牛庆慧　饶　伟

孙　爽　孙延东　滕大洪　田秋菊　吴　斌

王承钰　王　峰　王　新　王淑贤　许传屾

徐庆国　徐祥美　叶素素　张　慧　张　群

张　勇　张杏芳　赵　柳　赵　凯　庄　斌

序

自 1963 年 Starzl 教授为一名胆道闭锁的患儿成功进行肝移植手术以来，儿童肝移植技术已经历了 60 余年的发展历程。在这一甲子的岁月里，全球的肝移植专家们在外科技术、麻醉技术、围术期管理、免疫抑制剂应用以及术后长期随访等方面不断创新与突破，使得肝移植手术从曾经的“手术禁区”转变为终末期肝病患者的生命保障。

中国的儿童肝移植虽然起步于1999年，相较于世界首例晚了近40年，但在一代代肝移植专家的共同努力下，其发展势头迅猛。本书主编蔡金贞教授是近年来活跃在儿童肝移植领域的中青年专家，他带领青岛大学附属医院器官移植中心不断发展壮大，十年来成功实施了上百例儿童肝移植手术，为我国儿童肝移植事业的发展做出了杰出贡献。

为了全社会对儿童肝移植更深入的认识，使得该技术更好造福终末期肝病患儿，蔡金贞教授撰写了《漫话儿童肝移植》一书，旨在通过通俗易懂的方式解答患儿家长在移植手术前后的各种疑惑。这本书不仅提供了肝移植的基础知识，还详细阐述了手术前后的注意事项，同时通过图文并茂的方式增加了相关知识点的补充，是一本适合广大移植患儿家属阅读的工具书。相信这本科普读物的出版将会让更多读者受益。

本书的出版正值青岛大学附属医院器官移植中心成立十周年之际，期待蔡金贞教授继续“路遥不坠其志，行远不改初衷”，为我国儿童肝移植事业做出新的更大的贡献！

夏强

中国工程院院士

上海交通大学医学院附属仁济医院院长

2024 年 3 月

前　言

自肝移植技术问世以来，历经 60 余载的探索与发展，肝移植已经成为一项非常成熟的外科技术，在全世界范围内挽救了无数终末期肝病患者的生命。中国的肝移植起步晚于欧美国家，但近 20 年发展迅速，如今我国肝移植数量已经成功跻身世界第二大国，肝移植手术技术及管理水平已能比肩发达国家。

肝移植手术无疑开启了患者的“第二次生命之门”，为无数患者带来了新生。作为在肝移植领域已经工作 20 多年的外科医生，本人亲历了我国肝移植事业快速发展的 20 年。见证了我国肝移植事业由少到多、由粗到精、由成人到儿童的快速飞跃发展。“移植人”在追求质量进步的道路上永不止步！我个人也在追求移植技术突破的道路上渐入佳境。迄今已成功完成 1 500 余例成人肝移植手术，600 余例儿童肝移植手术。主持完成复杂肝移植、多脏器移植、儿童亲体肝移植、儿童单段肝移植、儿童超减体积肝移植、亲体儿童多米诺辅助肝移植、儿童肝肾联合移植等复杂的高难度手术。手术方式涵盖劈离式肝移植、亲体肝移植、多米诺肝移植、辅助式肝移植、自体肝移植等诸多形式。近年来在儿童肝移植领域取得可喜的进步。

在移植界同仁的共同努力下，肝移植正在默默地普惠众生。但肝移植毕竟是一门新生学科，对于绝大多数的老百姓或者非器官移植领域的医务工作者，“肝移植”仍然是一个“神秘”“高大上不可触及”的存在。他们对于这个“神秘”学科认知不够，导致很多患者的治疗进入误区，当治不知，当治不治，当治不敢治的认知让很多患者错失了重生的机会，让人无比痛惜。为了帮助更多有移植需要的患者，作为移植领域的从业者，我深知提高个人的技术能力只是一个方面，如何能够帮助更多有移植需要的普通老百姓，让他们更全面、更科学地了解到肝移植的医学知识，一直以来都是我的一个心结。2023 年 3 月，我所带领的团队——青岛大学附属医院器官移植中心，成功举办了首届儿童器官移植医患联谊会，并发布了“移路通行、植因有爱”联谊会短视频，在社会上引起很大的反响。当看到移植术后 1、5、10 年甚至更久的孩子健康地站在面前时，我内心十分欣慰。当面对很多家长拉着我的手跟我倾诉移植路上由懵懂到了然的心路历程时，我萌生了一个想法，希望能编写一本浅显易懂的关于儿童肝移植的科普书，让更多的新手爸妈能更准确地了解肝移植，更好地照顾好移植术后的宝宝们。为此我组织了科室的年轻医生们，编写了这本《漫话儿童肝移植》的科普书，从移植手术的适应证、移植手术的过程、移植术后早期至晚期管理等各个方面进行简单阐述，让更多有移植需要的患儿父母们理解什么情况下孩子应该考虑进行肝移植，什么情况下孩子可以做肝移植，以及如何更好地照料肝移植的孩子们。本书旨在为患儿父母提供一份参考，解除部分疑惑，增进一点帮助。

本书参编者均来自临床一线的年轻医生，能力有限，编写时间短，加之科普经验不足，书中难免有疏漏及错误之处，敬请各位读者不吝赐教，批评指正。

编　者

2024 年 2 月

目　录

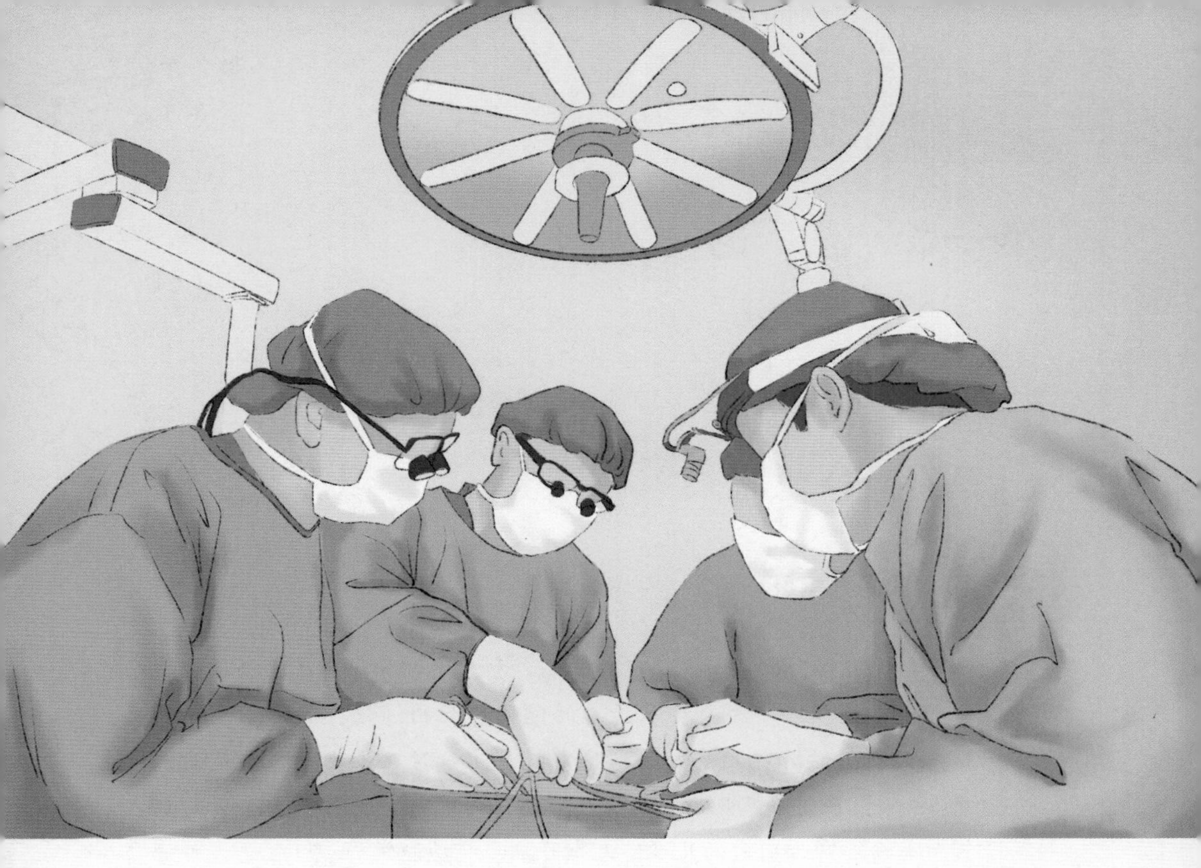

每一次站在手术台上，

我们都要时刻保持着警惕，

在与死神抗争的每一分、每一秒，

任何一个小的疏漏都有可能导致不可挽回的后果！

第一章 总 论

[答惑部分]

什么是儿童肝移植?

肝移植俗称“换肝”，是指采用外科手术切除患者已失去功能的坏肝，重新植入一个有生命活力的健康好肝的过程，可用于无论什么原因引起的肝脏疾病发展到晚期危及生命时。儿童肝移植是指针对年龄＜16周岁患儿进行的“换肝”治疗。行儿童肝移植手术的病因包括各种原因引起的儿童终末期肝病、肝功能衰竭、肝脏恶性肿瘤以及遗传代谢性肝病，其目的是恢复患儿正常的肝脏功能、挽救生命或纠正遗传代谢紊乱，让他们能够享受正常的生活和学习。

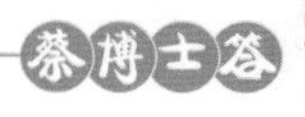

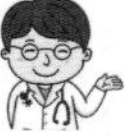

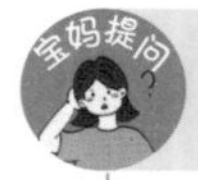

为什么需要进行儿童肝移植?

儿童需要进行肝移植的主要原因是他们患有严重的肝脏疾病，这些疾病可能导致肝功能衰竭或严重影响他们的生活质量，例如天生的肝脏疾病、肝脏损伤、肝脏肿瘤或其他代谢性疾病等，当儿童的肝脏无法正常工作，或者无法通过其他治疗手段恢复时，肝移植可能是唯一的治疗方法，肝移植能够提供一个健康的肝脏，帮助患儿恢复肝功能，维持正常的生长和发育。

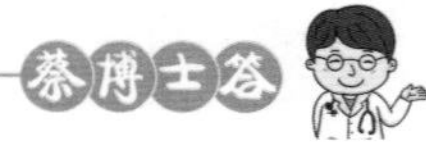

儿童肝移植可以治疗的疾病具体有哪些?

儿童肝移植主要用于治疗一些严重的、不可逆的肝脏疾病，适应证包括五大类：胆汁淤积性肝病、遗传代谢性疾病、暴发性肝功能衰竭、肝脏肿瘤及其他疾病。

（1）胆汁淤积性肝病：这是一类导致胆汁无法正常排出肝脏的疾病，可能导致肝功能衰竭和肝硬化，需要通过肝移植来恢复肝脏的正常功能，如胆道闭锁、Alagille 综合征、家族性肝内胆汁淤积症等。

（2）遗传代谢性疾病：这类疾病由于基因突变导致的肝脏功能代谢异常，可能使肝脏无法正常工作，甚至可能发展为肝功能衰竭，需要肝移植来替代病变的肝脏。如 α_1- 抗胰蛋白酶缺乏、Wilson 病、新生儿血色病、家族性淀粉样多发性神经病、尿素循环异常、丙酸血症、家族性高胆固醇血症、原发性高草酸盐尿症、Crigler-Najjar 综合征等。

（3）儿童肝脏肿瘤：指在儿童时期发生的肝脏肿瘤性疾病，如肝母细胞瘤、肝细胞肝癌、代谢性疾病并发的肝脏肿瘤、原发性的血管肿瘤等，可以是良性的或恶性的，当儿童的肝脏功能受到严重损害或者肝脏肿瘤无法通过手术切除时，医生可能会考虑进行肝移植。

（4）终末期肝病：指儿童的肝脏功能严重受损，已经无法维持正常的生理功能，需要通过肝移植来挽救生命，如急性肝功能衰竭、慢性肝功能衰竭、药物毒物性肝损害、急性病毒性肝炎、病毒性肝炎后肝硬化、自身免疫性肝病等。

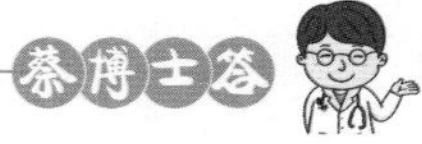

宝妈提问

儿童肝移植的最佳手术时机？

儿童肝移植的最佳手术时机取决于多个因素，包括疾病的严重程度、进展速度、肝脏供体的可获得性以及患儿的整体健康状况等。一般来说，越早进行肝移植，预后往往越好，尤其是患有肝功能衰竭和代谢性疾病，及早进行肝移植手术可以避免肝脏功能进一步恶化，减少并发症的发生，从而提高手术的成功率和患儿的生存率。此外，年幼的患儿在移植后肝脏的生长和发育方面也具有更好的适应性，然而，手术风险也是一个需要考虑的重要因素。因此，最佳手术时机需要在医生的指导下，根据具体情况进行综合评估和决策。

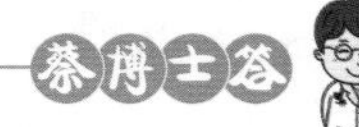

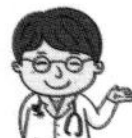

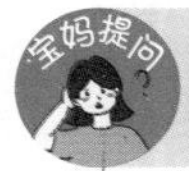
宝妈提问

儿童肝移植的治疗效果好吗？

儿童肝移植的治疗效果通常是非常显著的，据不同统计数据和研究中心的报告，1 年生存率可以达到 90%，5 年生存率也可达到 80%，目前全世界存活最久的儿童肝移植患者是一位在 1970 年接受儿童肝移植的胆道闭锁的患儿，至今仍然健在。通过移植健康的肝脏，可以替换掉病变的肝脏，随着肝功能的恢复，患儿的生活质量通常会得到显著改善。他们可以摆脱之前由肝病引起的黄疸、腹水、瘙痒等不适症状，食欲和体力也会逐渐恢复。此外，他们可以重新参与学习和社交活动，享受更正常的童年生活。

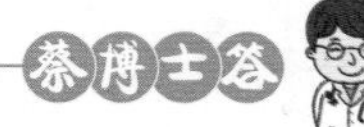

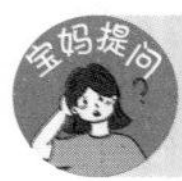
宝妈提问

儿童肝移植的现状是怎样的？

从手术技术和治疗效果来看，儿童肝移植已成为治疗儿童终末期肝病和一些先天性代谢性疾病的最有效手段。美欧、日韩等发达国家的儿童肝移植起步较早，在疾病筛查、治疗理念和术后随访等方面已形成一套较为完善的管理体系。我国儿童肝移植起步晚，但历经20余年的发展，近年来发展迅速，目前年手术量已经位列世界第一，儿童肝移植在我国已成为一种常规外科技术。在手术成功率方面，我国成熟的儿童肝移植中心已经顺利完成了技术积累期，目前技术水平已达到国际水平。中国、美国、欧洲国家和日本的移植后1年生存率分别为90.5%、88.9%、89.8%和88.3%，5年生存率分别为83.6%、85.9%、80.9%和85.4%。此外，随着手术技术的不断进步和移植经验的积累，儿童肝移植术的安全性也得到了提高，手术过程中的并发症和不良反应得到了有效控制。然而，儿童肝移植仍然面临着一些挑战和问题，其中最主要的问题是供体短缺，由于儿童肝脏的供体来源相对较少，使很多患儿在等待供肝的过程中不幸去世。此外，儿童肝移植术的技术要求较高，围术期管理经验相对较少，需要专业的团队和设备支持。另外，免疫排斥、感染等并发症也是儿童肝移植术后需要面临的风险。为了解决这些问题，一些医疗机构和专家正在积极探索和研究新的供体来源和技术手段。同时，加强移植后的管理和随访制度，提高患儿和家长对肝移植的认知度和信心，也是促进儿童肝移植发展的重要方面。

蔡博士答

儿童肝移植的发展趋势如何？

随着医学研究的深入，儿童肝移植的适应证也在不断被发现和探索。除了常见的先天性胆道闭锁、代谢性疾病等外，一些儿童恶性肿瘤的肝移植治疗也取得了良好效果。此外，当前我国对儿童罕见病逐渐重视，基因和细胞治疗领域技术的突破和方案的成熟，肿瘤基础和转化研究日新月异，这些变化同样会对儿童肝移植手术适应证的选择带来影响。

在儿童肝移植的供体类型发展趋势中，欧美发达国家的儿童肝移植供肝类型选择多样，但以脑死亡捐献供肝为主，而日本、韩国等亚洲国家在儿童活体肝移植领域积累了更丰富的经验，80% 以上的患儿均接受亲体供肝移植，同样亲属来源的活体肝移植也是我国儿童肝移植的主要选择。近年来中国大陆地区大力推动的公民逝世后尸体器官捐献政策取得了显著成效，儿童器官捐献数量逐年增加，儿童尸体肝移植例数明显增加，2020 年中国大陆地区儿童尸体肝移植的例数已达每年 362 例，在同年儿童肝移植中占 30.7% ，很大程度上缓解了儿童肝移植供体紧缺的局面。其他类型的肝移植实践逐渐增多，例如劈离式肝移植、辅助性肝移植、多米诺肝移植、交叉多米诺肝移植、超减体积肝移植、ABO 血型不相容肝移植等，这些趋势显示了供体类型的多样化和创新，以满足不断增长的儿童肝移植需求。近年来，西方发达国家在边缘供肝的选择和管理上积累了丰富的经验，包括肝炎病毒阳性供体、脂肪肝、高龄人群（＞65 岁）供体、劈离供肝、心脏死亡后供体、良性肝肿瘤供体等，进一步扩大肝移植供体池。

我国儿童肝移植领域已经成功突破了早期发展的技术瓶颈，逐渐形成了具有鲜明中国特色的手术技术体系，并通过持续不断的创新与突破，实现了显著的发展与进步，包括儿童供肝的劈离、双支肝静脉的处理、门静脉整形技术、婴幼儿胆道端端吻合技术等。此外，以腹腔镜与达芬奇手术系统为代表的微创外科技术是移植外科未来发展的重要方向，目前，我国几个大规模的移植中心已经将腹腔镜手术作为获取供肝的常规技术手段，并在临床实践中融入了吲哚菁绿荧光染色技术、单孔腹腔镜技术以及机器人供肝获取技术等前沿科技，以进一步提升供肝获取的精准度和手术效率。

精湛的手术技艺无疑是移植后长期生存的基石，然而，术后的管理同样不容忽视，且需要长期不懈的努力。长期的术后管理涵盖了免疫抑制剂的应用、患儿的生长发育以及社会心理学发展，这些因素均对患儿的生活质量产生深远影响。在过去的60年里，随着外科技术、麻醉支持、免疫抑制治疗以及多学科协作等多方面技术与管理经验的不断积累与发展，肝移植患儿的术后生存率和长期生活质量均得到了显著提升。随着国内互联网医院的建立以及三级诊疗体系的完善，肝移植患儿的术后随访方式已由传统的人员流动随访转变为更为便捷的“云随访”，这大大提高了患儿术后规律随访的依从性，为患儿及移植物的长期生存提供了有力保障。经过数十年的经验积累，发达国家已经建立了较为完善的儿童肝移植随访体系。在我国，儿童肝移植也已逐渐从移植外科主导转变为多学科诊疗模式，术后生存率显著提高。然而，面对儿童肝移植术后15年以上的长期管理和随访，我们仍然面临着巨大的挑战。

总得来说，儿童肝移植现状呈现出积极的发展趋势，但仍然需要不断的研究和改进。随着医学技术的不断进步和社会对儿童肝移植的认知度提高，相信未来儿童肝移植将会在更多领域发挥重要作用，为更多患儿带来希望和生机。

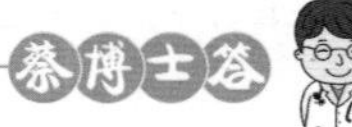

【知识补给站】

截至2021年12月31日，美国实施儿童（年龄＜18岁）肝移植已达18 563例；欧洲地区1988年至2020年6月已完成17 117例。中国大陆地区儿童肝移植起步较晚，但近年来发展迅速，1996年成功实施首例儿童肝移植手术，2012年以前每年儿童肝移植例数不超过50例，但至2020年每年肝移植例数已增加至1 178例，中国成为全世界儿童肝移植年开展例数最多的国家。

世界首例儿童肝移植手术是Thomas Starzl在1963年实施的，治疗对象为1例3岁胆道闭锁患儿，自此拉开了人类肝移植的序幕。随着外科技术、麻醉支持、免疫抑制治疗以及多学科合作等多方面技术与管理经验的积累和发展，肝移植患儿的术后生存率及长期生存质量得到了显著改善。截至 2021 年，美国器官共享网络（United Network for Organ Sharing，UNOS）的统计数据显示，北美地区肝移植患儿的 5 年生存率达 90.9%；韩国两大器官移植数据库统计了共 775 例儿童肝移植患儿的 5 年生存率为 87.5%；中国大陆地区肝移植患儿 5 年生存率为 83.6%，为亚洲前列。儿童肝移植整体治疗效果是高于成人肝移植的。

活体肝移植的优势：一是不受制于公共分配系统，可以更快地进行手术，缩短患儿等待供肝的时间，降低等待肝移植期间的病死率及手术风险；二是活体肝移植属于择期手术，术前可以充分了解供体、受体情况，制订周密的治疗方案，实现个性化管理，减少并发症；三是热缺血时间近乎为零，冷缺血时间亦大大缩短，供肝质量好。

中国大陆 2012 年以前儿童肝移植术的移植物 5 年生存率仅 59.3%。2015 年中国医师协会器官移植医师分会儿童器官移植专委会成立并发布了首部《中国儿童肝移植临床诊疗指南》，使儿童肝移植由曾经的移植外科主导逐步转为多学科诊疗模式，术后生存率显著提高，2021 年儿童肝移植术后 5 年生存率已上升至 83.6%，与欧美、日韩等发达国家水平持平。

参考文献

[1] 夏强，封明轩．中国儿童肝移植的现状与挑战 [J]. 中华消化外科杂志，2024, 23(1): 49-54.

[2] 万平，夏强．小儿肝移植的进展与前沿 [J]. 实用器官移植电子杂志，2017, 5(1): 7.

[3] 夏强，朱欣烨．儿童肝移植发展现状及展望 [J]. 临床小儿外科杂志，2022, 21(5): 4.

[4] Kim J M , Kim K M , Yi N J , et al.Pediatric liver transplantation outcomes in Korea[J]. Korean Medi Sci, 2013, 28(1): 42-47.

[5] Muhammad H, Zaffar D, Tehreem A, et al.An update on usage of high-risk donors in liver transplantation[J]. J Clin Med, 2021, 11(1): 215.

[6] Zhou G P, Sun L Y, Zhu Z J. The concept of “domino” in liver and hepatocyte transplantation[J]. Therap Adv Gastroenterol, 2020, 13: 1756284820968755.
[7] 高伟 . 儿童肝移植的手术技术革新 [J]. 器官移植 , 2022, 13(3): 7.
[8] 封明轩 , 夏强 . 儿童活体肝移植的关键技术与预后 [J]. 中国普外基础与临床杂志 , 2018, 25(8): 909-911.
[9] Wang Z, Gao W, Dong C, et al. Outcome of split-liver transplantation from pediatric donors weighing 25 kg or less[J]. Liver Transpl, 2023, 29(1): 58-66.

（董安华）

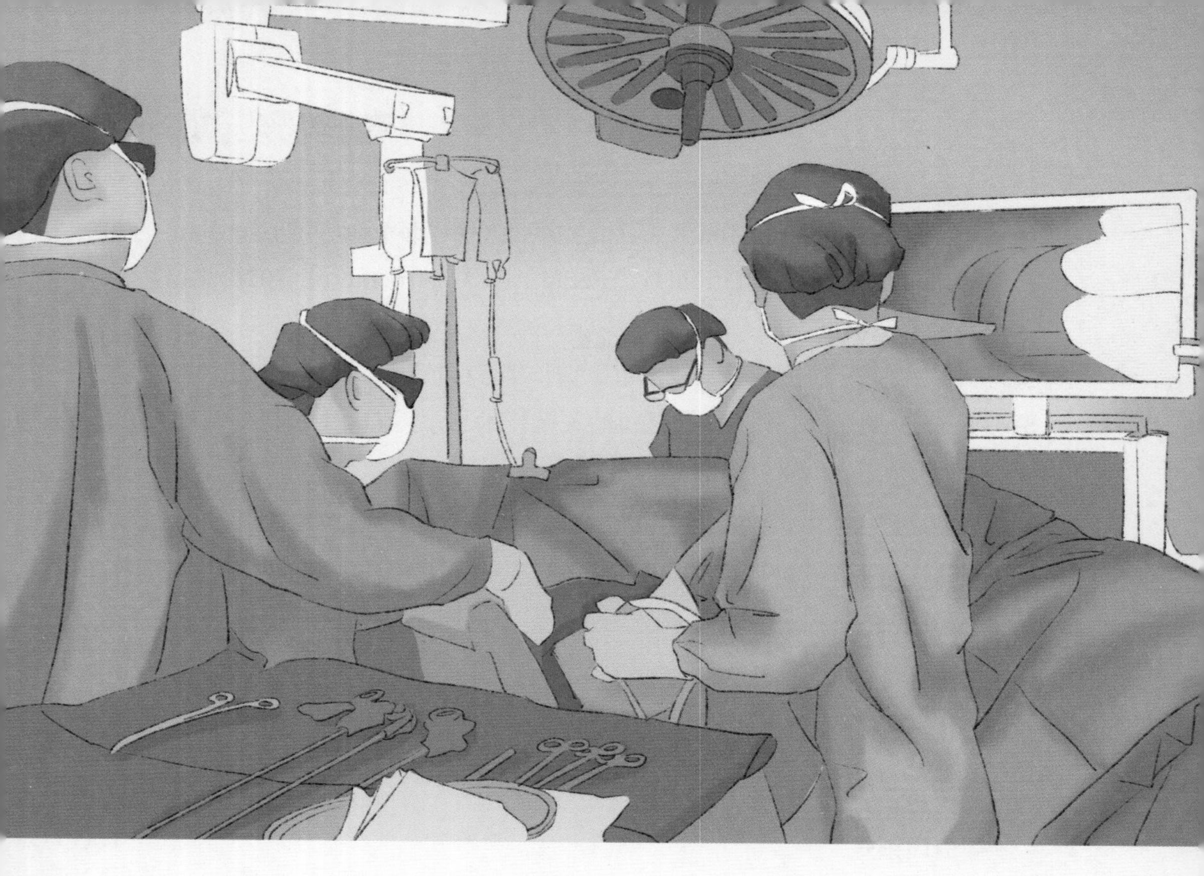

每一台移植手术都不是一个人的独角戏，

而是一个团队作战，人多力量大，大力出奇迹的事情。

台前、幕后有无数无名英雄为之付出努力，

我们一直努力地创造着一个又一个奇迹！

第二章　儿童肝移植适应证

第一节　胆汁淤积性肝病

一、胆道闭锁

【答惑部分】

宝宝出生后一直皮肤黄染不退，大夫怀疑是胆道闭锁，请问胆道闭锁是怎么一回事?

胆道闭锁（biliary atresia，BA）是儿童胆汁淤积最常见的病因之一，病因不明确有一定的遗传易感性，病变主要累及肝内、外胆管，导致胆管慢性闭塞，引起胆汁淤积及进行性肝纤维化，直至胆汁性肝硬化、门静脉高压和（或）肝衰竭并危及患儿生命的疾病，属于婴儿期常见的严重肝胆系统疾病之一。

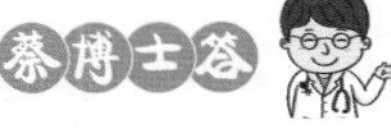

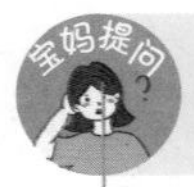

胆道闭锁的发病率高吗?

胆道闭锁的发病率在 1/18 000 ~ 1/5 000，女童多于男童。该病全世界范围均有发病，具有种族和地区差异，整体上非白种人胆道闭锁发病率是白种人的 2 倍，亚洲发病率高于欧美。总体上该病的发病率并不低。

蔡博士答

宝妈提问

胆道闭锁的孩子会有什么表现？

胆道闭锁孩子的主要表现（图 2-1）：①生后黄疸延迟消退（足月儿＞2 周，早产儿＞3 周），或消退后再次出现，并持续性加重。②粪便颜色逐渐变浅至白陶土色，尿色加深至浓茶色。③腹部膨隆，肝脾肿大，腹壁静脉曲张等。④营养不良或生长发育迟缓等。

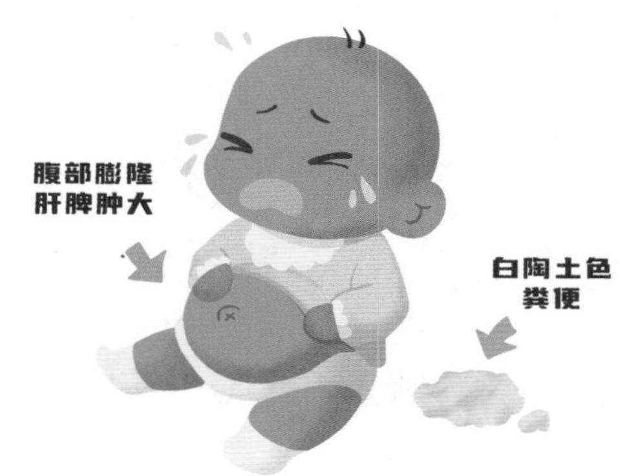

图 2-1　胆道闭锁的主要表现

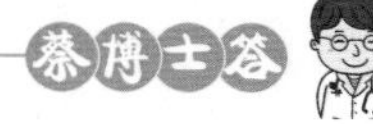
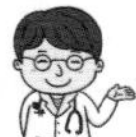
蔡博士答

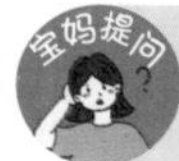
宝妈提问

如何诊断胆道闭锁，有什么检查可以做吗？

对于怀疑胆道闭锁的孩子，我们可以观察孩子粪便颜色，对比粪便比色卡及早发现异常。再可考虑行经皮胆红素测定，可对黄疸患儿做连续性动态观察。可以考虑腹部超声检查，以明确胆囊胆管形态改变及肝脏硬化程度等。胆道闭锁的孩子都要进行肝功能检查，明确胆红素水平。最终确诊需要放射性核素肝胆显像、磁共振胰胆管成像、十二指肠引流液检查、经内镜逆行胰胆管造影、经腹腔镜探查及术中胆管造影等检查手段。

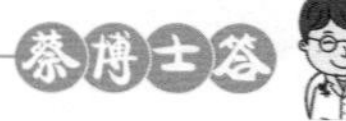
蔡博士答

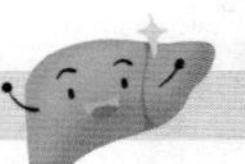

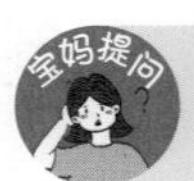

还有其他疾病也会有相似表现吗？

当然，临床上还有好多疾病也会有类似表现，故怀疑胆道闭锁还需要与以下疾病进行鉴别：胆管发育不良、进行性家族性肝内胆汁淤积症、Citrin 缺陷病、酪氨酸血症Ⅰ型、α_1-抗胰蛋白酶缺乏症、先天性胆汁酸合成障碍、其他胆汁淤积性肝病。

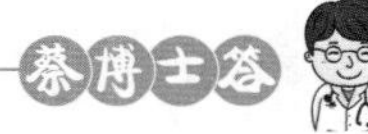

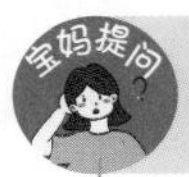

胆道闭锁好治疗吗？要怎么治疗才好？

胆道闭锁的孩子通常在出生后最初几周就能被发现，对于新生儿期诊断明确的孩子，在没有禁忌证的情况下，可先行 Kasai 术，Kasai 术是胆道闭锁的首选治疗方案，部分孩子 Kasai 手术后仍出现肝衰竭或者肝功能失代偿时，则需要进行肝移植术治疗。是否需要肝移植治疗与患儿的胆道闭锁分型有很大关系。

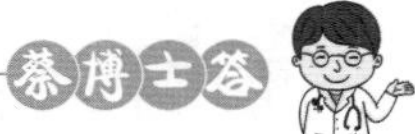

在我国因胆道闭锁做肝移植的孩子多吗？效果怎么样？

在我国胆道闭锁是儿童肝移植术的最常见病因，在 2015 年我国所完成的 528 例儿童肝移植病例中，胆道闭锁儿童为 417 例，占比为 78.98%，其他代谢性疾病占 4.17%，而到了 2018 年我国所完成的 1 054 例儿童肝移植中，胆道闭锁则为 813 例，占比为 77.13%，尽管说占比略有下降，但仍雄踞所有儿童肝移植适应证的首位。胆道闭锁孩子肝移植治疗的远期生存率高于成人肝移植，胆道闭锁患儿肝移植术后 5 年生存率为 82% ~ 98%。术后 10 年生存率为 71% ~ 90%。

蔡博士答

宝妈提问

Kasai 术后什么情况下应考虑肝移植治疗？

Kasai 术后通常会辅助药物治疗，主要是口服激素、熊去氧胆酸及控制术后胆管炎等的治疗。术后连续动态观察胆红素恢复情况，如果 Kasai 术后 3 个月的总胆红素＞100 μmol/L，应该迅速进行肝移植评估，而如果总胆红素在 34 ~ 100 μmol/L 或者胆红素不高，但出现保守治疗效果不佳的胆汁性肝硬化或者门静脉高压、腹水及反复胆管炎发作等情况，也应该考虑行肝移植术前评估。

蔡博士答

【知识补给站】

Kasai 术的禁忌证：①严重肝纤维化，不主张行 Kasai 术；②患有严重畸形，评估认为不能耐受手术者，不宜做 Kasai 术；③胆道造影和肝活组织检查结果显示非胆道闭锁的患儿，禁做 Kasai 术。

胆道闭锁的患儿如果不进行治疗，通常在 2 岁之内死于肝硬化或者肝衰竭，而罹患胆道闭锁的婴幼儿接受肝移植后的预后很好，移植术后会出现生长追赶的现象，远期生长发育非常接近正常儿童，因此当 Kasai 术后出现肝衰竭或者肝功能失代偿时，应积极考虑进行肝移植术治疗。

胆道闭锁 Kasai 术后肝移植的适应证为失代偿期肝硬化、肝衰竭、门静脉高压导致的反复消化道出血、慢性肝病引起的生长迟缓、瘙痒症、肝肺综合征、反复发作的胆管炎、肝肾综合征、肝脏恶性肿瘤（胆管细胞癌）。符合上述任何一条或者几条都需要行肝移植术。

肝移植供体来源：公民逝世后捐献供体（婴儿肝脏、成人肝脏），其中成人肝脏根据需要进行劈离（原位或者体外劈离）；活体供体；多米诺供肝等。肝移植手术方式：经典术式、背驮式、辅助式等。供体的类型：全肝、肝左外叶、左半肝、右半肝（带或不带肝中静脉）、右后叶、单肝段等。

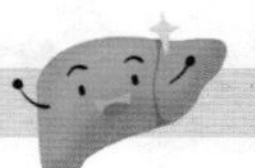

血型配型要求：儿童肝移植手术供受体遵循血型相合的原则，但低龄患儿（≤2岁）也可行供受体血型不合肝移植，通常控制患儿肝移植术前ABO血型抗体滴度应低于1∶16，＜2岁的小儿行血型不合肝移植与血型相同或相合的小儿肝移植有相似的受体及移植物生存率。

肝移植术后免疫抑制剂方案：肝移植术后给予他克莫司或者环孢素为主的免疫抑制方案，联合或不联合霉酚酸酯、甲泼尼龙。其他可选用的免疫抑制剂还包括西罗莫司等。

术后监测指标：肝移植术后需定期监测主要免疫抑制剂药物浓度、血常规、肝肾功能、巨细胞病毒、EB病毒、HBV血清学标志物、移植肝脏超声等。

参考文献

[1] 中华医学会小儿外科学分会肝胆外科学组，中国医师协会器官移植医师分会儿童器官移植学组. 胆道闭锁诊断及治疗指南(2018版)[J]. 临床肝胆病杂志, 2019, 35 (11): 2435-2440.

[2] Kasai M, Okamoto A, Ohi R, et al. Changes of portal vein pressure and intrahepatic blood vessels after surgery for biliary atresia[J]. J Pediatr Surg, 1981, 16(2) : 152-159.

[3] Caton AR, Druschel CM, Mcnutt LA. The epidemiology of extrahepatic biliary atresia in New York State, 1983-98[J]. Paediatr Perinat Epidemiol, 2004, 18(2) : 97-105.

[4] Nio M, Ohi R, Miyano T, et al. Five-and 10-year survival rates after surgery for biliary atresia: A report from the Japanese Biliary Atresia Registry[J]. J Pediatr Surg, 2003, 38 (7) : 997-1000.

[5] Chiu CY, Chen PH, Chan CF, et al. Biliary atresia in preterm infants in Taiwan: A nationwide survey[J]. J Pediatr, 2013, 163(1) : 100-103.

[6] Lien TH, Chang MH, Wu JF, et al. Effects of the infant stool color card screening program on 5-year outcome of bihary atresia in Taiwan[J].

Hepatology, 2011, 53(1) : 202-208.
[7] Lee M, Chen SC, Yang HY, et al. Infant stool color card screening helps reduce the hospitalization rate and mortality of biliary atresia: A 14-year nationwide cohort study in Taiwan[J]. Medicine, 2016, 95(12) : 1-16.
[8] 2015 年度中国肝移植科学报告
[9] 2018 中国肝脏移植医疗质量报告

（饶　伟）

二、Alagille 综合征

【答惑部分】

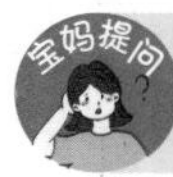

什么是 Alagille 综合征?

Alagille 综合征是一种可累及多系统的常染色体显性遗传病，由基因突变引起，可以影响肝脏、心血管系统、肾脏、眼睛、颜面和骨骼等多个器官。肝脏影响较明显，表现为胆管减少或缺乏、胆汁淤积、肝硬化等。肝病是该人群发病的主要原因，而心脏和血管受累是死亡的主要原因。

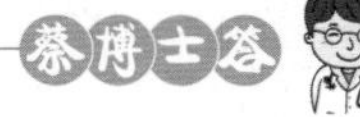

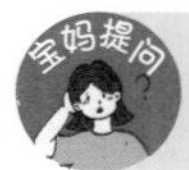

Alagille 综合征的发病率高吗?

Alagille 综合征是一种罕见病（孤儿病），发病率不高，为 1/30 000 ～ 1/70 000。

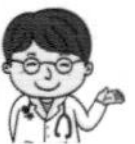

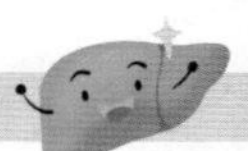

Alagille 综合征的孩子会有哪些异常表现？

该病的临床表现以胆汁淤积和胆管稀疏、先天性心脏病、面部异常、蝴蝶椎以及眼部异常为主，还包括肾脏异常、生长发育迟缓和胰腺异常等。一项纳入 34 例 Alagille 综合征患者的研究发现，其最常见临床表现为肝脏（胆汁、胆道）症状（85.3%），其次为心脏（70.6%）症状。出生后 3 个月内，大部分患儿即开始出现胆汁淤积并逐渐进展，出现黄疸、皮肤瘙痒、白陶土样大便及高脂血症，以血清总胆固醇升高最为明显。皮肤瘙痒可能较黄疸更明显，约 33% 的患儿会出现皮肤瘙痒。大部分患儿会出现心脏杂音，多由肺动脉流出道狭窄所引起。需要注意的是，肝内胆管缺失的组织学表现在婴儿期可不出现，可表现为胆管汇管区比例正常或增多，呈新生儿肝炎的组织学表现。

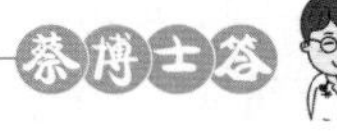

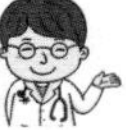

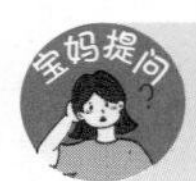

Alagille 综合征有什么好办法治疗吗？

该病缺乏满意的治疗方法，主要是对症处理，口服熊去氧胆酸片、阻断胆汁酸肠肝循环药物和补充脂溶性维生素。近期，美国食品药品监督管理局已批准回肠胆汁酸转运蛋白抑制剂 -LIRVMARI（Maralixibat）口服溶液用于治疗≥ 1 岁的 Alagille 综合征患者的胆汁淤积性瘙痒，前者可阻断胆汁酸肠肝循环而起到缓解临床症状的目的。而奥维昔巴特（Odevixibat）也正被开发用于治疗该病。当 Alagille 综合征患儿出现失代偿期肝硬化等终末期肝病、骨折、皮肤瘙痒严重或影响生长发育时，可进行肝移植。

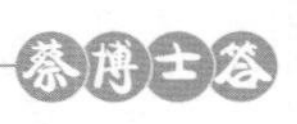

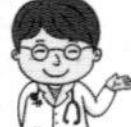

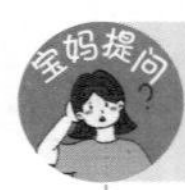

Alagille 综合征的预后是怎样的？

该病患儿的最终预后取决于肝脏和心脏疾病的严重程度。有 > 20% 的 Alagille 综合征患者会发展为肝硬化，21% ~ 31% 的 Alagille 综合征患者需要进行肝移植，多达 70% 的患者在儿童时期需要进行肝移植。肝病是影响患儿生长发育的主要原因，心脏血管异常往往是患儿死亡的原因。

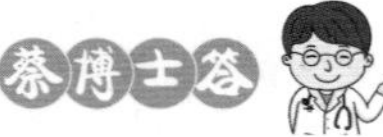

Alagille 综合征的孩子进行肝移植治疗效果好吗？

Alagille 综合征患儿接受肝移植是安全有效的，即使存在心脏和血管受累的患儿，经过仔细的术前评估，联合儿科心脏病专家会诊，纠正心血管异常后再行肝移植术，同样能取得与其他常见胆道疾病类似的效果。有研究发现，Alagille 综合征患儿肝移植术后 1 年和 5 年生存率与因其他疾病行肝移植的儿童受者相似，Alagille 综合征肝移植受者术后 5 年和 20 年生存率分别为 88.9% 和 77.8%。

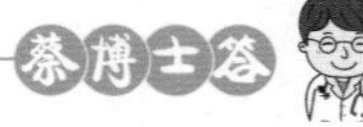

【知识补给站】

Alagille 综合征最早于 1969 年由 Alagille 等首先报道，因而得名。该病常在婴儿期发病，主要由 Notch 信号途径中的 *JAG1* 或 *NOTCH2* 基因突变而引起，是一种常染色体显性遗传，约 94% 由 *JAG1* 基因突变引起，2.5% 由 *NOTCH2* 基因突变引起。

由于 Alagille 综合征表现复杂，因此对肝移植术的技术要求较高。Alagille 综合征最常见的血管异常是腹腔动脉起源狭窄，约 2/3 的患儿需要主动脉导管重建；故术前可行腹部血管成像，评估是否可进行经典动

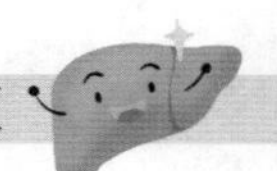

脉血运重建或是否需要主动脉导管重建，以降低肝移植术后动脉血栓形成的发生率。

Alagille综合征患儿肝移植术前应接受积极的营养治疗，检测和纠正维生素水平；Alagille综合征患儿常合并胰岛素抵抗及胰岛素依赖性糖尿病，须仔细监测血糖水平。应常规行经胸超声心动图检查以确定是否存在心脏结构异常；如有必要，应在肝移植前行球囊瓣膜成形术和支架植入术。此外，由于Alagille综合征患儿腹主动脉瘤发生率较高，建议术前常规筛查。对于存在心脏结构异常的Alagille综合征患儿，术前应由麻醉科与心外科医师评估手术风险，加强围术期管理，控制补液量，减轻心脏负荷。

Alagille综合征患儿肾功能不全可在肝移植术前出现，并可在随访中持续恶化，在围术期和长期随访中应密切监测其肾功能，如血清肌酐、尿蛋白排泄和eGFR评估，若随访发现患儿出现肾功能不全，应减少钙调磷酸酶抑制剂类药物的用量，或加用霉酚酸酯类药物。

Alagille综合征诊断标准为符合下列之一：①肝组织学检查发现小叶间胆管减少或缺乏时，满足主要临床特征（包括慢性胆汁淤积、心脏杂音、蝴蝶椎骨、眼睛异常、肾脏异常和特征性的面容）中至少3项；②无肝组织学小叶间胆管减少或缺乏证据时，满足主要临床特征至少4项；③有明确该病家族史，或发现基因突变，满足至少2项主要临床特征。

参考文献

[1] 中华医学会肝病学分会 . 胆汁淤积性肝病管理指南 (2021 年)[J]. 临床肝胆病杂志 , 2022, 38(1): 62-69.

[2] Mitchell E, Gilbert M, Loomes K M. Alagille syndrome[J].Clin Liver Dis, 2018, 22(4): 625-641.

[3] Jesina D. Alagille syndrome: an overview[J]. Neonatal Netw, 2017, 36(6): 343-347.

[4] Leonard L D, Chao G, Baker A, et al. Clinical utility gene card for: Alagille syndrome (ALGS) [J]. Eur J Hum Genet, 2014, 22(3) .

[5] Kuntz K, Kuntz H D. Cholestasi hepatology: Principles and practice(2nd edition)[M]. Heidelberg, Germany: Springer Medizin Verlag Heidelberg, 2006: 227-242.

[6] Gonzales E, Hardikar W, Stormon M, et al. Efficacy and safety of maralixibat treatment in patients with Alagille syndrome and cholestatic pruritus(ICONIC): A randomised phase 2 study[J]. Lancet, 2021, 398(10311): 1581-1592.

[7] Emerick K M, Rand E B, Goldmuntz E, et al. Features of Alagille syndrome in 92 patients: Frequency and relation to prognosis[J]. Hepatology, 1999, 29(3): 822-829.

[8] Shneider B L, Spino C, Kamath B M, et al. Placebo-controlled randomized trial of an intestinal bile salt transport inhibitor for pruritus in Alagille syndrome[J]. Hepatol Commun, 2018, 2(10): 1184-1198.

[9] Turnpenny P D, Ellard S. Alagille syndrome: pathogenesis, diagnosisand management[J]. Eur J Hum Genet, 2012, 20(3) : 251-257.

[10] 沈丛欢，马恩斯，陶一峰，等．儿童肝移植治疗 Alagille 综合征的疗效分析［J /CD］．中华移植杂志：电子版，2020, 14(1) : 28-31.

[11] 胡会，杨永臣，张泓，等．Alagille 综合征合并肝细胞癌 1 例报告并文献复习 [J]. 临床儿科杂志，2017, 35(4) : 253-255.

[12] Vajro P, Ferrante L, Paolella G. Alagille syndrome: an overview[J]. Clin Res Hepatol Gastroenterol, 2012, 36(3) : 275-277.

[13] Lee C N, Tiao M M, Chen H J, et al. Characteristics and outcome ofliver transplantation in children with Alagille syndrome: a singlecenter experience[J]. Pediatr Neonatol, 2014, 55(2) : 135-138.

[14] 檀玉乐，朱志军，孙丽莹，等．儿童肝移植治疗 Alagille 综合征的单中心经验 [J]. 器官移植，2022, 13(1): 61-66.

（饶　伟）

三、家族性肝内胆汁淤积症

【答惑部分】

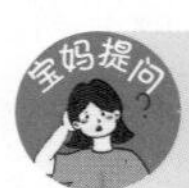

什么是进行性家族性肝内胆汁淤积症？

进行性家族性肝内胆汁淤积症（progressive familial intrahepatic cholestasis，PFIC）是一组罕见的异质性常染色体隐性遗传病，以肝内胆汁淤积为主要表现，随着病情的进展，最终发展为肝纤维化、肝硬化和肝功能衰竭。在婴儿和儿童胆汁淤积症中，PFIC占12%～13%，10%～15%的儿童肝移植适应证患者也归因于PFIC，其发病率为1/10万～1/5万，PFIC也是我国慢性胆汁淤积儿童致死的重要原因。

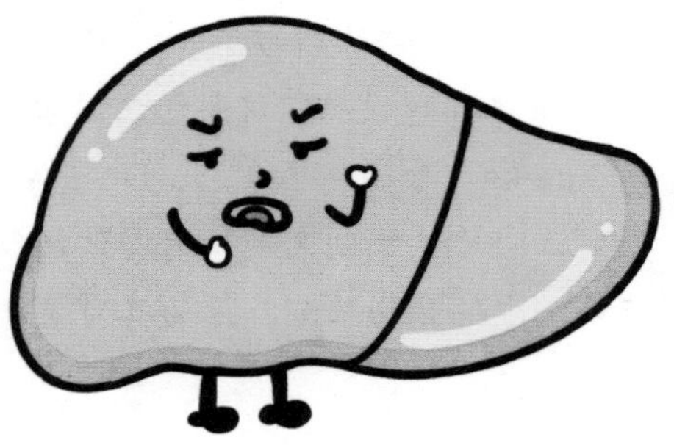

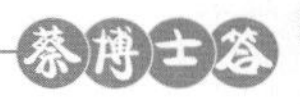

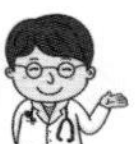

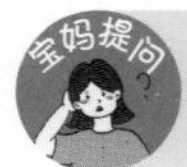

PFIC现今的治疗方案有哪些？

目前PIFC治疗方案包括非手术治疗和手术治疗。非手术治疗为营养康复、瘙痒治疗、药物治疗；手术治疗有部分胆汁外分流术、部分胆汁内分流术、肝移植等。

蔡博士答

什么是营养康复疗法？

胆汁淤积和脂肪泻引起的慢性营养不良几乎影响所有 PFIC 患儿，尤其是儿童患者。除了胆汁淤积相关的吸收不良外，慢性胆汁淤积中肝脏与下丘脑 - 垂体 - 肾上腺轴的复杂相互作用被认为是这些儿童生长障碍的机制之一。严重的胆汁淤积可导致脂溶性维生素（fat-soluble vitamin，FSV）缺乏，骨矿物质密度降低。因此患者在第一次就诊时应进行细致的营养评估并记录在案。营养康复的目标应该是给予每日推荐膳食摄入量的 125% 左右的热量，以达到理想体重，目标 180 ~ 200 cal/(kg·d)(1 J=0.2389 cal)以及 2 ~ 3 g/(kg·d)的高蛋白。FSV 应口服补充：维生素 A 5 000 ~ 10 000 IU/d；维生素 D（胆钙化醇）2 000 ~ 5 000 IU/d；维生素 E 50 ~ 400 IU/d 和维生素 K 5 mg/ 周 ~ 5mg/d。每周或每天补充 FSV，特别是维生素 D，比大剂量推注更有效地治疗慢性肝病患儿维生素 D 缺乏症。难治性维生素 D 缺乏或有明显骨改变的患者应用骨化三醇治疗，剂量为 0.05 ~ 0.2 μg/kg。含有维生素 A、D、E 和 K 的 FSV 口服水溶性液体制剂已被证明比传统制剂对患有胆汁淤积性肝病的婴儿和儿童更有效。应补充中链甘油三酯，因为其可直接被吸收到门静脉循环中，不受胆汁淤积的影响。

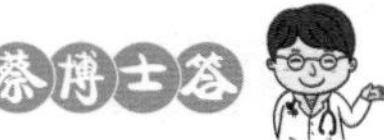

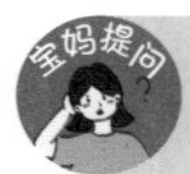

宝宝瘙痒严重有什么应对措施吗？

瘙痒是 PFIC 干扰日常活动、睡眠的最主要症状。对于瘙痒患儿提倡加强药物治疗，除护肤品外，熊去氧胆酸、考来烯胺、利福平、纳曲酮和舍曲林等药物也可用于控制瘙痒。除药物治疗外，还提倡修剪指甲，在睡眠时穿全袖长袜和良好的皮肤滋润（图 2-2）。

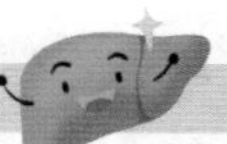

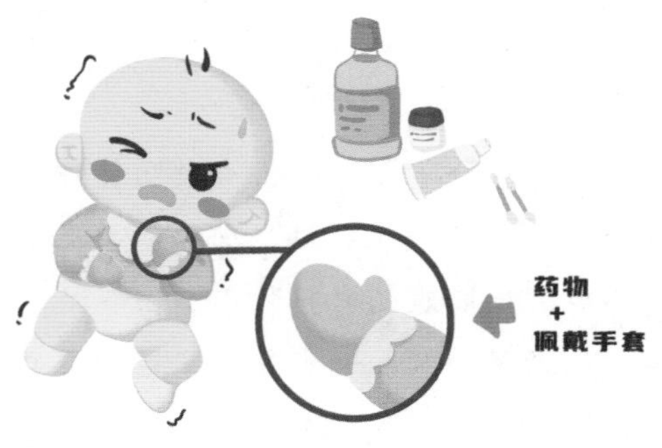

图 2-2　瘙痒

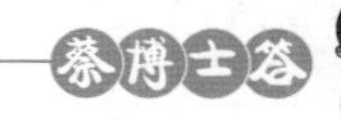

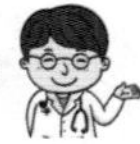

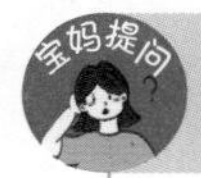

药物治疗具体可以用什么药物?

药物治疗是所有 PFIC 患者的一线治疗。胆汁淤积及其并发症的药物治疗目的在于增强胆汁流动并抑制肝脏中代谢物的积累；降低胆汁重新进入体循环的毒性作用；避免脂肪和脂溶性维生素的吸收不良；预防急性和慢性营养不良并确保生长的连续性。在 PFIC 患儿的治疗中，除了遵循胆汁淤积的一般治疗原则外，推荐使用富含中链甘油三酯、FSV、抗组胺药等的婴儿配方奶粉。药物治疗旨在缓解 PFIC 中最令人痛苦的症状瘙痒，减缓疾病进展，改善营养状况，纠正维生素缺乏症并治疗晚期肝病的并发症，如腹水和静脉曲张出血。可应用的药物有熊去氧胆酸、利福平、考来烯胺等。熊去氧胆酸是各型 PFIC 药物治疗的首选用药，可以促进胆汁排出，从而减少胆汁淤积引起的肝细胞损害。利福平可以诱导药物代谢酶 CYP3A4（该酶在胆汁酸的解毒作用中起关键作用）的表达，并增加胆红素结合物和排泄量。考来烯胺可以结合肠道内胆盐，增加粪便胆盐排泄。

药物治疗只能用来缓解患者的一些临床症状，无法做到对因治疗，根治疾病。想要从根本上解决该疾病，最终可能仍需借助外科手段。

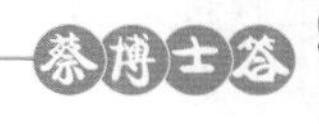

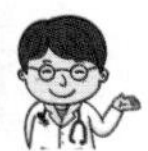

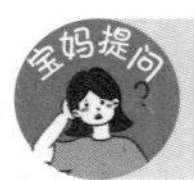

治疗上前面提及了三种手术方法，它们的治疗原理是什么？有什么优劣吗？

①部分胆汁外分流术：是将一段肠管作为胆汁排出通道，连接胆囊与腹壁，阻断肠肝循环以减少胆汁酸在小肠的重吸收，避免胆汁蓄积而减少其对肝脏的毒性作用。但不足点是患儿存在胆管造瘘口，影响生活质量，且胆管炎发病率较高。②部分胆汁内分流术：是利用空肠建立通道连接胆囊与升结肠，可避免形成胆管外瘘，但是由于大量胆汁进入结肠，导致胆源性腹泻是其弊端。③肝移植：是终末期肝病的重要治疗方法，可以有效缓解肝病症状，改善患儿生长发育落后，是唯一可以实现根治目的的治疗方式。但肝移植术后需要长期口服抗排斥治疗药物，容易增加患儿机会感染的概率，且手术相对创伤大，术后早期有较多并发症等。

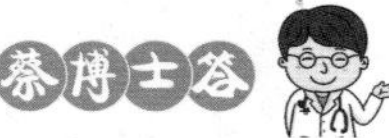

对于 PFIC 当前治疗进展和未来展望是什么？

目前保守治疗的有效性有限，加之手术治疗方法（尤其是肝移植）的并发症，因此，迫切需要研究和引入新的治疗方案；全胆管分流、胆盐的药理学分流、肝细胞移植以及基因和突变的靶向药物治疗是未来很有前途的治疗方法。药物分子伴侣(如4-苯基丁酸酯)、核受体激动剂（他汀类，6-乙基去氧胆酸）、内质网相关的降解抑制剂（MG132），还有一些基因突变特异性药物可用于增加功能蛋白的表达，减轻甚至消除缺陷表型。

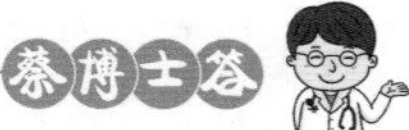

【知识补给站】

家族性胆汁淤积分为 PFIC 和良性复发性肝内胆汁淤积症（BRIC）。近年来，随着分子遗传学研究的进展，已证实家族性肝内胆汁淤积症与一些特定的基因发生突变有关，由于基因突变致肝细胞或毛细胆管上皮细胞的胆汁分泌转运体缺失，导致胆汁分泌或排泄障碍而形成的综合征，为一组常染色体隐性遗传性疾病。

1. 各型 PFIC 基因改变及致病机制

（1）PFIC1：由 *ATP8B1* 基因突变导致，该基因位于染色体 18q21-22 上。*ATP8B1* 基因编码肝内胆汁淤积相关蛋白 -1（familial intrahepatic cholestasis 1，FIC1），主要在肝细胞膜上表达，另外在胰腺、肾脏和小肠等器官也有表达，主要参与磷脂运输，维持细胞磷脂双分子层的稳定，维持两侧磷脂分布的不对称，有助于保护细胞膜在高胆盐环境下的完整性。

（2）PFIC2：由 *ABCB11* 基因突变导致，该基因位于染色体 2q24 上。*ABCB11* 基因编码胆盐输出泵蛋白（bile salt export pump，BSEP）。与 FIC1 不同，BSEP 只在肝细胞中表达，其参与的过程是胆汁肠肝循环中的关键步骤，其功能主要是将胆汁逆浓度梯度转运出肝细胞。

（3）PFIC3：由 *ABCB4* 基因突变导致，该基因位于染色体 7q21 上。*ABCB4* 基因编码多耐药糖蛋白（multidrug resistance protein 3，MRD3），几乎全部表达在肝细胞胆管侧细胞膜上，其功能是向胆汁中转运卵磷脂。国内邓梅等通过外显子组捕获测序及 Sanger 测序验证并报告了 *ABCB4* 基因的 C.1006-2A ＞ G 及 c.3580C ＞ T（P.R1194X）2 个新突变，扩展了 *ABCB4* 基因突变谱。

（4）PFIC4：由 *TJP2* 基因突变导致，该基因位于染色体 9q21.11 上，*TJP2* 编码紧密连接蛋白（zona ocdudens 2，ZO-2），分布于全身各处。在肝细胞中，紧密连接蛋白主要在胆汁从血浆中分离的过程中起重要作用，研究证实单独的 *TJP2* 突变会导致严重的胆汁淤积性肝病，电镜下肝细胞间的紧密连接拉长并缺少密集的闭锁小带。*TJP2* 基因突变导致严重的肝脏疾病同时还会伴有一些明显的肝脏外病变，如神经系统和呼吸系统疾病。

（5）PFIC5：由 *NR1H4* 基因突变导致，该基因位于 12q23.1 上，*NR1H4* 编码法尼酯 X 受体（farnesoid X receptor，FXR），是一种胆酸激

活的核激素受体，主要调节胆盐代谢。这类患者多新生儿起病并迅速发展为终末期肝病，维生素 K 非依赖性凝血障碍，低至正常血清 γ- 谷氨酰转肽酶（γ-glutamyl transpeptidase，γ-GT），血清甲胎蛋白升高并且检测不到 BSEP 的表达。

（6）PFIC6：由 *MYO5B* 基因突变导致，该基因位于染色体 18q21.1 上，编码 *MYO5B* 蛋白。*MYO5B* 与质膜的循环和胞吞作用有关，与肝细胞、肠上皮细胞和呼吸道上皮细胞的极化有密切的关系，对 BSEP 定位到小管膜也很重要，分别通过与 Ras 相关蛋白 Rab-11A、Rab-8A 和囊性纤维化跨膜传导调节因子的相互作用实现。值得注意的是，*MYO5B* 基因缺陷还是婴儿难治性腹泻——微绒毛包涵体病的致病基因，增加了此型治疗上的复杂性。

2. 各型 PFIC 临床特征

家族性胆汁淤积症多表现为连续的疾病谱，各型 PFIC 共同的和主要的临床表现为进行性的黄疸和瘙痒，严重瘙痒影响患儿情绪及生活质量，伴不同程度生长发育障碍，FSV 缺乏导致的维生素 K 缺乏性出血、维生素 E 缺乏性神经肌肉功能异常等。随着病情的进展，最终发展为肝纤维化、肝硬化和肝功能衰竭。但因致病基因不同、同一致病基因致病突变不同，临床特征及病情严重程度亦有不同。

（1）发病年龄及预后：PFIC1 通常在 1 岁之前发病，平均发病年龄为 3 月龄，少数患儿在新生儿期起病，部分可到青春期才出现胆汁淤积；PFIC2 型通常在新生儿期起病，病情呈进行性进展，多在 10 岁前进展为肝硬化，发生肝功能衰竭，甚至肝胆恶性肿瘤。由于突变类型和严重程度的差异，也可表现为 BRIC2；PFIC3 型患者发病早晚不一，从 1 个月 ~ 20.5 岁不等，以婴幼儿发病多见。婴儿多以黄疸、瘙痒、白陶土样便为首发症状，且常在儿童期就进展为肝硬化，须接受肝移植。而年龄相对较大的儿童常以肝脾肿大、胃肠道出血等肝硬化及门静脉高压表现为首发症状，多经药物治疗后病情得到改善；PFIC 4 ～ 6 型起病年龄多在婴幼儿期，其中 PFIC 5 进展迅速，患者在疾病早期即可死亡。

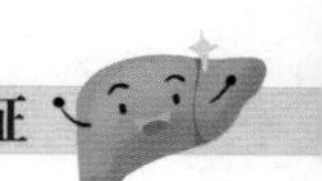

（2）生化特征：PFIC1 ~ 6 型的共同生化特征为血清胆汁酸和转氨酶升高，多数伴有血清胆红素及碱性磷酸酶水平升高，且胆汁中初级胆汁酸水平降低。除 PFIC3 型血清 γ-GT 水平升高外，其他各型血清 γ-GT 水平正常或大致正常，此点为临床诊断该病重要线索。多数 PFIC 患儿存在 FSV 缺乏，检测可发现血清维生素 A、D、K、E 水平下降。PFIC2、5 型会出现异常升高的甲胎蛋白，而 PFIC5 早期即有严重的维生素 K 非依赖性凝血障碍。

（3）肝外症状：由于致病基因编码蛋白在组织器官分布不同，会出现除肝脏外其他器官的改变。PFIC1 除肝脏病变外，经常出现腹泻、胰腺炎、神经性耳聋、身材矮小等；PFIC2、3 没有肝外症状；PFIC4 型可伴有耳聋、神经和呼吸系统症状，而 PFIC6 型与难治性腹泻有关（表 2-1）。

表 2-1　各型 PFIC 的临床特征汇总

疾病分型	蛋白缺陷	突变基因	染色体位点	临床特点	肝外表现	组织学改变
PFIC1	PIC1	*ATP8B1*	18q21-22	γ-GT 正常	常见：腹泻，胰腺炎，听力受损	轻度胆管胆汁淤积 胆汁呈粗颗粒状
PFIC2	BSEP	*ABCB11*	2q24	γ-GT 正常 HCC 风险高 胆结石发生率高	无	肝多核巨细胞形成 晚期胆管增生，门静脉纤维化、肝硬化胆汁 呈丝状、细颗粒状
PFIC3	MDR3	*ABCB4*	7q21	γ-GT 升高 胆管病变逐渐加重	无	肝多核巨细胞形成 胆管增生明显和门静脉 纤维化、肝硬化
PFIC4	TJP2	*TJP2*	9q12	γ-GT 正常	神经和呼吸系统疾病	肝细胞内和毛细胆管内胆栓形成、肝纤维化和肝硬化
PFIC5	FXR	*NR1H4*	12q23.1	γ-GT 正常 早发性凝血障碍 AFP 显著升高	无	小叶间胆汁淤积 胆管增生 肝多核巨细胞形成
PFIC6	MYO5B	*MYO5B*	18q21.1	γ-GT 正常	肠道损害	轻度纤维化 胆管内胆汁淤积

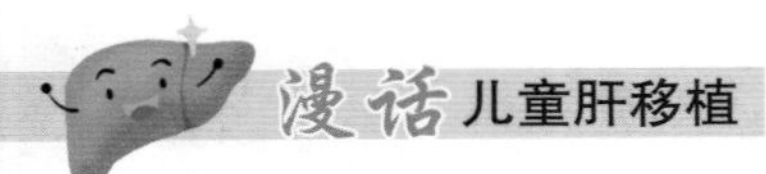

四、良性复发性肝内胆汁淤积症

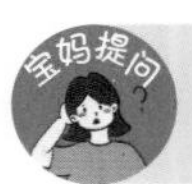

什么是良性复发性肝内胆汁淤积症？

良性复发性肝内胆汁淤积症（benign recurrent intrahepatic cholestasis，BRIC）是一种常染色体隐性遗传疾病。1959 年 Summerskill 和 Walsh 最早描述了这种疾病。直到 1994 年在 3 个患者中发现 18 号染色体上有相同的基因发生变异，才发现 BRIC 可能是遗传性疾病。1998 年确认了染色体 18q21 上 *ATP8B1* 基因突变与此病相关。目前已知的与 BRIC 发病相关的基因包括 *ATP8B1* 基因和 *ABCB11* 基因。

蔡博士答

宝妈提问

得了 BRIC 的宝宝会有什么异常表现？

宝宝主要的不适表现为黄疸和严重的皮肤瘙痒。常以瘙痒为首发症状，2 ~ 4 周后出现黄疸。BRIC 患者血清胆红素以结合胆红素形式存在，峰值高于正常值 10 倍。在两个反映胆汁淤积的生物化学指标碱性磷酸酶（ALP）和谷氨酰转肽酶（GGT）中，通常会出现 ALP 的升高但 GGT 则正常，而丙氨酸氨基转移酶（ALT）和天冬氨酸氨基转移酶（AST）水平正常或轻微升高。此外可有胆汁酸的明显升高以及红细胞沉降率的增快等。胆汁淤积可因急性感染而诱发，并有季节性，12 月份和春季往往是发病的高峰期。胆汁淤积的发作可持续 2 ~ 24 个月（通常 3 个月），无症状期最长可达 30 年。

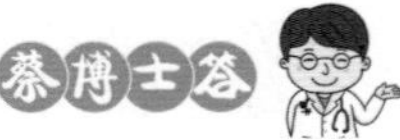

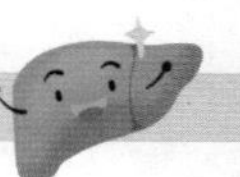

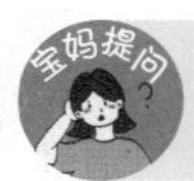

如何才能确诊患有 BRIC？

主要依赖于临床表现、生物化学、影像学及组织学特点。对于高直接胆红素血症的患者，首先需要通过病史及实验室检查除外其他可引起胆汁淤积的肝脏疾病（如病毒性肝炎、其他慢性肝病），停用可能导致胆汁淤积的药物，其次通过超声、MRCP 或者经内镜逆行性胰胆管造影术除外胆管扩张、硬化性胆管炎以及其他病因所致的胆管狭窄。最后，可通过肝活检组织病理学检查协助诊断 BRIC。

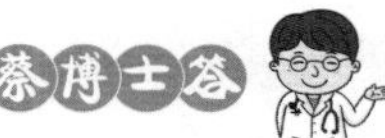

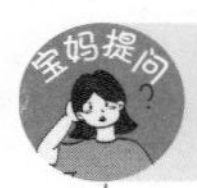

BRIC 的治疗方案有哪些？

主要的治疗方法与前文所述的家族性胆汁淤积症的治疗方法类似，主要是对症支持治疗，如口服熊去氧胆酸、苯巴比妥、利福平可缓解瘙痒症状，也可试用紫外线光疗，糖皮质激素治疗无明显效果。脂肪吸收不良可行低脂饮食及给予维生素 K 和短链脂肪等治疗。肝移植不适用于 BRIC。并无预防或限制发作的特殊方法。

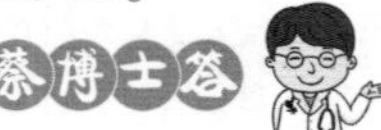

参考文献

[1] 晏晓敏，黄志华．家族性肝内胆汁淤积症 [J]. 临床儿科杂志，2011, 29(3): 293-296.

[2] 许玲芬，孙梅．进行性家族性肝内胆汁淤积症 [J]. 中国小儿急救医学，2020, 27(7): 490-493.

[3] Vinayagamoorthy V, Srivastava A, Sarma MS. Newer variants of progressive familial intrahepatic cholestasis[J]. World J Hepatol, 2021,

13(12): 2024-2038.

[4] 李雪松，舒赛男，黄志华. 进行性家族性肝内胆汁淤积症诊治进展[J]. 中国实用儿科杂志，2020, 35(4): 319-323.

[5] Gül-Klein S, Öllinger R, Schmelzle M, et al. Long-term outcome after liver transplantation for progressive familial intrahepatic cholestasis[J]. Medicina (Kaunas), 2021, 57(8): 854.

[6] Liu Y, Sun L Y, Zhu Z J, et al. Liver transplantation for progressive familial intrahepatic cholestasis[J]. Ann Transplant, 2018, 23: 666-673.

[7] Alam S, Lal B B. Recent updates on progressive familial intrahepatic cholestasis types 1, 2 and 3: outcome and therapeutic strategies[J]. World J Hepatol, 2022, 14(1): 98-118.

[8] Bosma P J, Wits M, Oude-Elferink RP. Gene therapy for progressive familial intrahepatic cholestasis: current progress and future prospects[J]. Int J Mol Sci, 2020, 22(1): 273.

[9] Gunaydin M, Bozkurter Cil A T. Progressive familial intrahepatic cholestasis: diagnosis, management, and treatment[J].Hepat Med, 2018, 10: 95-104.

[10] 段维佳，王晓明，王宇，等. 良性复发性肝内胆汁淤积症 5 例临床特点分析 [J]. 中华肝脏病杂志，2018, 26(6) : 466-468.

（牛庆慧）

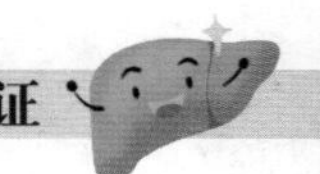

第二节　遗传代谢性疾病

一、α_1- 抗胰蛋白酶缺乏症

【答惑部分】

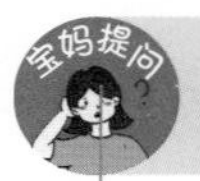

什么是 α_1- 抗胰蛋白酶缺乏症？

α_1- 抗胰蛋白酶缺乏症是一种常染色体遗传病，儿童和成人都可能得这种病。在正常情况下，主要由肝脏分泌产生足量的 α_1- 抗胰蛋白酶，对肺起到保护作用，主要是抑制中性粒细胞蛋白水解酶对肺的降解作用。α_1- 抗胰蛋白酶是由位于 14 号染色体长臂上的 *SERPINA1* 基因编码的，该基因的正常等位基因为“M 型”，但是可能发生基因突变，最常见的突变类型是“Z 型”和“S 型”，这种基因突变既可能通过先天遗传获得，又可能是出生后自身体内突变产生的。由于 *SERPINA1* 基因发生突变，就会使 α_1- 抗胰蛋白酶产生不足或分泌异常，既不能对肺起到保护作用，又可能发生肺相关疾病，同时异常的 α_1- 抗胰蛋白酶具有蛋白毒性，导致发生肝脏疾病。

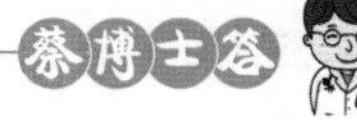

为什么会得 α_1- 抗胰蛋白酶缺乏症？

如前文所述，相关研究表明 α_1- 抗胰蛋白酶缺乏症是由于 *SERPINA1* 基因发生突变导致的，但是不是所有的 *SERPINA1* 基因发生突变，都会发生 α_1- 抗胰蛋白酶缺乏症。其发病还与环境因素有关。例如吸烟的 *SERPINA1* 基因突变个体，可能更容易发生 α_1- 抗胰蛋白酶缺乏相关性肺病；肥胖或饮酒的 *SERPINA1* 基因突变个体，可能更容易发生 α_1- 抗胰蛋白酶缺乏相关性肝病。综上，其发病的确切机制目前尚不完全清楚之处，儿童期能够确诊的病例相对少见。

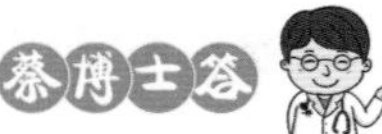

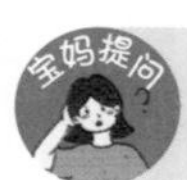

得了 α_1– 抗胰蛋白酶缺乏症会有什么临床表现?

α_1- 抗胰蛋白酶缺乏症可能会导致幼儿喂养困难、生长发育迟缓；在肝脏会发生胆汁淤积性肝炎，临床表现为血清结合胆红素、丙氨酸氨基转移酶和天冬氨酸氨基转移酶升高，肝损害持续发生导致肝硬化，并可能进一步发展为肝衰竭和肝癌；肺损害导致的肺炎、肺气肿等相关疾病出现较晚，通常在青春期开始发病。

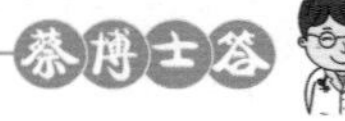

如何确诊得了 α_1– 抗胰蛋白酶缺乏症?

检测血清 α_1- 抗胰蛋白酶水平是诊断 α_1- 抗胰蛋白酶缺乏症的方法之一，研究表明血清 α_1- 抗胰蛋白酶的正常值下限为 11 μmol/L。肝脏穿刺活检是诊断该病的有效方法，肝细胞内见到嗜酸性玻璃样小球、α_1- 抗胰蛋白酶免疫组化染色阳性有助于确诊该病。基因检测可以为该病提供精准诊断依据。

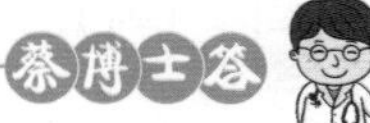

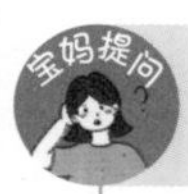

得了 α_1– 抗胰蛋白酶缺乏症该怎么办?

目前尚无针对 α_1- 抗胰蛋白酶缺乏症相关性肝病的特异性治疗

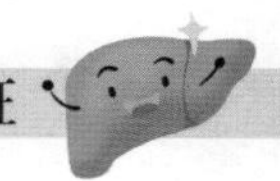

药物及治疗策略，出现肝损伤及肝硬化相关性临床症状时，主要以对症治疗为主，对于发展为终末期肝病的患儿，肝移植是唯一有效的治疗手段。

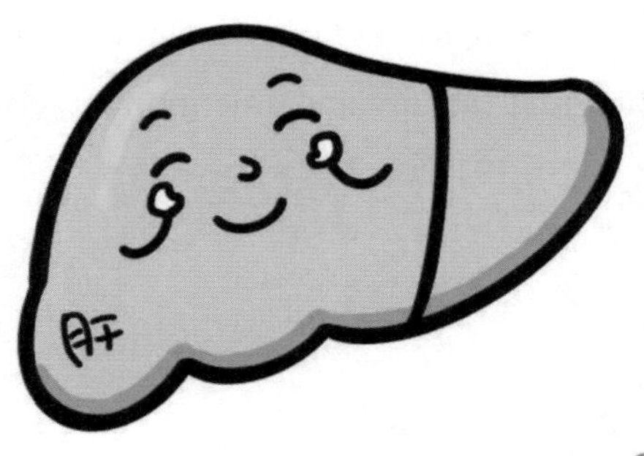

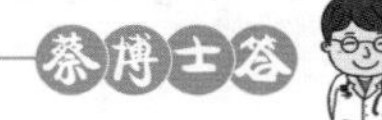

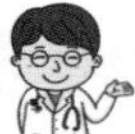

【知识补给站】

α_1- 抗胰蛋白酶缺乏症是一种常染色体遗传病，由于 *SERPINA1* 基因发生突变，使 α_1- 抗胰蛋白酶产生不足或分泌异常，进而发生肝脏及肺相关疾病，其发病的确切机制目前尚不完全清楚。α_1- 抗胰蛋白酶缺乏症常导致幼儿喂养困难、生长发育迟缓，发生肝脏损害时表现为血清结合胆红素、丙氨酸氨基转移酶和天冬氨酸氨基转移酶升高，并可能进一步发展为肝硬化、肝衰竭和肝癌。α_1- 抗胰蛋白酶缺乏症的诊断方法包括检测血清 α_1- 抗胰蛋白酶水平、肝脏穿刺活检和基因检测等。目前尚无针对 α_1- 抗胰蛋白酶缺乏症相关性肝病的特异性治疗方法，对于发展为终末期肝病的患儿，肝移植是唯一有效的治疗手段，应尽早到具备该病诊疗能力的医院专科就诊评估。

参考文献

[1] 卢华君 , 赵忠艳 . 儿童 α_1- 抗胰蛋白酶缺乏症 1 例 [J]. 中国当代儿科杂志 , 2011, 13(4): 354-355.

[2] 杨子新 , 王胜兰 . α_1- 抗胰蛋白酶缺乏症相关肝病的诊治研究进展 [J].

肝脏, 2022, 27(9): 959-962.
[3] Stoller J K, Aboussouan L S. Alpha1-antitrypsin deficiency[J]. Lancet, 2005, 365(9478): 2225-2236.
[4] McElvaney O F, Fraughen D D, McElvaney O J, et al. Alpha-1 antitrypsin deficiency: current therapy and emerging targets[J]. Expert Rev Respir Med, 2023, 17(3): 191-202.

（曹俊宁）

二、肝豆状核变性（Wilson 病）

【答惑部分】

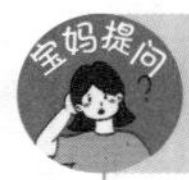

什么是肝豆状核变性?

铜是在人体内发挥重要生理作用的一种微量元素，例如氨基酸的合成、铁的代谢利用及神经递质的合成等生理活动，均需要铜的参与。铜只有在人体内维持合理的浓度水平才能对生理活动发挥有益作用，如果体内铜的浓度过高，则对机体产生毒性作用。如果人体内编码铜转运蛋白的 *ATP7B* 基因发生突变，会导致铜蓝蛋白的合成及铜的排泄发生障碍，使过量的铜蓄积于肝脏、大脑、角膜、血液系统、肾脏及骨关节等组织器官，进而由于过量铜的毒性作用引起各种临床表现，这种疾病被称为肝豆状核变性，是一种常染色体隐性遗传病。1912 年，Wilson 首先详细报道了一组肝豆状核变性的病例，因而这种疾病也被称为 Wilson 病。

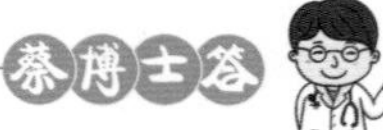

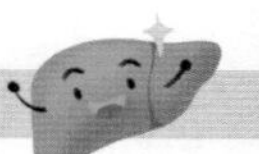

为什么会得肝豆状核变性？

在 *ATP7B* 基因功能正常的情况下，人体内会产生功能正常的铜转运蛋白，肝细胞依靠铜转运蛋白将铜转运至细胞内，在肝细胞内合成铜蓝蛋白，铜蓝蛋白会随肝细胞的胆汁分泌而排泄出体外，从而调节避免人体内铜的浓度水平过高。如果 *ATP7B* 基因发生突变，铜转运蛋白的正常结构和功能被破坏，人体内铜的排泄发生障碍，导致过量的铜在体内蓄积，过量铜的毒性作用使肝脏及大脑等器官产生损伤。

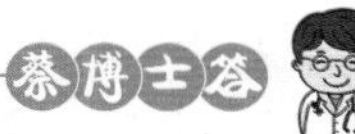

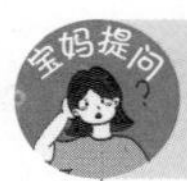

得了肝豆状核变性会有什么临床表现？

肝豆状核变性可能在任何年龄发病，多见于 5 ～ 35 岁，根据铜蓄积的组织器官不同，不同个体的临床表现也各不相同，临床表现常见为肝脏损害和神经精神症状，其他系统损害也可出现。肝脏损害多见于婴幼儿及儿童，大部分在 10 ～ 13 岁发病，临床表现主要包括急性肝炎、慢性肝病、肝硬化及暴发性肝衰竭等。神经精神症状在儿童患者中少见，常晚于肝脏症状出现，多见于 10 ～ 30 岁发病的患者，临床表现主要包括肌张力障碍、震颤、肢体僵硬、运动迟缓、精神行为异常和癫痫等。铜蓄积于其他组织器官也可发生相应的损伤，临床表现主要包括角膜 K-F 环、溶血性贫血、肾结石、骨关节病及心肌病等。儿童肝豆状核变性患者也可能并没有明显的临床症状，多因在健康体检时发现转氨酶增高、肝脾肿大或无意间发现角膜 K-F 环而就诊。

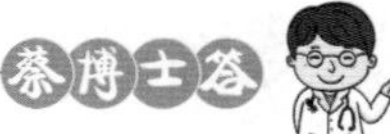

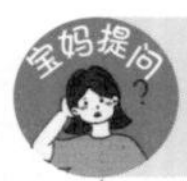

如何确诊得了肝豆状核变性?

根据《中国肝豆状核变性诊治指南2021》发布的诊断要点，肝豆状核变性的诊断依据主要包括原因不明的肝脏损害、神经和（或）精神症状、血清铜蓝蛋白降低和（或）24 h尿铜升高、角膜K-F环阳性及*ATP7B*基因致病变异，对于该病的确诊依据为*ATP7B*基因致病变异。

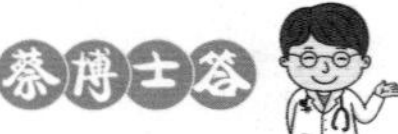

得了肝豆状核变性该怎么办?

患儿确诊肝豆状核变性后应尽早到具备该病诊疗能力的医院专科就诊，制订个体化的诊疗方案，早期治疗，终身治疗，终身监测。治疗上针对肝豆状核变性发生的机制，首先应减少人体对铜的摄入，遵循低铜饮食原则，避免进食或尽量少食含铜量较高的食物，例如贝壳类、动物内脏、虾蟹类、坚果类、豆制品、牛羊肉、竹笋、芦荟、菠菜、茄子等，适宜进食含铜量较低的食物，例如鱼类、鸡肉、瘦猪肉、颜色浅的蔬菜、精白米面、苹果、桃子、梨等，建议高蛋白饮食，勿使用铜制餐具和器物（图2-3）。同时服用排铜或阻止铜吸收的药物，例如D-青霉胺、二巯丙磺酸钠、曲恩汀、锌剂等，这些药物不能擅自服用，应在专业医师的指导下使用，并进行治疗反应监测。当因为铜蓄积损害而出现不同组织器官相应临床症状时，应进行对症治疗。

当肝豆状核变性患儿出现暴发性肝功能衰竭或严重肝病发展为肝硬化失代偿期时，应行肝移植治疗，可采用原位肝移植或亲属活体肝移植等手术方式。由于神经损害是不可逆转的，当患儿出现严重神经或精神症状时，不宜行肝移植术。患儿肝移植术后仍需坚持低铜饮食，并口服小剂量锌制剂。

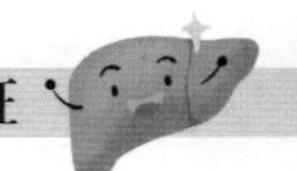

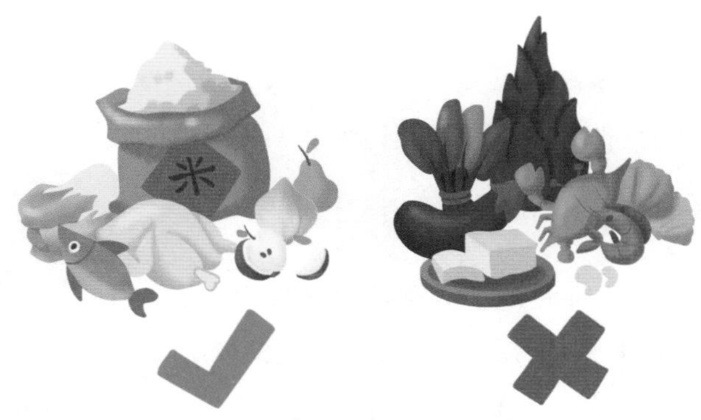

图 2-3　易进食与不易进食食物对比

国内有研究表明，在 16 例接受肝移植治疗的肝豆状核变性患者中，术后 1 个月及 1、3、5 年的肝功能较术前明显改善，血清铜蓝蛋白水平升高，1、5 和 10 年的累计存活率分别达到 93.8%、85.2% 和 75.8%，其中 10 例角膜 K-F 环阳性受者术后均有不同程度的改善。肝移植治疗肝豆状核变性能有效改善铜代谢和临床症状，提高生活质量，延长生存期。

蔡博士答

【知识补给站】

如果 *ATP7B* 基因发生突变，人体内铜的排泄发生障碍，使过量的铜在体内蓄积，其毒性作用使肝脏及大脑等器官产生损伤，这种疾病被称为肝豆状核变性。肝豆状核变性可能在任何年龄发病，多见于 5 ~ 35 岁，根据铜蓄积的组织器官不同，临床表现常见为肝脏损害和神经精神症状，其他系统损害也可出现。肝脏损害多见于婴幼儿及儿童，大部分在 10 ~ 13 岁发病，临床表现主要包括急性肝炎、慢性肝病、肝硬化及暴发性肝衰竭等。儿童肝豆状核变性患者也可能没有明显的临床症状，多因在健康体检时发现转氨酶增高、肝脾肿大或无意间发现角膜 K-F 环阳性而就诊。肝豆状核变性的确诊依据为 *ATP7B* 基因致病变异。患儿确诊肝豆状核变性后应制订个体化的诊疗方案，早期治疗，终身治疗，终身监测，当出现暴发性肝功能衰竭或严重肝病发展为肝硬化失代偿期时，应行肝移植治疗，肝移植术后坚持低铜饮食，并口服小剂量锌制剂。肝移植治疗肝豆状核变性能有效改善铜代谢和临床症状，提高生活质量，延长生存期。

参考文献

[1] 中华医学会神经病学分会神经遗传学组．中国肝豆状核变性诊治指南 2021[J]. 中华神经科杂志，2021, 54(4): 310-319.

[2] 黄兴华，江艺，吕立志，等．肝移植治疗肝豆状核变性的临床疗效 [J]. 中华器官移植杂志，2022, 43(6): 358-363.

[3] Schilsky M L, Roberts E A, Bronstein J M, et al. A multidisciplinary approach to the diagnosis and management of Wilson disease: Executive summary of the 2022 Practice Guidance on Wilson disease from the American Association for the Study of Liver Diseases[J]. Hepatology, 2023, 77(4): 1428-1455.

[4] 梁晨，郑素军．Wilson 病治疗研究现状 [J]. 实用肝脏病杂志，2021, 24(6): 930-933.

[5] 付小惠．90 例儿童肝豆状核变性临床特征及基因型分析 [D]. 沈阳：中国医科大学，2022.

（曹俊宁）

三、新生儿血色病

【答惑部分】

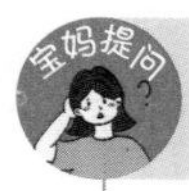

什么是新生儿血色病?

新生儿血色病是一种发生于胎儿期或新生儿期，以肝脏病变为主的临床综合征，其主要特征为肝功能衰竭、肝脏及肝外多脏器广泛的铁沉积。不同于成人遗传性血色病，新生儿血色病不是遗传性疾病，该病是由妊娠（胎儿期）同族免疫性肝病所造成的继发性病变。新生儿血色病母亲子代有较高的再发率，一旦有先证者，则后继同胞再患新生儿血色病的可能性达 70% ~ 90%。

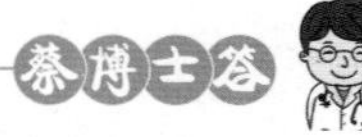

为什么会得新生儿血色病?

新生儿血色病是妊娠（胎儿期）同族免疫性肝病所造成的症状性状态，即同族免疫性肝病导致患儿出现严重的肝损伤，表现为新生儿血色病。由于胎儿的免疫系统尚未成熟，抵御外界感染的能力较弱，因此自妊娠 12 周后，母体产生的免疫球蛋白 IgG 会通过胎盘进入胎儿体内，为胎儿提供体液免疫。如果母体不能正确识别胎儿抗原，将胎儿错误识别为“外来入侵者”，则母体会产生对抗胎儿肝脏的免疫球蛋白 IgG，这种对抗胎儿肝脏的免疫球蛋白 IgG 经胎盘输入胎儿体内后会对胎儿肝脏造成损伤。胎儿肝脏被损伤后不能正常调节肝内铁含量，导致肝内铁沉积；肝外组织铁沉积的机制尚未完全明确。

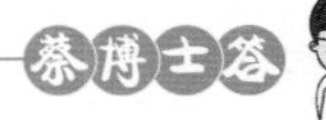

得了新生儿血色病有什么临床表现?

新生儿血色病多为同族免疫性肝病所致，所以新生儿血色病的临床表现是胎儿期肝损伤在新生儿期的延续性表现。同族免疫性肝病最常见表现为孕 6 ~ 7 月死胎，约 1/7 确诊新生儿血色病的孕母既往有妊娠死胎史。新生儿血色病患儿多于生后数小时，少数为生后数周，出现肝损害表现，包括严重黄疸、水肿、转氨酶正常或轻度升高、凝血指标明显异常、低蛋白血症、腹腔积液（腹水）及甲胎蛋白显著升高等，转铁蛋白饱和度升高、血清转铁蛋白下降、血清铁蛋白升高为新生儿血色病特异性改变。

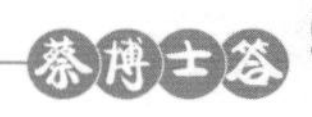
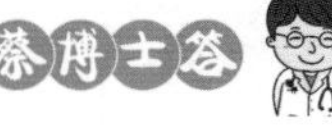

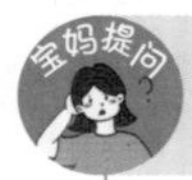

如何确诊得了新生儿血色病？

对于产前或产后短期内即有肝病表现，以及无法解释的新生儿死亡或死产，应考虑存在新生儿血色病。正常新生儿的肝脏也可能出现铁染色阳性，因此肝内铁沉积不是诊断新生儿血色病的必备条件，而存在肝外组织铁沉积是诊断该病的必备条件。当出现新生儿肝功能衰竭、无法解释的死产或新生儿死亡疑诊为新生儿血色病时，可行肝外组织（口腔黏膜）铁染色活检或肝外组织（胰腺）磁共振检查以了解是否存在铁沉积，推荐先选择上述两项检查其中的一项，如阴性再行另一项检查。如果出现肝外铁沉积阴性而无法确诊新生儿血色病时，可行肝组织活检，通过 C5b-9 免疫组化阳性而确诊同族免疫性肝病。

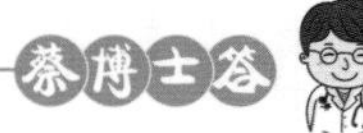

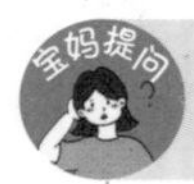

得了新生儿血色病该怎么办？

根据新生儿血色病的发病机制是抗体介导的免疫性损伤，其内科治疗主要包括大剂量丙种免疫球蛋白治疗和血浆置换治疗。肝功能衰竭患儿疑诊为新生儿血色病时，推荐立即给予首剂免疫球蛋白治疗，新生儿血色病一经确诊可给予第二剂免疫球蛋白联合血浆置换治疗，此方法可减轻免疫性肝损伤，肝功能可能在 4 ～ 6 周逐渐恢复。疑诊为新生儿血色病的患儿，上述治疗措施应由专业医师施行（图 2-4）。

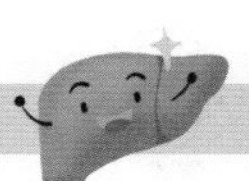

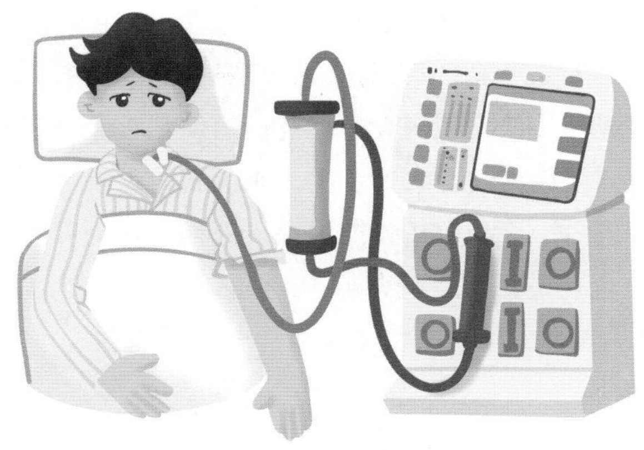

图 2–4　免疫球蛋白治疗

新生儿血色病还应考虑行肝移植治疗，然而合理选择肝脏移植的手术时机较为困难：一方面，新生儿可能本来存在早产、低体重及多器官功能衰竭等情况，另一方面当内科治疗效果不佳考虑行肝脏移植时，患儿可能已经存在感染、颅内出血及多器官功能衰竭等情况，这些情况都使肝脏移植变得困难。但是肝脏移植已被证实是治疗新生儿血色病的有效措施，患儿 1 年和 5 年生存率可达到 84.2% 和 81.6%，疑诊为新生儿血色病的患儿，应尽早到具备该病诊疗能力的医院专科就诊评估。

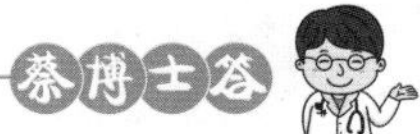

【知识补给站】

新生儿血色病是一种发生于胎儿期或新生儿期的临床综合征，其主要特征为肝功能衰竭、肝脏及肝外多脏器广泛的铁沉积。新生儿血色病是由妊娠（胎儿期）同族免疫性肝病所造成的继发性病变，母亲子代有较高的再发率，一旦有先证者，则后继同胞再患新生儿血色病的可能性达 70% ~ 90%。新生儿血色病患儿多于生后数小时，少数为生后数周，出现肝损害表现，转铁蛋白饱和度升高、血清转铁蛋白下降、血清铁蛋白升高为新生儿血色病特异性改变。当出现新生儿肝功能衰竭、无法解释的死产或新生儿死亡疑诊为新生儿血色病时，可行肝外组织（口腔黏膜）铁染色活检或肝外组织（胰腺）磁共振检查以了解是否存在铁沉积，如果出现肝外铁沉积阴性，可行肝组织活检，通过 C5b-9 免疫组化阳性而确诊同族免疫性肝病。新生儿血色病的内科治疗主要包括大剂量丙种免疫球蛋白治疗和血浆置换治疗，外科治疗为肝脏移植治疗，疑诊为新生儿血色病的患儿，应尽早到具备该病诊疗能力的医院专科就诊评估。

参考文献

[1] 陶莉，周伟．妊娠同族免疫性肝病及新生儿血色病 [J]. 国际儿科学杂志，2018, 45(4): 291-294, 298.

[2] 王晗，陈莲．新生儿血色病 1 例报道 [J]. 诊断病理学杂志，2021, 28(7): 579-581, 590.

[3] Sheflin-Findling S, Annunziato R A, Chu J, et al. Liver transplantation for neonatal hemochromatosis: analysis of the UNOS database[J]. Pediatr Transplant, 2015, 19(2): 164-169.

[4] 焦建成，范丽莉，李婷婷，等．妊娠同族免疫性肝病——新生儿血色病 1 例．中国临床案例成果数据库．2022．

[5] 毛丹华，余书涵，巨容．新生儿不明原因肝功能损害诊断妊娠同族免疫性肝病 1 例．中国临床案例成果数据库．2023．

[6] Feldman A G, Whitington P F. Neonatal hemochromatosis[J]. J Clin Exp Hepatol, 2013, 3(4): 313-320.

（曹俊宁）

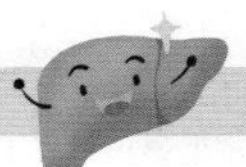

四、家族性淀粉样多发性神经病

【答惑部分】

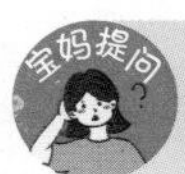

什么是家族性淀粉样多发性神经病?

家族性淀粉样变多发性神经病(familial amyloid polyneuropathies，FAP）是一种罕见的常染色体显性遗传病，与转甲状腺素蛋白（transthyretin，TTR）基因的多个位点突变相关。FAP 是一种遗传性淀粉样疾病，因其在病人的神经系统以及多种内脏器官的细胞外均发现淀粉样物质的沉积而得名，它曾经被认为是一种罕见的病症，而今逐渐被认识到是一以常染色体显性遗传为特征而且具有广泛种族分布的家族性综合征。

蔡博士答

FAP 发病率高吗?

目前认为 FAP 主要由 *TTR* 基因、载脂蛋白 A_1（apolipoprotein A_1，ApoA_1）基因、*gelsolin* 基因和 β_2 微球蛋白（beta-2-microglobulin，β_2M）基因突变引起，其中 *TTR* 基因突变最常见。FAP 病例在许多国家都有报道，其流行病学、发病年龄和地区有一定关系，欧洲的高发病率国家有法国、西班牙、希腊、北葡萄牙地区，亚洲地区主要在日本，日本报道的发病年龄与葡萄牙较为接近，在 33 岁左右，瑞典平均发病年龄为 55 岁。我国最早关于该病的报道始于 1972 年报道的 1 个家族性苔藓样淀粉样变性的家系。

蔡博士答

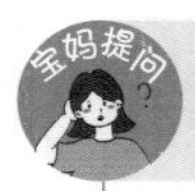

FAP 有哪些症状吗?

造成该病的淀粉样物质由于沉积的部位不同而显示出多种临床表现，大致分为两类：①神经系统症状：大多数患者以进行性发展的周围神经病为主，主要表现为周围性运动和感觉神经障碍。如四肢麻木、远端无力、温觉障碍等。很多患者出现自主神经功能的异常，表现为胃肠道功能障碍，如腹泻、腹泻与便秘交替、直立性低血压、汗腺分泌异常、括约肌功能障碍，一些患者则出现了由于膀胱内压力低、膀胱颈狭窄而造成的排尿困难。②神经系统以外的症状：因累及包括肾脏、心脏、肝脏、胃肠道、皮肤黏膜、肌肉、眼部及呼吸系统等不同脏器，而有不同症状。表现为肾病综合征、充血性心力衰竭、心律失常、氮质血症、结膜血管异常和瞳孔异常等，各个症状可以独立或合并出现。许多患者最终由于心脏或肾脏损害而死亡，故心脏及肾脏的疾患往往提示预后不良。

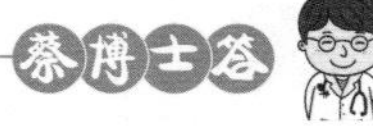

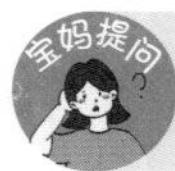

FAP 为什么可以通过肝移植治疗?

由于在 FAP 中 *TTR* 基因突变最常见，*TTR* 变异是 FAP 中最多和最严重的类型。1991 年至今，肝移植仍然是治疗 TTR-FAP 的有效方式。肝脏是变种 *TTR* 蛋白的主要来源，肝移植能将变种 *TTR* 蛋白减少 90% 以上，能提高患者的生存率。*Val30Met* 突变型的 TTR-FAP 患者肝移植预后最好，尤其是在疾病早期阶段进行。据统计，*Val30Met* 突变型的 TTR-FAP 患者 5 年生存率为 77% ~ 90%，其他突变型的生存率约为 59%。另有报道，对 *Val30Met* 突变型的早期患者进行肝移植，长期的随访显示 10 年生存率为 100%，未行肝移植的患者 10 年生存率仅为 56.1%。

蔡博士答

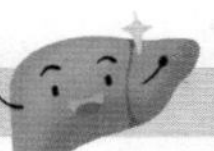

FAP 有什么诊断方法?

鉴于该疾病易出现诊断延迟和误诊，有学者提出红色警示症状，即当患者存在进行性、对称性感觉运动神经病，以及符合下述 1 项或多项标准应高度怀疑 TTR-FAP：家族史，早发自主神经功能障碍，心肌肥大等心脏病，胃肠道症状，不明原因体重减轻，双侧腕管综合征，肾功能异常，白内障，其他警示症状包括疾病进展迅速或前期治疗效果欠佳。对于怀疑患有 TTR-FAP 的患者，需通过 TTR-FAP 基因检测和病理学检查明确诊断。基因测序可检测出近 99% 的致病基因，进一步活组织病理学检查可获得淀粉样物质沉积的直接证据，从而为正确诊断提供可靠依据。

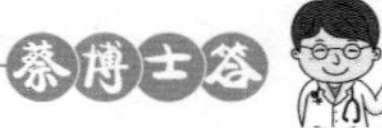

【知识补给站】

1. 需要注意的鉴别诊断

TTR-FAP 的散发病例极易被误诊，最常被误诊为慢性炎性脱髓鞘性多发性神经根神经病（CIDP），需仔细鉴别诊断。首先，TTR-FAP 虽然以轴索损害为主，但由于可继发脱髓鞘病变，其电生理表现类似于 CIDP 的电生理特征；其次，部分 TTR-FAP 患者的脑脊液中蛋白质含量可升高，且活组织病理学检查可呈阴性，导致其被误诊为 CIDP。此外，TTR-FAP 还需与免疫球蛋白轻链淀粉样变性、副蛋白血症性周围神经病等疾病相鉴别。

2. 家族性淀粉样多发性神经病的治疗方法

（1）原位肝移植：原位肝移植是治疗 TTR-FAP 的有效方式。肝脏是变种 TTR 蛋白的主要来源，移植会使变种 TTR 蛋白减少 90% 以上，能总体提高患者的生存率。但随着肝移植在各国的开展，有些报道指出，肝移植并不能阻止淀粉样病变在眼、心肌、神经系统的进展，可能是移植后加速了供体肝脏产生的野生型 TTR 沉积所致。肝移植供体短缺、手术风险及并发症、急性肝排斥反应、需长期使用免疫药物，对于患者年龄、营养状况、突变类型、发病时期等的挑选限制，对于部分患者来说肝移植并不是一种完美的治疗方式。

（2）TTR 稳定剂：稳定 TTR 四聚体减少淀粉状蛋白，形成了新的治疗策略，在这一过程中 TTR 的疏水性甲状腺素结合位点成为了主要的作用靶点。目前最为突出的两种新型 TTR 稳定剂包括氯苯唑酸、二氟尼柳。氯苯唑酸Ⅲ期临床试验，128 例 Val30Met 突变型的患者随机分为治疗组与安慰剂组，服药 18 个月后显示治疗组较安慰剂组下肢神经损伤评分有差异，提示氯苯唑酸能改善患者的生活质量。二氟尼柳作为一种非甾体类抗炎药具有类似氯苯唑酸的作用，一项随机、双盲、安慰剂对照研究显示经二氟尼柳治疗后，患者的神经系统进展显著减缓。

（3）RNA 靶向治疗：RNA 靶向治疗旨在抑制 TTR 蛋白的产生，利用设计的细胞内机制导致 TTR mRNA 的降解；最终导致肝源性野生型和变异型的 TTR 蛋白减少，有可能治疗各种形式的 TTR 淀粉样变。

（4）淀粉样基质溶解：一些集中在疾病早期阶段的治疗策略聚焦于淀粉样基质溶解，包括多西环素、牛磺熊去氧胆酸。在基础研究中，多西环素可破坏 TTR 淀粉样蛋白的形成和牛磺熊去氧胆酸，减少无定形 TTR 沉积。

（5）其他：几种天然产品及膳食添加剂被发现可以抑制 TTR 淀粉样蛋白纤维形成，如表没食子儿茶素、没食子酸酯、姜黄素、染料木素、白藜芦醇、咖啡酸苯酯。

参考文献

[1] 李文婷，邹伟．转甲状腺素蛋白相关性家族性淀粉样多发性神经病研究进展 [J]. 社区医学杂志，2017, 15(10): 84-86.

[2] 项静燕，张晓洁，褚秀丽，等．转甲状腺素蛋白相关家族性淀粉样多发性神经病一例 [J]. 上海医学，2020, 43(10): 625-627.

[3] Adams D, Cauquil C, Labeyrie C, et al. TTR kinetic stabilizers and

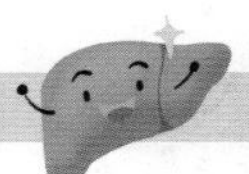

TTR gene silencing: a new era in therapy for familial amyloidotic polyneuropathies[J]. Expert Opin Pharmacother, 2016, 17(6): 791-802.

[4] Adams D, Ando Y, Beirao J M, et al. Expert consensus recommendations to improve diagnosis of ATTR amyloidosis with polyneuropathy[J]. J Neurol, 2021, 268(6): 2109-2122.

[5] Liu G, Ni W, Wang H, et al. Clinical features of familial amyloid polyneuropathy carrying transthyretin mutations in four Chinese kindreds[J]. J Peripher Nerv Syst, 2017, 22(1): 19-26.

（庄　斌）

五、尿素循环障碍性疾病

【答惑部分】

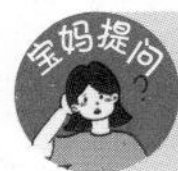

什么是尿素循环障碍性疾病?

氨是体内蛋白质的分解代谢产物，对人体有毒性作用。人体氨的来源主要为氨基酸分解。氨主要通过尿素循环进行代谢。有毒的氨在肝脏中形成无毒的尿素，由肾脏排出体外。尿素循环障碍是指因参与尿素循环的酶和转运蛋白缺陷，导致氨基酸分解代谢产生的氨不能通过尿素循环形成尿素排出体外，引起血氨升高为特征的一组遗传代谢病。不同亚型包括鸟氨酸氨甲酰基转移酶缺乏症（OTCD）、N-乙酰谷氨酸合成酶缺乏症（NAGSD）、氨甲酰磷酸合成酶 1 缺乏症（CPS1D）、精氨酰琥珀酸合成酶缺乏症（ASSD）、精氨酰琥珀酸裂解酶缺乏症（ASLD）、精氨酸酶 1 缺乏症（ARG1D）、高鸟氨酸血症 - 高氨血症 - 同型瓜氨酸尿症综合征（HHHS）和希特林蛋白缺乏症（Citrin D）。

蔡博士答

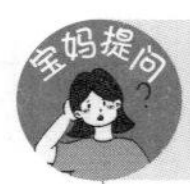

尿素循环障碍性疾病的发病率高吗？

国外报道尿素循环障碍新生儿的发病率约为1/35 000，致残率高、病死率高。各亚型发病率存在差异，以高氨血症为特征性表现的亚型中OTCD最常见，发病率为1/80 000 ~ 1/5 650。精氨酰琥珀酸尿症是尿素循环障碍中第二常见的疾病。精氨酸血症发病率为1/2 000 000 ~ 1/365 000。CPS1D发病率为1/30万 ~ 1/5万。NAGSD最为罕见，仅占尿素循环障碍的0.5% ~ 1%。

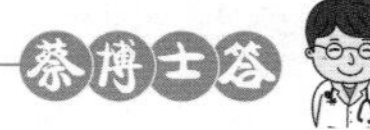

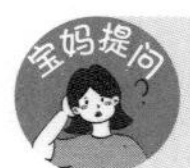

尿素循环障碍性疾病有哪些表现？

患者以高氨血症为主要特征，可在任何年龄段发病。患者常有多系统受累，以脑和肝损伤为主，不同亚型也有其特征性表现。病程可为渐进性或间歇性，多种因素可诱发急性发病。

急性期症状包括①神经系统：意识改变、运动失能、癫痫发作、短暂视觉损失；②消化系统：厌食、呕吐、肝衰竭、凝血功能障碍；③精神行为：幻觉、偏执、躁狂、情绪或个性改变、产后精神异常；④多器官衰竭：脑、肝、肾等多脏器衰竭；⑤外周循环衰竭：四肢末梢冷、面色发绀、休克等；⑥新生儿期症状：败血症样表现、呼吸窘迫、过度换气、呼吸性碱中毒、高血压、体温过低或过高、肌张力异常。

慢性期症状包括①神经系统：头晕、头痛、震颤、共济失调、癫痫、舞蹈病、瘫痪、皮质性视力障碍、智力障碍或倒退；②消化系统：反复呕吐、肝肿大、肝功能损伤、厌食高蛋白质食物；③精神行为：多动、学习困难、认知障碍、情绪异常、性格改变、孤独症谱系障碍、精神病样表现、攻击或自残行为；④血液系统：贫血、血小板减少、白细胞减少、出血或血栓；⑤其他：生长发育迟缓、皮炎。

不同 UCD 亚型特殊症状包括①精氨基琥珀酸尿症：头发脆性增加、脾肿大；②高鸟氨酸血症 - 高氨血症 - 同型瓜氨酸尿症：凝血功能障碍、痉挛性瘫痪；③鸟氨酸氨甲酰基转移酶缺乏症：回旋状脉络膜视网膜萎缩；④希特林蛋白缺乏症：婴儿胆汁淤积症；⑤精氨酸酶缺乏症：进行性痉挛性瘫痪，高氨血症发作少见。

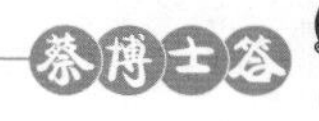

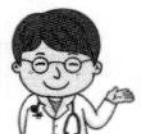

怎么及早发现宝宝得了尿素循环障碍性疾病？

在出现相关症状时，紧急检测血氨，同时进行血气、肝功能、血氨基酸、酰基肉碱谱及尿有机酸分析，对疑似尿素循环障碍者应进行基因检测。血氨检测是诊断和管理尿素循环障碍的关键，早发型尿素循环障碍新生儿期血氨常明显升高，部分迟发型患者血氨水平可正常。一旦确诊为高氨血症，应紧急行血氨基酸、酰基肉碱谱及尿有机酸分析，初步区分尿素循环障碍亚型，鉴别其他氨基酸、有机酸及脂肪酸代谢障碍引起的高氨血症。等待检查结果期间应对症治疗。磁共振成像有助于评估尿素循环障碍患者的脑发育及脑损伤情况。急性期常见弥漫性脑水肿、基底节损伤，严重时有脑疝及脑梗死。慢性高氨血症常有脱髓鞘病变和脑萎缩。常规实验室检查、肝功能、凝血功能、血电解质、肝脏超声、脑电图等检查有助于评估患者的营养状况、肝及脑损伤情况。

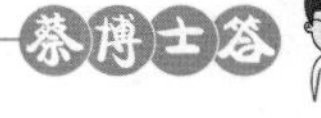

尿素循环障碍性疾病应该怎样进行食物和药物治疗？

急性期营养管理需暂时减少蛋白质摄入，排除 Citrin D 后开始静脉给予葡萄糖和适量电解质，提供足够能量促进合成代谢，保证每日营养物质的安全摄入量，避免内源性蛋白质分解代谢。避免使用白蛋白增加蛋白负荷。尽量通过肠内途径补充营养物，无法经口喂养者可选择鼻饲喂养等方案（图 2-5）。立即开始降氨药物治疗（在无严重呕吐时尽早开始口服氮清除剂）；对于高血氨危象者，应立即转诊至专科进行治疗。除 ARG1D 禁用精氨酸，ASSD、ASLD 禁用瓜氨酸外，所有尿素循环障碍应补充精氨酸或瓜氨酸，并监测血精氨酸水平。低蛋白饮食及补充精氨酸或瓜氨酸后仍无法将血氨水平控制在理想范围的患者，建议选择氮清除剂（苯丁酸甘油酯、苯丁酸钠、苯甲酸钠等）治疗。稳定期的 NAGSD 患者选择 N- 氨甲酰谷氨酸单药治疗。血支链氨基酸水平低于正常参考范围下限时，建议增加膳食中天然优质蛋白比例和量，同时根据血氨水平调整药物及其剂量。

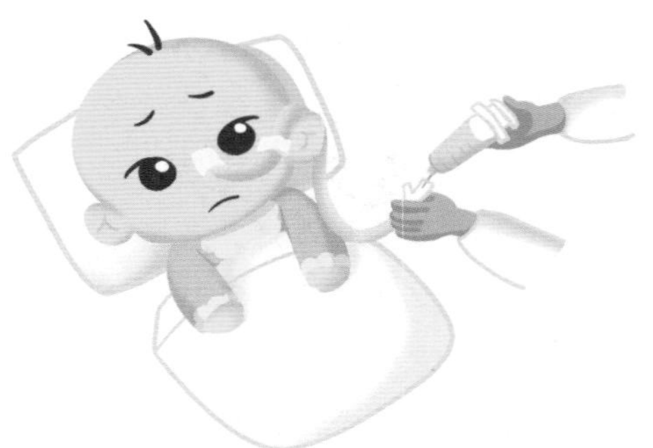

图 2–5 鼻饲喂养

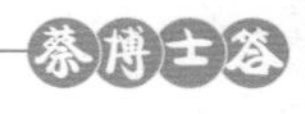

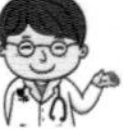

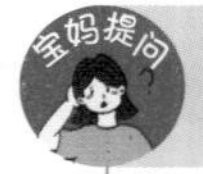

哪些尿素循环障碍性疾病患儿可以行肝移植治疗?

肝移植是其最重要治疗手段，移植后患者不再需要饮食管理和降氨药物治疗。早期肝移植有助于早发型患儿预防远期神经系统并发症，但无法改善已发生的神经功能损伤。因此关于肝移植我们有以下几点建议：①对于规范治疗下未达到预期治疗目标、生活质量差，无严重神经损伤的患儿，均应尽量在代谢状态稳定下进行肝移植。②对于曾有过严重高氨血症发作的早发型患儿，建议尽早进行肝移植以提高患者生存率和避免脑损伤。③对于已经考虑行肝移植患儿，且年龄在＞3 月龄、体重＞5 kg 时，尽量争取在 1 岁以内进行肝移植对患儿更为有利。

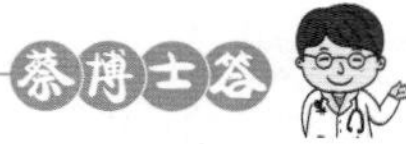

【知识补给站】

1. 尿素循环障碍性疾病的相关预防

首选基因检测作为所有尿素循环障碍的产前诊断方法。羊水中瓜氨酸和精氨酰琥珀酸的测定可用于 ASSD 和 ASLD 的产前诊断参考。应对先证者家系成员进行遗传咨询、高危筛查和产前诊断。除 Citrin D 外，其他亚型尿素循环障碍均建议进行产前诊断。对已明确致病基因变异位点的家庭，于妊娠 10 ~ 13 周采集绒毛或妊娠 16 ~ 22 周采集羊水细胞进行产前诊断。可以对 ASSD、ASLD、ARG1D、Citrin D 进行新生儿筛查。持续改进尿素循环障碍筛查方法，尽可能对 OTCD、CPS1D 等近端尿素循环障碍进行新生儿筛查。尽早诊断和治疗有助于改善尿素循环障碍患者预后。虽部分早发型患者在新生儿筛查结果报告之前已发病，新生儿筛查和早期干预仍可降低首次高氨血症发作严重程度，也有助于预防迟发型患者慢性神经系统后遗症。基于串联质谱法进行血氨基酸分析主要筛查远端尿素循环障碍，对近端尿素循环障碍敏感性不足。部分 Citrin D 患者因采血时间早于特异性氨基酸升高时间，可能导致假阴性。新生儿筛查阳性者应立即召回完善相关检查，由专科医师评估尽早明确诊断。对血氨升高及确诊患儿应按需及时启动治疗及定期随访，并告知高氨血症的可能诱发因素以预防急性高氨血症发生。急性期和慢性期治疗管理具体方案可参考前述相关内容。

2. 尿素循环障碍性疾病患者的随访

所有年龄段患者除常规监测血氨外，定期进行血氨基酸谱、血常规、肝功能、凝血功能、尿有机酸等检测评估患者代谢和营养情况。对尿素循环障碍患者定期评估生长发育，对所有患者进行认知功能评估；按需进行神经系统及肝脏影像学检查。注意合并疾病、妊娠和哺乳期、疫苗接种、围术期等特殊情况下患者的管理。尿素循环障碍慢性肝损伤评估除监测血液生化指标外，需结合 B 超等影像学检查综合评估肝损伤情况。

参考文献

[1] 中国医师协会医学遗传医师分会临床生化专业委员会，中华医学会儿科学分会内分泌遗传代谢学组，中国妇幼保健协会儿童疾病和保健分会遗传代谢学组，等 . 中国尿素循环障碍诊断治疗和管理指南 [J]. 中华儿科杂志，2022, 60(11): 1118-1126.

[2] 宋月，张海涛，任立红 . 小儿尿素循环障碍 [J]. 中国生育健康杂志，2022, 33(1): 98-100, 103.

[3] 马兰，张金佳，刘晓红，等 . 尿素循环障碍 [J]. 中国临床医生杂志，2016, 44(12): 108-110.

[4] Merritt J L 2nd, Brody L L, Pino G, et al. Newborn screening for proximal urea cycle disorders: Current evidence supporting recommendations for newborn screening[J]. Mol Genet Metab, 2018, 124(2): 109-113.

（庄　斌）

六、丙酸血症

【答惑部分】

什么是丙酸血症？

丙酸血症又称丙酸尿症，是一种罕见的常染色体隐性遗传代谢病，是由于支链氨基酸和奇数链脂肪酸代谢障碍导致的有机酸血症。已知病因为丙酰辅酶 A 羧化酶活性缺乏，体内 3- 羟基丙酸、甲基枸橼酸等毒性代谢产物蓄积，造成脑、心、肝脏、骨髓等多脏器损害。

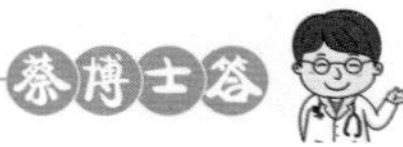

丙酸血症的发病率高吗?

丙酸血症的总体发病率为 1/10 万～ 1/5 万，不同国家和地区存在差异。我国浙江省和上海市近年调查结果显示，丙酸血症发病率为 1/31 万和 1/20 万，目前尚无全国的发病率报道。

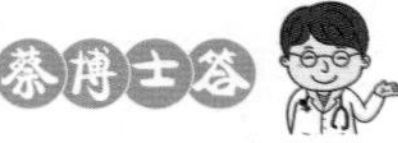

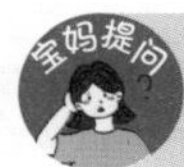

丙酸血症有什么表现?

丙酸血症临床表现多样，可在新生儿至成年发病。按照发病年龄分为早发型（≤ 3 个月）和晚发型（＞ 3 个月）。早发型是丙酸血症最常见的类型。多数患者在出生后几小时至几天出现急性代谢失代偿，表现为喂养困难、呕吐、肌张力低下、烦躁、嗜睡等症状；由于临床表现缺乏特异性，患者易被误诊为围生期脑损伤、新生儿缺氧缺血性脑病等。若未及时诊断和治疗，脑病进行性加重，出现嗜睡、昏迷等症状，病死率及致残率较高。患儿在急性发作之后，常出现以脑损害为主的多器官损害。晚发型患者发病前可无异常，常在感染、饥饿、高蛋白饮食、疲劳、手术、药物等应激状态下，诱发急性代谢紊乱甚至代谢危象。频繁发作的代谢紊乱可影响患儿的长期认知。

蔡博士答

宝妈提问

丙酸血症的孩子做完肝移植预后怎么样？

由于丙酸血症是一种全身系统性疾病，其潜在的丙酰辅酶A羧化酶缺陷同样也存在于肝外的其他组织器官中。肝移植植入的正常肝脏仅可以提供部分丙酰辅酶A羧化酶活性，从而在一定程度上改善丙酸血症患者的代谢稳定性，但并不能完全纠正其肝外组织的代谢缺陷。尽管肝移植无法治愈丙酸血症，但可以显著降低丙酸血症患者发生代谢失代偿的风险以及放宽蛋白饮食限制，从而有效改善患者的生活质量。在缺乏其他有效治疗手段的情况下，肝移植可以作为经饮食和药物治疗后仍频繁发作严重代谢失代偿或合并有心肌病的丙酸血症患者的主要治疗手段。由于肝移植并不能纠正丙酸血症全身性的代谢缺陷，患者在成功进行肝移植术后仍需继续服用左卡尼汀等纠正代谢的药物，并进行终身密切随访。

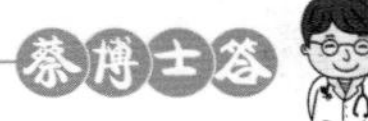
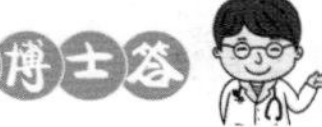

【知识补给站】

1. 丙酸血症的诊断

对于高危患儿，如脑发育异常、发育落后、癫痫和脑性瘫痪患儿及不明原因的呕吐、惊厥、酸中毒、昏迷、心肌病或类似疾病家族史患者，应考虑到丙酸血症等代谢病，尽早进行常规辅助检查及血氨、血气、血糖、肝肾功能、心肌酶谱等一般检查，并尽快通过血液氨基酸、酯酰肉碱谱分析和尿液有机酸谱分析明确生化诊断。通过足跟血氨基酸和酯酰肉碱谱分析的新生儿筛查，可在无症状时期或疾病早期更早地发现丙酸血症患儿。

2. 丙酸血症的急性期治疗

丙酸血症急性期治疗应以生命支持为主，补液、纠正酸中毒及电解质紊乱，限制蛋白质摄入，对症治疗保护脏器。应积极补充热量，促进

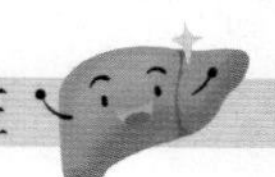

蛋白合成，抑制分解代谢，减少丙酸等毒性代谢物的产生。静脉滴注左卡尼汀 100 ~ 300 mg/（kg·d），促进丙酸等代谢毒物的排泄。按基础需求量的 1.5 倍补充能量，静脉输注含 10% ~ 15% 葡萄糖的电解质溶液，还可输注脂肪乳以补充热量。对于合并严重高氨血症的患者，静脉滴注精氨酸或精氨酸谷氨酸，必要时应行血液透析或血浆置换。为减少丙酸产生，须限制天然蛋白摄入，补充不含异亮氨酸、缬氨酸、苏氨酸、甲硫氨酸的特殊配方奶粉，但无蛋白摄入不应超过 48 h，应及早给予含天然蛋白质的食物，以免造成必需氨基酸缺乏。

参考文献

[1] 周光鹏，朱志军，孙丽莹．肝移植治疗丙酸血症的研究进展 [J]. 中华器官移植杂志，2021, 42(10): 628-631.

[2] 刘怡，杨艳玲．丙酸血症的筛查、诊断与治疗 [J]. 中华实用儿科临床杂志，2019, 34(20): 1531-1534.

[3] Shibata N, Hasegawa Y, Yamada K, et al. Diversity in the incidence and spectrum of organic acidemias, fatty acid oxidation disorders, and amino acid disorders in Asian countries: Selective screening vs. expanded newborn screening[J]. Mol Genet Metab Rep, 2018, 16: 5-10.

（庄　斌）

七、家族性高胆固醇血症

【答惑部分】

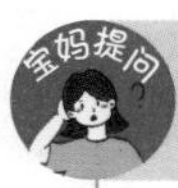

什么是家族性高胆固醇血症？

家族性高胆固醇血症（FH）是一种脂质代谢异常的不完全显性

的遗传性疾病。该病最常见的病因是低密度脂蛋白受体（LDLR）、载脂蛋白 B（ApoB）、前蛋白转化酶枯草杆菌蛋白酶 Kexin-9 型（PCSK9）和 LDLR 衔接蛋白 1（LDLRAP1）等基因的突变，从而引起脂质代谢紊乱，导致高胆固醇血症、黄色瘤、角膜弓和早发冠状动脉硬化等。根据基因检测结果可分为杂合子型（HeFH）和纯合子型（HoFH）。

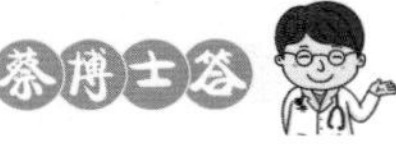

家族性高胆固醇血症的发病率高吗?

家族性高胆固醇血症的发病率根据分型不同有很大差异，普遍认为 HeFH 的人口流行率为 1/500 ~ 1/200，HoFH 为 1/30 万 ~ 1/16 万。但该病漏诊率高，尤其是 HeFH 的临床表现不是十分明显，实际发病率应会更高。

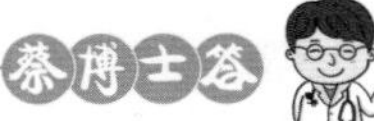

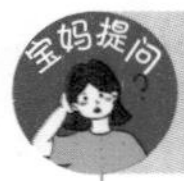

家族性高胆固醇血症的诊断标准是什么?

目前国际上对家族性高胆固醇血症的诊断还没有一个统一的标准。我国使用的临床诊断标准：未经治疗的成人血清总胆固醇（TC）> 7 mmol/L 或低密度脂蛋白胆固醇（LDL-C）> 4.91 mmol/L 者；16 岁以下儿童 TC > 6 mmol/L，患者或其一级亲属患黄色瘤者。若患者 TC > 15 mmol/L 并伴有黄色瘤则可诊断为 HoFH，未达到纯合子标准的则为 HeFH。但临床诊断标准具有一定局限性，实际工作中不仅要考虑患者的血脂水平，还要综合考虑患者的病理改变、基因检测和家族史等多方面的因素进行诊断。

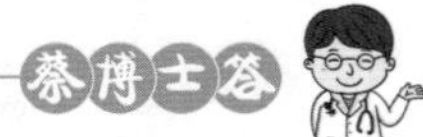

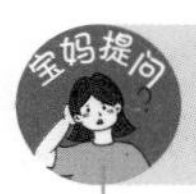

家族性高胆固醇血症的用药规范?

家族性高胆固醇血症患者非常强调早期治疗的重要性，除了饮食和生活方式改变外，安全有效的规范化药物治疗必不可少。研究发现纯合子患者对常规药物治疗反应较差，目前他汀类药物是儿童家族性高胆固醇血症的一线治疗，他汀类药物在儿童中的药效学和药代动力学状况与成人相仿，但其在儿童中的长期疗效和安全性尚需做进一步研究。大部分指南建议开始药物干预在＞ 10 岁。因此，在儿童时期早期诊断、积极干预和随访管理对预防早发冠心病和有害后遗症具有重要意义（图 2-6）。

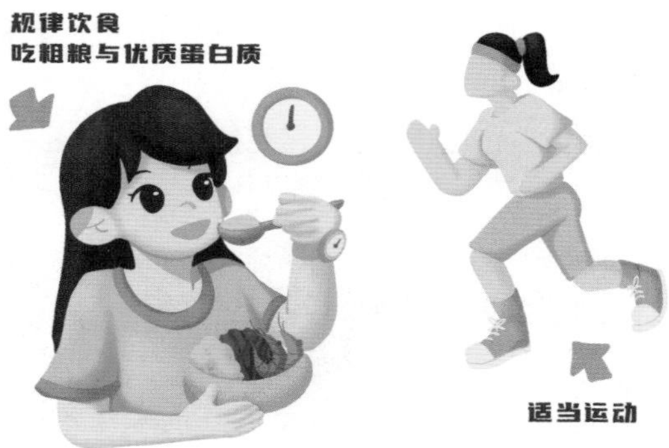

图 2–6 饮食与运动

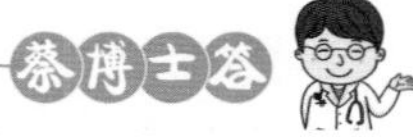

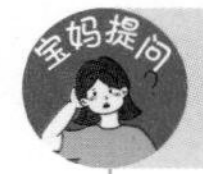

家族性高胆固醇血症有什么提前检测手段吗?

对于有高胆固醇血症家族史者，在儿童期或青春期进行早期筛查是有必要的。目前主要的筛查手段是基因检测，尤其是二代基因测序，可同时完成多个基因的测序，大大节省了基因检测时间。另外一个手段是通过检测脐带血 LDL-C 水平进行家族性高胆固醇血症筛查，正常脐带血 LDL-C 参考范围 1.94 ～ 3.89 mmol/L，严重超出此范围的新生儿应进一步进行基因检测筛查。

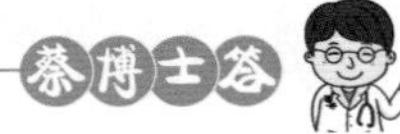

家族性高胆固醇血症患儿为什么可以通过肝移植治疗?

人体血浆中的LDL是由极低密度脂蛋白转变而来，它是转运肝合成内源性胆固醇的主要形式。有50% ~ 70%的*LDLR*是在肝细胞膜上，其他组织如肠道细胞膜上也有*LDLR*存在，但仅占一小部分，故肝脏是降解LDL的主要器官。当*LDLR*基因病变导致肝脏不能有效地摄取代谢LDL时，通过肝移植手术可以切除患儿有遗传缺陷的肝脏，植入能够正常代谢LDL的好肝脏，从而纠正LDL代谢障碍。

蔡博士答

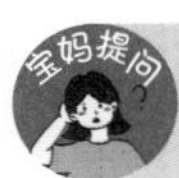

家族性高胆固醇血症的预后是怎样的?

家族性高胆固醇血症的治疗不当或未经治疗，会导致动脉壁脂质堆积，内膜中泡沫细胞形成，加速动脉粥样硬化引发心脑血管疾病如脑梗死、冠心病等。心脑血管疾病有着很高的致死致残率，因而应给予足够重视。家族性高胆固醇血症的临床结局与LDL-C水平升高的程度和暴露的持续时间相关，通常升高程度越高持续时间越久，损害越严重。家族性高胆固醇血症为青年人群心肌梗死患者的常见原因之一。

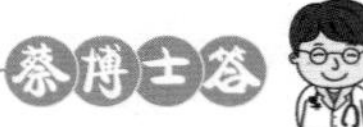

【知识补给站】

1. 需要与 HoFH 鉴别的疾病

与 HoFH 有相似临床表型的疾病主要有溶酶体酸性脂肪酶基因突变引起的沃尔曼病胆固醇酯贮积病、*ABCG5/G8* 基因突变引起的植物固醇血症和固醇 27 羟化酶基因（CYP27A1）突变引起的脑腱黄瘤病等。

2. 家族性高胆固醇血症治疗目标

中国血脂管理指南（2023 版）建议，家族性高胆固醇血症患儿尤其是有早发冠心病和（或）糖尿病家族史患儿的 LDL-C 水平应＜ 3.62 mmol/L，若难以达到此目标值，建议将血清 LDL-C 水平至少降低 50%。若家族性高胆固醇血症患儿经生活方式调节后 LDL-C 水平仍≥ 4.65 mmol/L，应从 10 岁开始从最低剂量他汀类药物进行治疗。若患儿＜ 10 岁，LDL-C 水平持续≥ 5.17 mmol/L，则应咨询血脂领域相关医师，根据 LDL-C 水平、年龄和家族史考虑药物治疗。一旦确诊 HoFH，应及时用他汀类药物治疗，并逐渐增加到最大耐受剂量，若血脂依旧不达标，通常还需与依折麦布和其他调脂药联合治疗。

3. 他汀类药物使用注意事项

（1）治疗应从最小剂量开始，并按照 LDL-C 的降低反应和患儿对他汀耐受性调整剂量。

（2）如果他汀类药物最低剂量不能有效降低 LDL-C 水平，应考虑：①增加剂量；②改为更有效的他汀类药物；③联合另一类降脂药物。若出现他汀不耐受的情况下可尝试多种他汀类药物，或使用低剂量他汀类联合依泽替米贝或树脂。

（3）在开始治疗前评估肝脏转氨酶、肌酸激酶和肌酐水平，并在开始应用他汀类药物后 1 个月内再次评估。

不同国家推荐的降脂药物的品种及起始年龄见表 2-2。

表 2-2　不同国家推荐的降脂药物的品种及起始年龄

国家	药物及起始年龄
日本	匹伐他汀可用于≥ 10 岁的患儿
美国	氟伐他汀可用于≥ 8 岁患儿，依折麦布及其他他汀类药物可用于≥ 10 岁患儿
欧洲	瑞舒伐他汀可用于≥ 6 岁患儿，依折麦布及其他他汀类药物可用于≥ 10 岁患儿
澳大利亚	阿托伐他汀和瑞舒伐他汀可以用于≥ 8 岁患儿

4. 其他治疗方式

新上市的药物治疗包括洛美他派、米波美生钠和 PCSK9 的单克隆抗体。严重病例者可血浆置换来降低 LDL-C 负担。

参考文献

［1］中华医学会心血管病学分会动脉粥样硬化及冠心病学组中华心血管病杂志编辑委员会．家族性高胆固醇血症筛查与诊治中国专家共识[J]. 中华心血管病杂志，2018, 46(2): 99-103.

［2］王绿娅，胡大一．家族性高胆固醇血症：建立全球统一战线迫在眉睫[J]. 中华心血管病杂志，2016, 44(1): 5-6.

［3］黄丹，邹朝春．家族性高胆固醇血脂的诊断和治疗进展 [J]. 国际儿科学杂志，2018, 45(5): 389-396.

［4］中国血脂管理指南修订联合专家委员会．中国血脂管理指南（2023 版）[J]. 中华血管病杂志，2023, 51(03): 221-235.

（张　慧）

八、原发性高草酸尿症

【答惑部分】

什么是原发性高草酸尿症？

原发性高草酸尿症（primary hyperoxaluria，PH）是一种代谢性

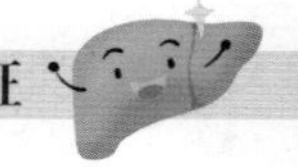

疾病，是由于基因变异导致草酸代谢过程中的一些酶缺失，使尿中草酸盐浓度升高，进而引起结石、肾脏钙化甚至出现肾功能不全的一种肾脏疾病。

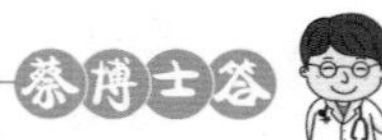

原发性高草酸尿症的分型有哪些？

原发性高草酸尿症根据分子生物学可分为PH1、PH2、PH3型。3型均可导致肾脏草酸钙结石病，其中PH1型最常见，约占PH的80%，是*AGXT*基因突变导致肝脏特异性过氧化物酶体系丙氨酸乙醛酸转氨酶缺乏所致的内源性草酸增多。草酸盐易沉积于钙离子浓度较高的区域如肾脏、骨骼、心脏、血管等，多以尿草酸钙排泄增加、反复尿路结石、肾钙质沉着和全身不溶性草酸沉积为特征，造成相应的器官损害。

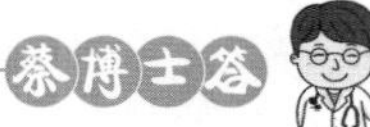

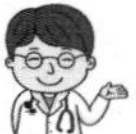

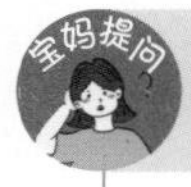

原发性高草酸尿症PH1的发病率高吗？

PH1也是一种罕见病，发病率不高。据国外数据统计，在北美地区和欧洲，PH1的发病率为（1 ~ 2）/10万，患病率为（7 ~ 30）/10万。在欧洲，活产婴儿中PH1的发病率为（83 ~ 100）/10万，婴儿型PH1约占欧洲和北美PH1病例的10%。在我国，因尚未建立系统的PH登记体系，关于本病的流行病学情况仍不清晰，但总发病率不高。

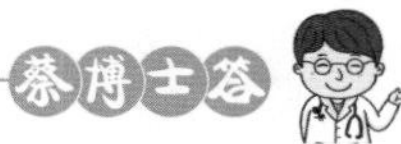

原发性高草酸尿症 PH1 的临床分型有哪些?

PH1 临床分型分为婴儿型、儿童及青少年型、成人型、移植后型、家族型共 5 型。PH1 可发生在任何年龄，发病中位年龄在 5.5 岁甚至更早。PH1 易进展至终末期肾病，20% ~ 50% 的患者在诊断时已发展为慢性肾病甚至进入终末期肾病阶段，在儿童型甚至婴幼儿型 PH1 患儿中，有高达 65.4% 患儿会进入终末期肾病阶段。

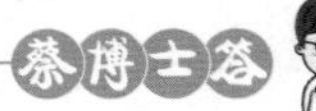

原发性高草酸尿症 PH1 的临床表现有哪些?

PH1 的临床表现各异，以肾结石、肾钙化、肾钙质沉积、泌尿系统外（骨骼、心脏、血管等）草酸沉积及腰背腹痛等表现为主（图 2-7）。尿量减少、代谢性酸中毒、水电解质紊乱、贫血、肉眼血尿等症状均有报道。

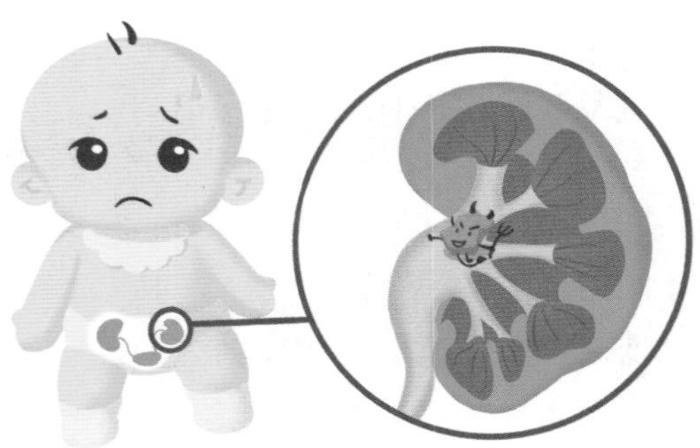

图 2–7　PH1 肾脏疾病表现

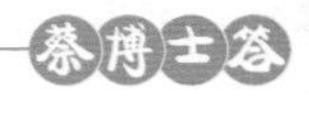

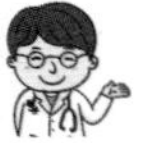

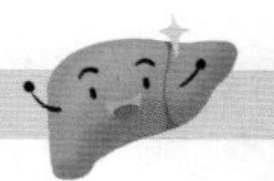

如何确诊患有原发性高草酸尿症?

要诊断该疾病可以通过以下几个方面进行：①完善结石成分分析；血、尿草酸测定，异常判定标准为血草酸> 50 μmol/L、24 h 尿草酸盐> 0.45 mmol/1.73 m^2 或随机尿草酸 / 尿肌酐比值（OCR）> 0.08。②基因检测。③组织活检可见草酸结晶在骨骼、肾小管管腔内广泛沉积等。

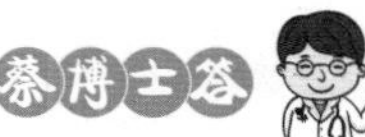

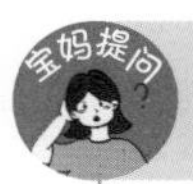

如何治疗原发性高草酸尿症?

针对 PH1 的治疗建议包括保守治疗、透析以及移植。保守治疗包括大量补液，充分水化，补充枸橼酸钾及磷酸吡哆醇（维生素 B_6）。器官移植是目前唯一公认可治愈 PH 的方法，包括预先肝移植、肝肾联合移植、肝肾序贯移植等。

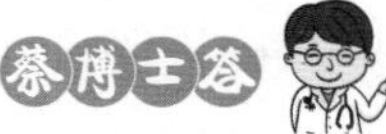

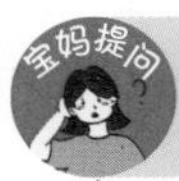

为什么原发性高草酸尿症可以通过肝移植治疗?

原发性高草酸尿症是代谢性疾病，由肝脏特异性丙氨酸乙醛酸转氨酶缺乏所致，肝移植可以切除患者有基因缺陷的肝脏，植入无丙氨酸乙醛酸转氨酶缺乏缺陷的肝脏，从而完全纠正这种代谢异常，降低患儿出现肾功能衰竭风险。故肝移植可以很好地治疗原发性高草酸尿症。

蔡博士答

【知识补给站】

原发性高草酸尿症患者移植手术的时机：肝移植的时机选择目前尚无准确标准，是否考虑预先肝移植目前仍存在争议，一些研究者认为，考虑到伦理、安全、长期抗排斥反应等问题，不应考虑预先肝移植；而另一些研究者认为，其可帮助患者避免肾功能进展至尿毒症期、草酸在组织沉积等问题，而倾向可以预先肝移植。但多数患者在就诊过程中出现延误，多已合并有肾损伤，当患者存在明显肾损伤时，推荐肝肾联合移植。

原发性高草酸尿症患者的预后：据统计未接受移植治疗的患者总体生存率为 58%，接受移植治疗的患者总体生存率为 85%。

参考文献

[1] 王欣悦，詹浩苏，孙丽莹. 中国大陆原发性高草酸尿症 1 型临床特点及治疗情况总结 [J]. 器官移植，2020, 2: 232-239.

[2] 詹睿超，葛玉成，张道新，等. 原发性高草酸尿症基因型与表型的研究进展 [J]. 国际外科学杂志，2021, 48(3): 203-207.

（张　慧）

九、Crigler–Najjar 综合征

【答惑部分】

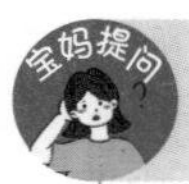

什么是 Crigler–Najjar 综合征？

Crigler-Najjar 综合征是一种罕见的常染色体隐性遗传性疾病，可以引起胆红素代谢障碍导致高胆红素血症。该病是由尿苷二磷酸葡萄糖醛酸基转移酶（UGT）1A1 缺失或缺陷引起，UGT1A1 是肝

脏内负责胆红素结合的酶，此酶的缺陷导致患儿出现重度非结合型高胆红素血症，可引起永久性神经系统后遗症，称为胆红素诱导的神经功能障碍（bilirubin-induced neurologic dysfunction，BIND），即通常所谓的核黄疸。

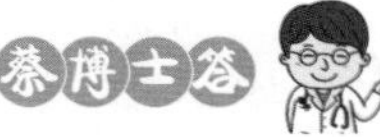

宝宝出现什么情况时应怀疑可能患有 Crigler–Najjar 综合征?

如果新生儿或儿童出现严重的持续性非结合型高胆红素血症（无结合胆红素），但未见溶血和基础肝病的证据，则应疑诊 Crigler-Najjar 综合征。因为这是一种罕见的常染色体隐性遗传病，因此在血亲联姻人群的婴儿中更常见。怀疑此病症的患儿应尽早进行基因诊断确诊。

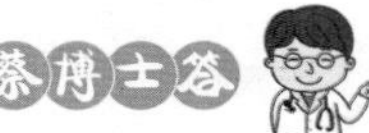

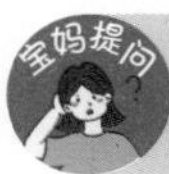

Crigler–Najjar 综合征在儿童中的发病率高吗?

Crigler-Najjar 综合征是一种儿童代谢相关的罕见病，每百万活产儿中有 0.6 ～ 1 例。

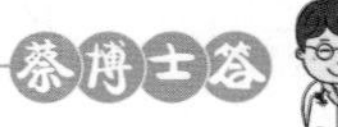

Crigler–Najjar 综合征的患儿胆红素一般会涨到多高?

Crigler-Najjar 综合征患儿胆红素水平根据分型不同程度不同，根据基因突变的不同可以分为两种不同类型（Ⅰ型和Ⅱ型），Ⅰ型 Crigler-Najjar 综合征由 UGT1A1 编码序列的多种突变引起，这些突变导致肝脏胆红素尿苷二磷酸葡萄糖醛酸基转移酶活性完全丧失或非常低，从而引起严重的非结合型高胆红素血症，胆红素水平通常为 340 ~ 425μmol/L，但也可能高达 850μmol/L，且几乎没有结合胆红素；Ⅱ型 Crigler-Najjar 综合征由 UGT1A1 编码区的点突变引起，这种突变使肝 UGT1A1 酶的活性部分减低，因此其高胆红素血症不如Ⅰ型严重，通常为 136 ~ 340μmol/L。

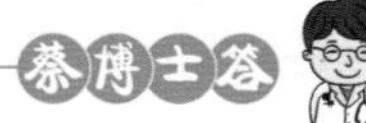

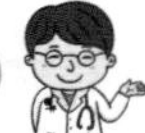

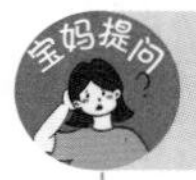

Crigler-Najjar 综合征应该与哪些疾病相鉴别？

新生儿因出现黄疸怀疑 Crigler-Najjar 综合征应首先与良性新生儿高胆红素血症、母乳性黄疸、哺乳不足性黄疸、Lucey-Driscoll 综合征和同族免疫性溶血（Rh 或 ABO 不相容）等相鉴别，儿童期或成年发病的慢性黄疸怀疑为 Crigler-Najjar 综合征时应与 Gilbert 综合征、溶血性黄疸、药物性肝损伤等鉴别。

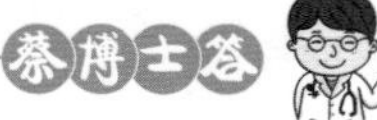

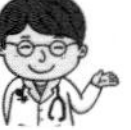

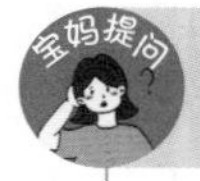

Crigler-Najjar 综合征的患儿要怎样治疗？

Crigler-Najjar 综合征的患儿可以采用的治疗方式包括光疗、药物治疗、人工肝支持治疗、手术治疗等，其中肝移植术是唯一的确定性治疗，可使血清胆红素水平迅速恢复正常。但因新生儿实施肝移植术难度大，手术时机不成熟，通常新生儿患者是应用光疗联合口服磷酸钙、奥利司他等综合治疗来降低胆红素水平，必要时可以行血浆置换以减少神经功能的损害，避免核黄疸。肝移植术的时机建议最好在永久性神经功能损害出现之前（图 2-8）。

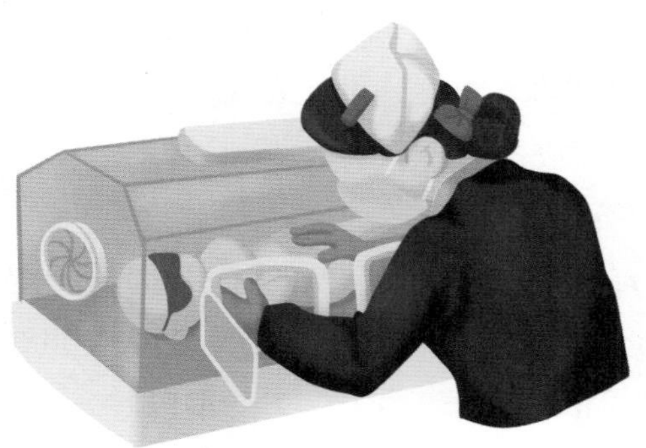

图 2-8　光疗

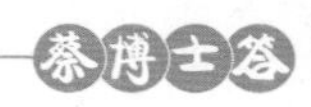

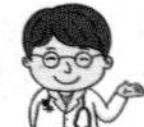

该病患儿手术治疗的效果如何？

目前肝移植术是唯一确定性的治疗方式，一般认为在所有接受肝移植的儿童中，1 年和 5 年生存率通常都＞90%，但对于因 Crigler-Najjar 综合征属于代谢性疾病，移植术后的效果相对更好，曾有文献综述总结了 60 例 Crigler-Najjar 综合征患者的肝移植结局，发现其 5 年和 10 年生存率都达到 96%。

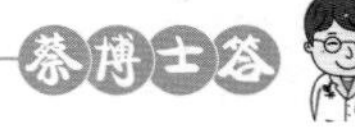

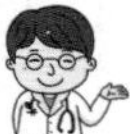

【知识补给站】

1. 胆红素代谢

单核吞噬细胞系统的细胞清除循环中衰老的红细胞、骨髓中先行裂解的未成熟红细胞等，释放代谢产物血红素，通过血红素氧合酶将血红素转化为胆绿素，在胆绿素还原酶的作用下还原为胆红素（非结合胆红素 / 间接胆红素、亲脂性），与循环中白蛋白结合输送至肝脏，肝脏内与葡萄糖醛酸结合，转化为结合胆红素（直接胆红素）大部分经胆汁排泄，少部分分泌至肝窦血液中的部分葡糖醛酸胆红素的再摄取。在健康人中，大约 96% 的血清胆红素为非结合型。胆红素代谢任何一个或多个阶段异常都可能导致高胆红素血症，可能表现为非结合胆红素升高或非结合胆红素和结合胆红素均升高。

2. Crigler-Najjar 综合征

由 *UGT1A1* 基因发生纯合或复合杂合突变引起，该基因编码 *UGT1A1*，而 *UGT1A1* 为 UGT 的唯一亚型，对人类胆红素结合有重要作用。Ⅰ型 Crigler-Najjar 综合征可由 *UGT1A1* 编码序列的多种突变引起，这些突变可导致肝脏胆红素 -UGT 活性完全丧失或非常低，从而引起严重的非结合型高胆红素血症。Ⅱ型 Crigler-Najjar 综合征由 *UGT1A1* 编码区的点突变引起，这种突变可降低但不会消除肝 *UGT1A1* 酶的活性。

3. 临床表现

Ⅰ型 Crigler-Najjar 综合征表现为出生后几日内非结合胆红素严重且持续升高。高胆红素血症的胆红素水平通常为 340 ~ 425 μmol/L，但也可能高达 850μmol/L，其他肝功能检查结果正常。因持续高胆红素血症可能出现急性或慢性神经功能障碍。Ⅱ型 Crigler-Najjar 综合征患者可在新生儿期出现黄疸（类似于Ⅰ型病变），也可以在儿童期或成年期出现黄疸。患者可能因黄疸急性发作（常由禁食、间发性疾病或全身麻醉引起）就医，或因实验室检查偶然发现高胆红素血症而就医。Ⅱ型患者极少发生神经功能障碍。

4. 基因检测是唯一确定诊断方式

可使用从外周血白细胞、颊黏膜刮取物或其他组织中提取的 DNA 来对患者和杂合子携带者进行胆红素 *UGT1A1* 基因突变分析进行基因诊断。对于有确诊或疑似 Crigler-Najjar 综合征患者的家庭，可采集绒毛膜绒毛样本或羊膜细胞进行产前检查。同时通过基因检测可以对该病进行分型。

5. 治疗方法

（1）手术治疗：肝移植手术治疗疗效确切，可以达到治愈目的。推荐在青春期之前或期间进行肝移植，尚未出现神经系统永久性损害之前进行。手术方式可以经典原位全肝移植、辅助性肝移植、多米诺交叉辅助性肝移植等。

（2）非手术治疗：治疗目标①血清总胆红素< 340 μmol/L，早产儿的阈值应更低。②血清胆红素 / 白蛋白（B/A）摩尔比< 0.7。

光疗：光疗广泛用于治疗各种原因引起的非结合型高胆红素血症且效果较好，并且它是婴儿期和儿童期Ⅰ型 Crigler-Najjar 综合征患者的主要长期干预措施。病例系列研究的观察性证据表明，早期诊断并在出生后 1 ～ 2 周开始光疗可长期有效维持血清胆红素浓度和 B/A 比值低于可导致 BIND 的阈值，且可显著改善神经系统结局。如果不进行光疗，几乎所有Ⅰ型Crigler-Najjar综合征婴儿都会出现BIND,并在18个月内死亡。

口服磷酸钙：作为光疗的辅助手段，推荐每日总剂量如下。成人和 40 kg 以上的儿童：钙 100 mmol/d；不到 40 kg 的儿童：钙 2.5 mmol/（kg·d），钙盐分 3 ～ 4 次给药。

奥利司他：奥利司他对降低血清胆红素水平有部分作用但有胃肠道副作用，因此临床上很少使用。

血浆置换：如果进行上述治疗后 B/A 比值增至≥ 0.9，则应进行血浆置换以使 B/A 比值降至 0.7 以下。

苯巴比妥：可用于Ⅱ型 Crigler-Najjar 综合征可将血清胆红素水平降低至少 25%。一般预计 2 ～ 3 周可见效。

基因治疗：潜在治疗方法尚未达到临床应用阶段。

参考文献

［1］张文艳，邓国宏 . Crigler-Najjar 综合征的治疗进展 [J]. 临床肝病杂志，2023, 39(4): 974-979.

［2］Torres M, Bruguera M. Crigler-Najjar syndrome[J].Gasrtroenterol Hepatol, 2005, 28(10): 637-640.

（张　慧）

第三节　儿童肝脏肿瘤

一、肝母细胞瘤

【答惑部分】

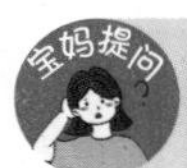

我们家宝宝今年 3 岁，肚子上有个肿块，检查甲胎蛋白（alpha-fetoprotein，AFP）也高，这是怎么回事啊？

这种临床表现不排除是肝母细胞瘤（图 2-9）。

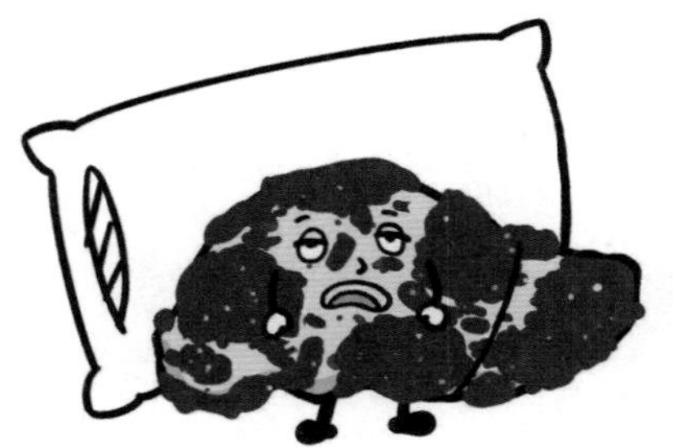

图 2–9　肝母细胞瘤

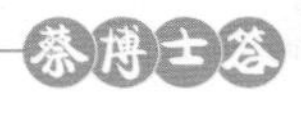

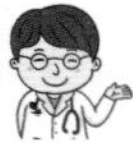

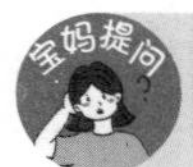

什么是肝母细胞瘤啊？

肝母细胞瘤是一种罕见的儿童恶性肿瘤，多见于 5 岁以内的宝宝，常见的首发症状就是腹部包块，如果 AFP 也高的话，需要结合 B 超、CT 等一些影像学的检查进一步确定。

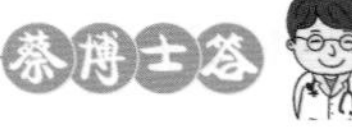

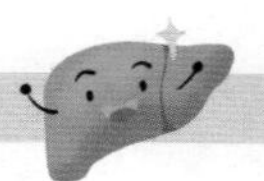

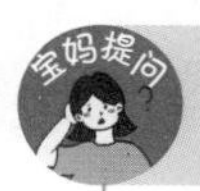

恶性肿瘤？怎么确诊呢？

是的，这种病发病率很低，根据临床症状、AFP 水平和影像学检查可以初步临床诊断，但是要确诊的话需要肝穿刺进行病理诊断。

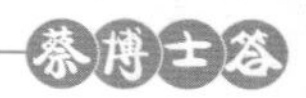

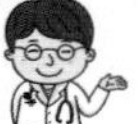

一段时间后……

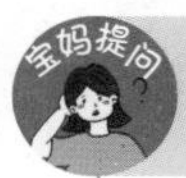

病理结果确诊了，我们为什么会得这种病啊？这个病怎么治呢？

这位妈妈您先别着急，我先跟您简单讲一下。这个病的病因目前不能确定，可能与一些先天性的因素有关。治疗的话需要进一步评估，根据分期和危险度决定是先进行手术还是化疗。

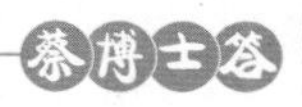

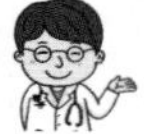

可以直接手术切除吗？化疗我怕宝宝承受不了。

这个要根据宝宝的肿瘤分期和危险度的划分，如果属于很早期的话是可以直接手术切除的；如果不属于这种情况，先进行化疗再进行手术效果会更好一些。

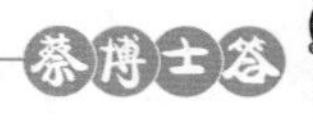

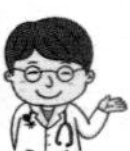

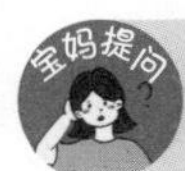

如果做肝移植的话，效果怎么样啊？

这个还要看宝宝的具体情况，如果符合肝移植的手术指征，是可以进行的；并且根据经验来看，总体治疗效果是不错的。

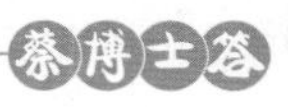

【知识补给站】

儿童原发性肝脏恶性肿瘤极为罕见，仅占儿童所有恶性肿瘤的 1%。肝母细胞瘤是儿童肝脏恶性肿瘤中最常见的一种，占比约为 2/3，也是继神经母细胞瘤和肾母细胞瘤之后第三大常见腹腔内实体肿瘤。其发病率极低，为（1.2 ~ 1.5）/100 万，但近年来有上升趋势，每年增长 2.7%。肝母细胞瘤是在肝脏形成阶段由肝细胞前体细胞恶变产生的，因此婴幼儿患者最为常见。90% 发生于 5 岁以内，其中 6 月龄 ~ 3 岁儿童发病率最高，男女比为 3 ∶ 2 ~ 2 ∶ 1，东南亚地区发病率更高。肝母细胞瘤病因尚不明确，目前公认 Beckwith Wiedemann 综合征、家族性腺瘤性息肉病和 18 三体综合征是其先天性危险因素，此外母亲孕期高血压、羊水过多、先兆子痫、孕早期肥胖、有吸烟史以及胎儿出生体质量＜ 1 500g 等因素均会增加儿童肝母细胞瘤的发病概率。

早期诊断是决定肝母细胞瘤治疗方式和预后的重要因素，但该病起病隐匿，缺乏临床特征性症状，大多数患儿因家长无意间发现腹部肿块就诊。常见的首发症状多为无症状性腹部肿块、腹胀、腹痛，可伴发热、体重下降、畏食、阻塞性黄疸或肿瘤破裂引发的急腹症。肝母细胞瘤发病以肝右叶多见；肝母细胞瘤血运丰富，易肝内转移，也容易通过血行播散至肺、骨、脑，沿腔静脉瘤栓转移至心房；部分患儿在诊断时已发生远处转移，以肺转移多见，预后较差。AFP 是肝母细胞瘤的一个重要生化检测指标，90% 以上的患儿会有 AFP 的显著升高，是肝母细胞瘤诊断的重要依据，若 AFP ＜ 100μg/L 往往预后较差。因此，对于 5 岁以下儿童，如果发现腹部包块伴 AFP 水平显著升高，结合影像学检查，要高度怀疑肝母细胞瘤。临床常用影像学检查包括腹部 B 超、胸腹部 CT、磁共振成像（MRI）和正电子发射计算机断层显像（PET/CT）等，但是确诊的话需要依赖肝脏穿刺的病理学检查。

儿童肝母细胞瘤的治疗包括手术、化疗、放疗、免疫治疗及靶向治疗等多种治疗方法。手术是否完全切除及是否肝移植与儿童肝母细胞瘤

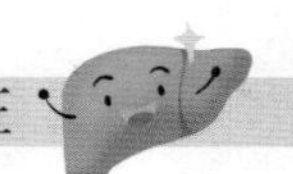

的预后密切相关。治疗前首先应对肿瘤进行评估、分期，不同的分期和预后密切相关。PRETEXT 术前分期指治疗前肿瘤累及肝脏的范围，主要用于评估初诊手术完整切除的可行性。POST-TEXT 则是指新辅助化疗后肝脏肿块的累及范围，主要用于评估延期手术完整切除的可行性。各期定义如下。

PRETEXT/POST-TEXT Ⅰ：肿瘤局限在一个肝区，相邻的另外 3 个肝区无肿瘤侵犯；PRETEXT/POST-TEXT Ⅱ：肿瘤累及一个或两个肝区，相邻的另外 2 个肝区无肿瘤侵犯；PRETEXT/POST-TEXT Ⅲ：2 个或 3 个肝区受累，另 1 个相邻的肝区未受累；PRETEXT/POST-TEXT Ⅳ：肿瘤累及所有 4 个肝区。

PRETEXT 分期系统已被广泛用于评估初诊时患者的肿瘤负荷，同时也可对拟施行原位肝移植的患者进行预筛选。目前国际上有多个协会对肝母细胞瘤进行了深入的研究，但由于其对肝母细胞瘤的危险度分层标准及推荐化疗时间各有差异，因此拟定了不同的治疗策略。近年来，倾向于综合分析肝母细胞瘤的组织学亚型、肿瘤标志物和 PRETEXT 分期而进行危险度分层。目前认为 PRETEXT 分期、Evans 分期、诊断时 AFP 水平、病理亚型、是否存在远处转移等因素是评估肝母细胞瘤预后的重要因素。综合国际儿童肝脏肿瘤协作组（International Childhood Liver Tumors Strategy Group，SIOPEL）及美国儿童肿瘤协作组（Children Oncology Group，COG）的危险度分层标准，并结合我国实际情况，将初诊肝母细胞瘤患儿分为极低危组、低危组、中危组和高危组（表 2-3）。

表 2–3　肝母细胞瘤危险度分组

分组	AFP（ng/ml）	PRETEXT	COG 分期	病理分型	P+/V+/M+/E+/H+/N+	备注
极低危组			Ⅰ期	分化良好的单纯胎儿型		须同时满足 2 个条件
低危组①	≥ 100	Ⅰ或Ⅱ期			均未累及	须 3 者同时满足
②			Ⅰ或Ⅱ期	非单纯胎儿型和非 SUC 型		须 2 者同时满足

续表

分组	AFP (ng/ml)	PRETEXT	COG 分期	病理分型	P+/V+/M+/E+/H+/N+	备注
中危组①		Ⅲ期				
②			Ⅰ或Ⅱ期	SUC 型		须 2 者同时满足
③			Ⅲ期			
高危组①	＜ 100					满足任何一条即可
②		Ⅳ期				
③			Ⅳ期			
④					P+/V+	

COG 主张先手术再化疗以消除原位残留及远处转移病灶，降低化疗强度和毒副作用，并减少肿瘤耐药；SIOPEL 推荐术前新辅助化疗后再进行手术，尤其是术前存在远处转移的患儿。新辅助化疗能够减小肿瘤体积，降低手术难度，提高肿块的完整切除率，同时能消灭循环血液中肿瘤微小转移灶，减少肿瘤细胞的播散和远处转移，降低术后复发的风险，从而改善患儿的预后。2016 年中国抗癌协会小儿肿瘤专业委员会制定了《儿童肝母细胞瘤多学科诊疗规范》（CCCG-HB-2016）（以下简称《规范》），其中包括详细的外科手术原则：

1. 初诊手术切除指征

①美国麻醉师协会评分 1 ～ 2 级；②经影像学评估，残存肝脏组织＞原体积的 35%，功能能够满足代谢需要；③ PRETEXT Ⅰ、Ⅱ期的单发肿瘤病灶，距离重要血管有足够间隙（≥ 1 cm）；④预计镜下残留（COG Ⅰ期）无需 2 次手术者。

2. 延期手术指征

① PRETEXT Ⅲ期、Ⅳ期患儿，在活检明确诊断先行新辅助化疗后，再行延期手术；②化疗后评估为 POST-TEXT Ⅰ、Ⅱ期，或没有重要血管（门静脉或下腔静脉）累及的 POST-TEXT Ⅰ患儿，可行肝叶切除或分段切除；③对 PRETEXT Ⅳ期和化疗后评估为 POST-TEXT Ⅲ期并伴有下腔静脉（V +）或门静脉（P+）累及的患儿，应该尽早转入具有复杂肝段切除或肝移植能力的医院治疗；④新辅助化疗后仍残留肺或脑单发转移病

灶者，可行残留病灶手术切除。

60% 初发肝母细胞瘤患儿的肿瘤无法完全切除，但经过新辅助化疗后，85% 可通过手术完全切除。术前化疗最好在取得病理诊断后进行，对于病情不适合肝脏穿刺的患儿，术前化疗应具备除了临床诊断依据外以下任一条件：血清 AFP 明显高于正常值；肿瘤巨大无法一期手术切除或一般状态差不能耐受手术；影像学提示肝脏巨大占位并伴有钙化；伴有远处转移；肿瘤内出血；术前分期为Ⅲ或Ⅳ期。无论是新辅助还是术后化疗，除了极低危患儿外，其他危险度患儿都需要进行，具体化疗时机、方案和疗程各有不同。目前以铂类为主的新辅助化疗联合手术切除肿块，患儿的总生存率＞80%，一线治疗后完全缓解的肝母细胞瘤复发也很少，但转移性、复发或进展性肝母细胞瘤的疗效不太理想，肺转移患儿复发率相对较高，复发后的治疗手段主要依靠手术及化疗，这需要临床医师具体分析后制订个体化治疗方案。

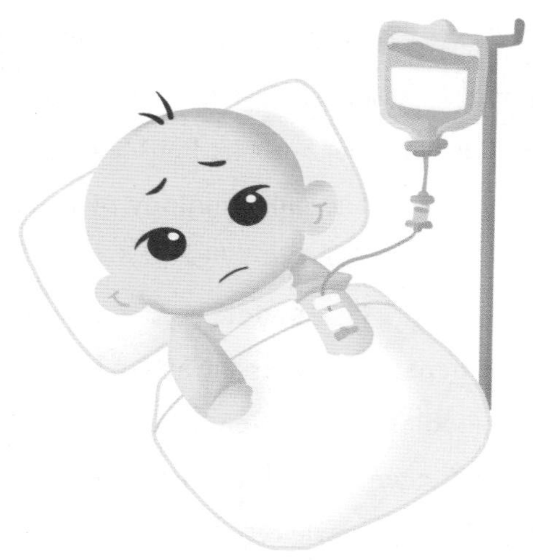

对于化疗后仍不能完全切除或者对化疗无反应的患者可考虑肝移植联合化疗，大约 15% 的患儿需要进行。《规范》中对肝移植原则也进行了详细的描述：①新辅助化疗后评估为 POST-TEXT Ⅳ期，或 POST-

TEXT Ⅲ期伴有肝静脉或下腔静脉等重要血管受累，手术会影响残存肝脏血供的病例；②手术切除或化疗后不存在肝外病灶和远处转移病灶；③诊断时存在肝外病变的患儿，如果病灶被完全清除，也可行肝移植术。儿童肝移植在过去 20 年不断发展，得益于外科技术进步、化疗方案完善及良好的围术期管理，为无法切除的肝母细胞瘤患儿提供了治疗机会。综合国内外研究，肝移植的治疗效果尚可，5 年生存率能＞ 70%；另有报道称以肝移植为外科初治手段的 10 年生存率为 85%，而挽救性肝移植的 10 年生存率为 40%。随着治疗方式的改进、经验的不断积累，肝移植的综合治疗效果还将会有进一步提升，挽救更多的肝母细胞瘤患儿。

参考文献

[1] Ranganathan S, Lopez-Terrada D, Alaggio R. Hepatoblastoma and pediatric hepatocellular carcinoma: An update[J]. Pediatr Dev Pathol, 2020, 23(2): 79-95.

[2] Herzog C E, Andrassy R J, Eftekhari F. Childhood cancers: hepatoblastoma[J]. Oncologist, 2000, 5(6): 445-453. Epub 2000/12/08. doi: 10.1634/theoncologist.5-6-445. PubMed PMID: 11110595.

[3] Spector LG, Birch J. The epidemiology of hepatoblastoma[J].Pediatr Blood Cancer, 2012, 59(5): 776-779.

[4] de Freitas Paganoti G, Tannuri A C A, Dantas Marques A C, et al. Extensive hepatectomy as an alternative to liver transplant in advanced hepatoblastoma: a New Protocol Used in a Pediatric Liver Transplantation Center[J].Transplant Proc, 2019, 51(5): 1605-1610.

[5] D’Antiga L, Vallortigara F, Cillo U, et al. Features predicting unresectability in hepatoblastoma[J]. Cancer, 2007, 110(5): 1050-1058.

[6] Heck J E, Meyers T J, Lombardi C, et al. Case-control study of birth characteristics and the risk of hepatoblastoma[J]. Cancer Epidemiol, 2013, 37(4): 390-395.

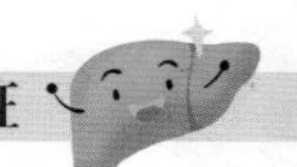

[7] Moore S W, Tshifularo N, Grobbelaar J. Lessons from the hepatoblastoma-familial polyposis connection[J].S Afr Med J, 2012, 102(11 Pt 2): 888-889.

[8] Musselman J R, Georgieff M K, Ross J A, et al. Maternal pregnancy events and exposures and risk of hepatoblastoma: a Children's Oncology Group (COG) study[J]. Cancer Epidemiol, 2013, 37(3): 318-320.

[9] Tan Z H, Lai A, Chen C K, et al. Association of trisomy 18 with hepatoblastoma and its implications[J]. Eur J Pediatr, 2014, 173(12): 1595-1598.

[10] Trobaugh-Lotrario A D, Venkatramani R, Feusner J H. Hepatoblastoma in children with Beckwith-Wiedemann syndrome: does it warrant different treatment?[J].J Pediatr Hematol Oncol, 2014, 36(5): 369-373.

[11] Shanmugam N, Scott J X, Kumar V, Vij M, et al. Multidisciplinary management of hepatoblastoma in children: experience from a developing country[J]. Pediatr Blood Cancer, 2017, 64(3).

[12] von Schweinitz D. Hepatoblastoma: recent developments in research and treatment[J]. Semin Pediatr Surg, 2012, 21(1): 21-30.

[13] 刘亚超，沈智辉，党浩丹，等. PET/CT 在儿童肝母细胞瘤中的诊断作用 [J]. 中国临床医学影像杂志，2016, 27(1): 22-24.

[14] Maibach R, Roebuck D, Brugieres L, et al. Prognostic stratification for children with hepatoblastoma: the SIOPEL experience[J]. Eur J Cancer, 2012, 48(10): 1543-1549.

[15] Meyers R L, Rowland J R, Krailo M, et al. Predictive power of pretreatment prognostic factors in children with hepatoblastoma: a report from the Children's Oncology Group[J]. Pediatr Blood Cancer, 2009, 53(6): 1016-1022.

[16] Zsiros J, Maibach R, Shafford E, et al. Successful treatment of childhood high-risk hepatoblastoma with dose-intensive multiagent

chemotherapy and surgery: final results of the SIOPEL-3HR study[J]. J Clin Oncol, 2010, 28(15): 2584-2590.

[17] Meyburg J, Hoffmann G F. Liver transplantation for inborn errors of metabolism[J].Transplantation, 2005, 80(1 Suppl): S135-S137.

[18] Haberle J, Schmidt E, Pauli S, et al. Mutation analysis in patients with N-acetylglutamate synthase deficiency[J]. Hum Mutat, 2003, 21(6): 593-597.

[19] Hafberg E, Borinstein S C, Alexopoulos S P. Contemporary management of hepatoblastoma[J]. Curr Opin Organ Transplant, 2019, 24(2): 113-117.

[20] Campeau P M, Pivalizza P J, Miller G, et al. Early orthotopic liver transplantation in urea cycle defects: follow up of a developmental outcome study[J]. Mol Genet Metab, 2010, 100 Suppl 1(Suppl 1): S84-S87.

[21] Khaderi S, Guiteau J, Cotton R T, et al. Role of liver transplantation in the management of hepatoblastoma in the pediatric population[J]. World J Transplant, 2014, 4(4): 294-298.

[22] Otte J B, Pritchard J, Aronson D C, et al. Liver transplantation for hepatoblastoma: results from the International Society of Pediatric Oncology (SIOP) study SIOPEL-1 and review of the world experience[J]. Pediatr Blood Cancer, 2004, 42(1): 74-83.

（徐庆国）

二、肝细胞肝癌

【答惑部分】

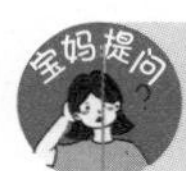

医生！我们家孩子为什么会诊断出肝癌来呢？

这位爸爸您先冷静一下，我跟您解释。根据孩子现有的症状、超声、CT和MR的结果，我们讨论了一下应该是肝细胞肝癌（Hepatocellular carcinoma，HCC）（图2-10），下一步可以考虑进行肝穿刺活检进行病理学检查来确诊。这种病非常罕见，病因也不能确定。

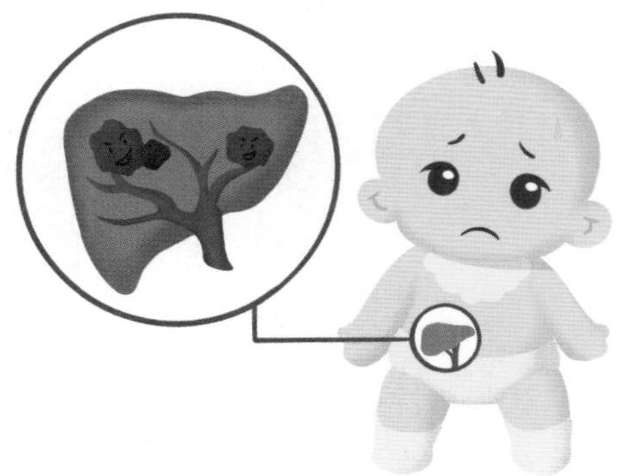

图2-10 肝细胞肝癌

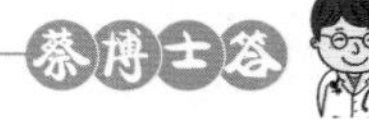

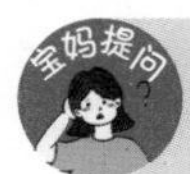

那应该怎么治呢？

儿童HCC虽然和成人HCC是同一种病，但是在治疗上是有很大不同的。目前治疗的方法有很多，包括手术切除、肝移植、化疗、靶向药物治疗等，主流的方案还是外科手术结合化疗等综合治疗手段。

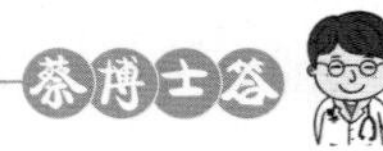

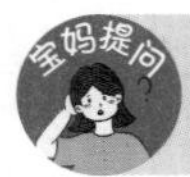

您说可以做移植?

是的，原则上不能切除并且局限于肝内的恶性肿瘤都是可以做肝移植的，但是考虑到 HCC 的复发风险，即使能够切除也可以考虑首选肝移植。

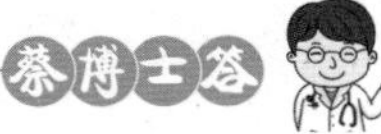

那效果怎么样?

具体效果是有个体差异的，如果各方面都处理到位，那么与肿瘤切除术相比，肝移植的 5 年生存率更高。这个还需要根据孩子的病情和大家的讨论来决定。

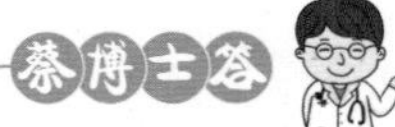

【知识补给站】

第二常见的儿童肝脏恶性肿瘤为 HCC，发病率比肝母细胞瘤更低，约为 0.5/1 00 万。HCC 多发生在年龄较大的儿童和青少年中，好发年龄为 10 ~ 14 岁，男女比例为 3 ∶ 1。儿童 HCC 的发病年龄呈双峰式分布，在 1 岁左右出现第一个高峰，然后在 4 岁时降至低谷，在 12 ~ 15 岁达到第二个高峰。HCC 的病因尚不明确，其发生可能与一些慢性疾病有关，如病毒性肝炎和代谢性遗传病（酪氨酸血症、进行性家族性胆汁淤积症、糖原贮积症、α_1- 抗胰蛋白酶缺乏症、Alagille 综合征等），由于恶变需要一定周期，大部分 HCC 确诊年龄在 10 岁之后，因此 HCC 是青少年最常见的肝脏恶性肿瘤，仅偶尔在非常年幼的儿童中见到。

儿童 HCC 的临床症状包括晚期患儿的腹痛、腹部肿块、黄疸、恶病质、肝脾肿大和胃食管反流；在慢性肝病的情况下，会有门静脉高压和慢性肝功能衰竭的表现；约半数患儿的 AFP 水平会有升高。在患有肝硬化或肝病的儿童中，高水平的 AFP 和超声检查中的异常结节提示 HCC。尽管血清 AFP 水平不是很敏感，但它在检测高危患者的 HCC 方面具有很好的特异性。超声表现包括大小不等的高回声肿块和血管增加；进一步检查包括 CT 和 MR。HCC 应与肝母细胞瘤进行鉴别诊断，在 5 岁以下的患者中，低出生体重、母亲先兆子痫、吸烟、家族性腺瘤性息肉病和 18 三体综合征的存在提示肝母细胞瘤；肿块中钙化、坏死和囊性区域的存在也可提示肝母细胞瘤。

儿童 HCC 的起源与遗传因素、胚胎发育和后天诱变等有关，不能等同于成人 HCC 的缩小版，因为即使是同一种肝脏恶性肿瘤，在儿童体内的发生发展、生物学行为、肝硬化率、治疗方法和治疗效果方面均与成人有所不同。①大多数儿童 HCC 发生在正常肝脏，而大多数成人 HCC 患者存在肝硬化；儿童 HCC 在发现时的肿瘤体积一般较大，肿瘤体积＞4 cm 者占 79.6%。②儿童 HCC 只有 55% ~ 65% 患儿血 AFP 升高，这一比例低于成人。③儿童 HCC 的化疗敏感性要高于成人。④与 HB 相同，目前儿童 HCC 使用的分期系统为国际儿童肿瘤研究协会（International Society of Pediatric Oncology， SIOP）制定的 PRETEXT 系统，也与成人不同。⑤儿童 HCC 肝切和肝移植标准也不同于成人，有研究称超 Milan 标准的 HCC 患儿预后优于成人，因此儿童 HCC 肝移植的标准应适当放宽。

目前针对儿童 HCC 患者的治疗方法有多种，包括手术切除、肝移植、化疗、靶向药物治疗等，尽管儿童 HCC 化疗敏感性较成人高，但仍无法同肝母细胞瘤作比较，效果差强人意。经动脉化疗栓塞治疗在成人不可切除 HCC 的应用中较为广泛，在儿童中的应用较少，但仍可以当作肝移植术前的桥接治疗方案，或者应用于不能行移植手术的患儿，也有一定的治疗效果。靶向治疗研究火热，但在儿童中目前以索拉菲尼最为多见，疗效也比较有限，可以联合其他药物治疗晚期 HCC 患儿。因此目前手术仍然是 HCC 患儿的主要治疗方法。PRETEXT Ⅰ和Ⅱ期的患儿可通过外科手术切除，儿童手术需要达到的标准是使剩余肝脏体积 / 患儿体质量＞0.6 ml/kg。HCC 患儿 5 年生存率为 20% ~ 30%，接受手术切除的患儿存活率为 50% ~ 60%，接受肝移植治疗的患儿存活率达 70% ~ 80%，而未接受任何治疗的儿童存活率为 0 ~ 12%。但是大多数患儿由于多灶性受累、血管侵犯、肝外病变而不适合切除，为此，已经设计了不同的新辅助化疗方案，将不可切除肿瘤转化为可切除肿瘤。

原则上，无法切除并局限于肝内的恶性肿瘤都可以进行肝移植，存在肝外转移但是通过多种治疗方式达到控制甚至降期效果的仍然可以进行肝移植；另外，考虑到 HCC 高复发性的特点，对于高风险患者可考虑首选肝移植治疗。有研究表示，基于 SEER 数据库分析，与肿瘤切除术相比，肝移植的 5 年生存率更高，所以对可或不可进行手术切除的 HCC 患儿，只要情况允许，应尽快行肝移植治疗；配合术前或术后化疗，能够获得较好的治疗效果。在肝源紧张的情况下，除劈离式肝移植外，也可尝试多米诺肝移植、离体或半离体肝切除自体肝移植术等新技术，这些治疗方式为晚期患儿的不可切除肿瘤提供了一个潜在的根治性机会。

参考文献

[1] Hamilton E C, Balogh J, Nguyen D T, et al. Liver transplantation for primary hepatic malignancies of childhood: The UNOS experience[J]. J Pediatr Surg, 2017.

[2] 苑俊辉，张金凤，李国良，等. 14 岁以下儿童肝细胞癌的治疗现状 [J]. 中国普通外科杂志，2019, 28(7): 885-890.

[3] Zeybek A C, Kiykim E, Soyucen E, et al. Hereditary tyrosinemia type 1 in Turkey: twenty year single-center experience[J]. Pediatr Int, 2015, 57(2): 281-289.

[4] Angelico R, Grimaldi C, Saffioti M C, et al Hepatocellular carcinoma in children: hepatic resection and liver transplantation[J]. Transl Gastroenterol Hepatol, 2018, 3: 59.

[5] Moore S W, Millar A J, Hadley G P, et al. Hepatocellular carcinoma and liver tumors in South African children: a case for increased prevalence[J].

Cancer, 2004, 101(3): 642-649.

[6] Varol F I. Pediatric hepatocellular carcinoma[J]. J Gastrointest Cancer, 2020, 51(4): 1169-1175.

[7] Khanna R, Verma S K. Pediatric hepatocellular carcinoma[J]. World J Gastroenterol, 2018, 24(35): 3980-3999.

[8] 胡月，张明满．儿童肝脏肿瘤研究进展 [J]. 儿科药学杂志，2018, 24(4): 52-56.

[9] de Ville de Goyet J, Meyers R L, Tiao G M, et al. Beyond the Milan criteria for liver transplantation in children with hepatic tumours[J]. Lancet Gastroenterol Hepatol, 2017, 2(6): 456-462.

[10] Allan B J, Wang B, Davis J S, et al. A review of 218 pediatric cases of hepatocellular carcinoma[J]. J Pediatr Surg, 2014, 49(1): 166-171.

[11] Murawski M, Weeda V B, Maibach R, et al. Hepatocellular carcinoma in children: Does modified platinum- and doxorubicin-based chemotherapy increase tumor resectability and change outcome? Lessons learned from the SIOPEL 2 and 3 Studies[J]. J Clin Oncol, 2016, 34(10): 1050-1056.

[12] Wang J, Mao Y, Liu Y, et al. Hepatocellular carcinoma in children and adolescents: Clinical characteristics and treatment[J]. J Gastrointest Surg, 2017, 21(7): 1128-1135.

[13] 张海明，朱志军．儿童肝脏恶性肿瘤的肝移植适应证 [J]. 临床肝胆病杂志，2021, 37(2): 260-262.

[14] McAteer J P, Goldin A B, Healey P J, et al. Surgical treatment of primary liver tumors in children: outcomes analysis of resection and transplantation in the SEER database[J]. Pediatr Transplant, 2013, 17(8): 744-750.

[15] 孙超，郑虹．肝移植治疗难治性儿童肝脏恶性肿瘤 [J]. 实用器官移植电子杂志，2019, 7(1): 75-77.

[16] 史淑君，康权 . 儿童离体或半离体肝切除自体肝移植术 - 不可切除性肝脏肿瘤的新治疗方式 [J]. 临床小儿外科杂志，2017, 16(6): 537-541.

（徐庆国）

三、代谢性疾病并发的肝脏肿瘤

【答惑部分】

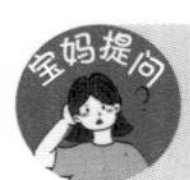

宝宝被诊断了代谢性疾病，为什么会得这个病呀?

肝细胞参与多种重要的代谢过程，包括糖生成、糖原分解、糖异生、脂肪酸氧化、脂质合成、尿素循环和蛋白质合成等。代谢性肝病分为遗传性和获得性，儿童一般为遗传性代谢性肝病。与代谢相关的基因发生突变而导致代谢紊乱。

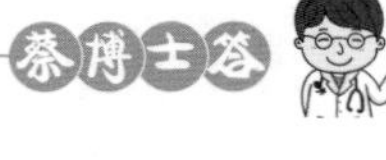

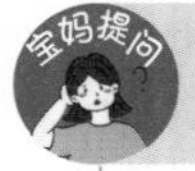

我们听说这个病有可能会让宝宝得肝癌，这是怎么回事儿呀?

代谢性肝病是一组罕见疾病，肝瘤变是儿童代谢性疾病的一种罕见但严重的并发症。发生肿瘤的风险、发病年龄和预防肿瘤的措施因各种疾病而异。代谢紊乱最初对肝脏的损害不明显，但数月或数年的慢性损伤可导致肝硬化和（或）肝瘤变。遗传性代谢紊乱儿童中最常诊断并发的肝肿瘤是 HCC，除病毒感染外，多种遗传代谢紊乱（如 GSD、遗传性酪氨酸血症和纳瓦霍神经肝病）可导致 HCC。

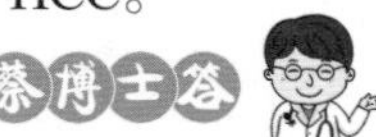

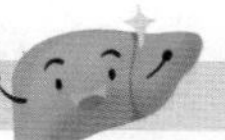

并发肝癌太可怕了，怎样可以及时发现呢？

大多数HCC患儿表现为腹部肿块或腹部肿胀，家长通常认为这是由于衣服不合或腹胀。上腹痛是次常见的表现。其他体征包括厌食和体质量减轻、呕吐或腹泻。如果存在胆道梗阻，则会出现瘙痒或黄疸。如果肿瘤是血管性的则可能导致出血。代谢紊乱患者需要进行密切的临床随访和监测。家长不要忘了带宝宝定期随访。

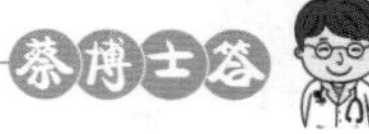

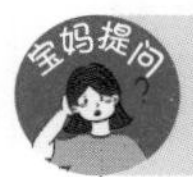

如果并发了肝癌要如何治疗呢？

可以参考原发性肝癌的治疗策略。有几种治疗选择，包括手术切除、肝移植、局部消融、化疗和姑息治疗。国际上提出儿童肝癌根治性肿瘤切除术是治愈的必要条件。因多数HCC儿童没有伴随肝硬化，接受完全肿瘤切除的儿童存活率较高。切除术可用于无法移植的患者或无肝硬化的HCC患者。虽然经过手术切除HCC效果较好，但肿瘤通常肝内转移。肝移植是HCC唯一高概率治愈且长期有效的治疗方法。但因为手术的复杂性和供体器官短缺，消融疗法仍然是主要的治疗形式。

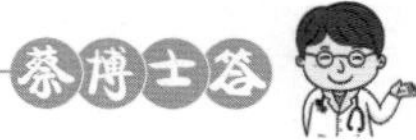

【知识补给站】

肝脏是碳水化合物、脂肪和蛋白质代谢的中心。肝细胞参与多种重要的代谢过程，包括糖生成、糖原分解、糖异生、脂肪酸氧化、脂质合成、尿素循环和蛋白质合成等。肝细胞腺瘤（HCA）是一种良性肝肿瘤，可见于暴露于雌激素或合成代谢雄激素的患者，罕见于糖原贮积病（GSD）和鸟氨酸氨基甲酰转移酶缺乏症（OTCD）患者。肝脏中最常见的恶性肿瘤是 HCC。HCC 的病因多种多样。在成人中，肝硬化、HBV 感染、HCV 感染和非酒精性脂肪性肝是 HCC 的常见病因。在儿科患者中，除病毒感染外，多种遗传代谢紊乱（如 GSD、遗传性酪氨酸血症和纳瓦霍神经肝病）也可导致 HCC（图 2-11、表 2-4）。

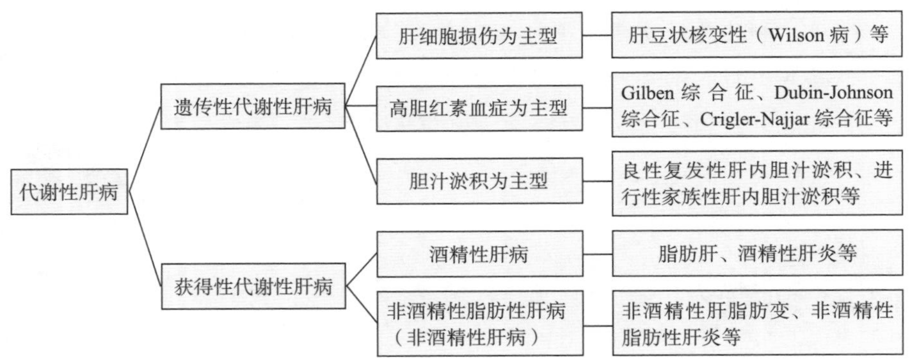

图 2-11　代谢性肝病介绍

表 2-4　与肝细胞癌相关的代谢紊乱列表

障碍	基因	遗传	肿瘤形成	肝硬化背景	RR
遗传性酪氨酸血症	*FAH*	AR	HCC	++	ND
AAT 缺乏症	*SERPINA1*	AR	HCC，CC，CHCC	+/−	5
遗传性血色素沉着症	*HFE*	AR	HCC	++	20
肝豆状核变性	*ATP7B*	AR	HCC，CC	+	ND
急性间歇性卟啉病	*HMBS*	AD	HCC	+	＞30
PFIC-2	*ABCB11*（*BSEP*）	AR	HCC，CC，CHCC	+/−	ND
线粒体 ETC 疾病	*Multiple*	AR	HCC	+	ND
GSD-Ⅰ	*G6PC*，*G6PT*	AR	HA、HCC	−	ND
GSD-Ⅲ	*AGL*	AR	HCC，HA	+	ND
GSD-Ⅳ	*GBE1*	AR	HCC	+	ND
非酒精性脂肪性肝炎	*Multiple*	Complex	HCC	+	ND
转醛缩酶缺乏症	*TALDO1*	AR	HCC	+	ND

HCC：肝细胞癌；CC：胆管癌；CHCC：混合胆管 - 肝细胞癌；HA：肝腺瘤；AD：常染色体显性遗传病；AR：常染色体隐性遗传病

肝脏细胞对损伤的反应为增殖。急性损伤后，增殖持续到原始肝脏恢复，然后增殖停止；对于慢性损伤，肝细胞增殖受到持续刺激，增殖紊乱，可导致肝硬化和 HCC。肝瘤变是儿童代谢性疾病的一种罕见但严重的并发症。发生肿瘤的风险、发病年龄和预防肿瘤的措施因各种疾病而异。代谢紊乱最初在肝活检时表现为特征性的组织学和超微结构改变，但数月或数年的慢性损伤可导致肝硬化和（或）肝瘤变。遗传性代谢紊乱儿童中最常诊断并发的肝肿瘤是 HCC，这种肿瘤在儿童中很少见，但最常见于肝硬化。胆管癌（CC）、胆管 -HCC 联合、肝腺瘤（HA）和局灶性结节性增生较少见于其并发症中。肝母细胞瘤是最常见的小儿肝恶性肿瘤，通常不与肝硬化或代谢性疾病相关，但与其他遗传性缺陷相关。

①肝硬化不是代谢紊乱中发生 HCC 的先决条件。②即使在肝硬化的情况下，HCC 和其他癌症也仅在少数代谢性疾病患者中发展，这强调了环境和其他遗传修饰因子在肿瘤发展中发挥的关键作用。③修饰因子还必须参与肝硬化和（或）HCC 进展的潜伏期。尽管 α_1- 抗胰蛋白酶缺乏症、遗传性血色素沉着症、Wilson 病和急性肝卟啉病等自受孕以来就存在分子缺陷，但肿瘤很少在患者成年前发生。相比之下，未经治疗的遗传性酪氨酸血症的肝硬化和肝癌发生在儿童早期。代谢性肝病中的肿瘤是一组个体罕见疾病的相对罕见的并发症。例如：纯合子 PiZZ AAT 缺乏是儿童肝病最常见的遗传原因，新生儿的发病率为 1/1 500 ～ 1/3 500。

以下重点介绍遗传性酪氨酸血症、α_1- 抗胰蛋白酶缺乏症和 GSD。

1. 遗传性酪氨酸血症（HT）

HT 是由参与酪氨酸分解的酶受损引起的酪氨酸及其代谢产物在血液中的异常积累。可分为三种类型，三种类型均为常染色体隐性遗传病。遗传性酪氨酸血症Ⅰ型（HT Ⅰ）是最严重的形式，由酪氨酸降解的最后一种酶 FAH 缺乏引起。FAH 的缺乏导致有毒中间产物的积累，主要累及肝脏和肾脏。肝肿大、肝硬化和 HCC 可见于婴儿期。HT Ⅰ的两种主要临床表现：肝危象和神经系统危象。肝危象包括急性肝失代偿伴肝肿大、腹水、全身和明显的凝血功能障碍，急性期肝活检通常显示肝炎模式，可能存在微结节性肝硬化伴有胆管增生。慢性肝期通常表现为微结节性和大结节性肝硬化混合，还可见不同程度的脂肪变性，并可能显示结节内和（或）结节之间的变化。最显著的特征是异型增生（大细胞和小细胞类型）和（或）HCC。HT Ⅰ中发生 HCC 的风险是所有代谢紊乱中最高的。目前估计的风险为 18%。与其他代谢紊乱相比，酪氨酸血症个体发生 HCC 的年龄也更早，通常在 5 岁之前，最早在 1 岁。目前 HT Ⅰ型的治疗方法是使用尼替西农（NTBC）来防止酪氨酸分解，饮食中限制酪氨酸和苯丙氨酸的摄入。NTBC 治疗显著降低了患者的肝细胞癌发病率。在 NTBC 治疗被广泛采用之前，HCC 发生率为 18%，如果在 1 岁之前开始 NTBC 治疗，则 HCC 发生率为＜ 1%。因此肝移植适用于对 NTBC 无反应的患者，或未接受 NTBC 治疗但已发生 HCC 的患者。

2. α_1- 抗胰蛋白酶缺乏症

α_1- 抗胰蛋白酶缺乏症是常染色体隐性遗传病，由 1 号染色体上的丝氨酸蛋白酶抑制剂 α_1（*SERPINA14*）基因突变引起。它主要影响肺部和肝脏，是一种相对常见的疾病，影响 1/3 500 ～ 1/1 500 活产婴儿。α_1- 抗胰蛋白酶缺乏性肝病是肝病最常见的遗传原因，也是导致儿童期肝移植的最常见遗传疾病。α_1- 抗胰蛋白酶是一种由肝脏合成和分泌的糖蛋白，其主要生理作用是抑制中性粒细胞弹性蛋白酶。慢性肝病伴肝炎和（或）肝硬化通常只发生在年龄较大的儿童和成人中。α_1- 抗胰蛋白酶 Z 在肝细胞内质网内的聚合构象可能导致肝细胞凋亡和肝细胞代偿性增殖，可能导致肝硬化和 HCC。α_1- 抗胰蛋白酶缺乏型肝病引起的肝肿瘤已有较多报道，与 HT Ⅰ不同，α_1- 抗胰蛋白酶缺乏症中的肝肿瘤通常发生在非肝硬化肝中，也有 CC 或 CHCC 的报道。

3. 糖原贮积障碍（GSD）

GSD 是由糖生成或糖原分解异常引起的。根据受影响的酶不同，GSD 可分为 10 多种类型。

GSD 最常见的形式是Ⅰ型，也称为 von Gierke 病。GSD- Ⅰ的特征是可变的代谢紊乱，主要是严重的低血糖和高脂血症。这是由 *G6PC* 或

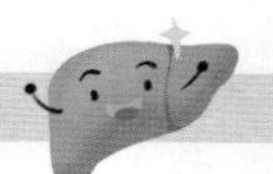

SLC37A4 两个基因突变的常染色体隐性遗传病导致低血糖和器官中糖原的异常积累，最终导致肝肾衰竭。突变还会导致高脂血症，这是由于过量的葡萄糖 -6- 磷酸分流到其他途径。患者可在新生儿期就诊，通常在出生后前 6 个月内出现低血糖和肝肿大。并发肝腺瘤的患病率随着年龄的增长而增加，一般出现在青春期左右。GSD- Ⅰ患者存在肝细胞癌的风险，据报道，在一些病例系列研究中腺瘤会恶性转化为 HCC 或 HA。GSD- Ⅰ在代谢紊乱中可能是特别的，可以在没有伴随肝硬化的情况下使腺瘤中 HCC 发展。HCA 是 GSD- Ⅰ型的常见并发症，患病率在 22% ~ 75%，恶性转变为 HCC 的风险为 10%。

Ⅲ型 GSD（GSD- Ⅲ或 Cori 病）是由糖原脱支酶（amylo-1、6- 葡萄糖苷酶、4-α- 葡聚糖转移酶）缺乏引起的。它是一种由 *AGL* 基因突变引起的常染色体隐性遗传病。受累患者通常在婴儿期出现肝肿大和低血糖，伴或不伴肌病。此阶段的肝活检显示肝细胞膨胀，超微结构检查显示糖原异常。门静脉周围纤维化常见，但这些长期疾病患者罕见并发进行性肝硬化。肝瘤变是成人 GSD- Ⅲ的罕见并发症。腺瘤见于 5% ~ 25% 的患者。

Ⅳ型 GSD（GSD- Ⅳ或 Andersen 病）是一种极其罕见的常染色体隐性遗传病，由糖原分支酶缺乏引起，导致患者 3 ~ 5 岁时由于进行性肝硬化而死亡。在经典形式中表现为婴儿期肝硬化。GSD- Ⅳ患者肝硬化发生得非常早，通常在就诊时发生。但 GSD- Ⅳ中 HCC 的发展很少，可能由于大多数患有这种疾病的患者死亡年龄较小。

4. 遗传性血色素沉着症（HH）

HH 是一种多为 *HFE* 基因突变引起的铁代谢异常的常染色体隐性遗传病。组织学上铁沉积最初见于胆管周围分布的肝细胞，并逐渐扩散。随着时间的推移，铁开始在胆道上皮、库普弗细胞和门静脉巨噬细胞中积聚，最后可能发展为肝硬化。HH 的临床症状很少在成年前出现。HH 的长期并发症（肝硬化和 HCC）是上述儿童期累积“慢性损伤”的结果。“慢性损伤”的机制被认为与铁超负荷有关。过量的铁已被证明通过自由基的产生和脂质过氧化导致肝损伤，导致线粒体功能障碍和细胞死亡。

此外，铁已被证明可以激活肝星状细胞以促进纤维化。除了肝硬化本身在易患 HCC 中的作用外，一些观察的结果也支持铁在促进肝癌发生方面的直接作用。

5.Wilson 病

Wilson 病是由 *ATP7B* 基因突变引起的铜代谢障碍的常染色体隐性遗传病。该基因编码反式高尔基体复合物中的铜转运 ATP 酶蛋白，该蛋白对于铜分泌到胆汁中至关重要。该蛋白缺乏导致铜在肝脏中逐渐积累，然后在肝外部位积聚。患者的肝活检可显示以肝细胞肿胀、脂肪变性、门静脉周围糖原肝细胞核、轻度胆汁淤积和门静脉淋巴细胞浸润为特征的急性期。慢性期通常表现为肝细胞气球样、界面型肝炎（类似于自身免疫性肝炎）和脂肪变性伴门静脉周围纤维化或大结节性肝硬化。治疗包括终身铜螯合疗法和膳食锌，以竞争饮食中的铜吸收。

6. 其他一些代谢性疾病与肝瘤形成

急性间歇性卟啉病是一种血红素生物合成的常染色体显性遗传疾病，发生 HCC 的 RR ＞ 30；进行性家族性肝内胆汁淤积 -2（PFIC-2）可能构成 HCC 和胆管细胞癌的基础，即使在＜ 10 岁的儿童中也可见；各种形式的非酒精性脂肪性肝病（NAFLD），包括非酒精性脂肪性肝炎（NASH），NASH 已成为儿童慢性肝病的常见原因，这种疾病可能将取代乙型肝炎病毒感染，成为 HCC 的主要原因。NAFLD 是代谢综合征的组织学表现，其特征是胰岛素抵抗和氧化应激，通常与“隐源性肝硬化”有关。有研究显示，NASH 患者中 HCC 的发病率＜ 7%。

HCC 可以出现在多种先天性代谢紊乱中，需要对这些代谢紊乱患者进行密切的临床随访和监测。HCC 患者有几种治疗选择，包括手术切除、肝移植、局部消融、化疗和姑息治疗。国际上提出儿童肝癌根治性肿瘤切除术是治愈的必要条件。因多数 HCC 儿童没有伴随肝硬化，接受完全肿瘤切除的儿童在该系列中的存活率为 54%，比成人更好。切除术可用于无法移植的患者或无肝硬化的 HCC 患者。虽然有些患者经过手术切除 HCC 能够长期存活，但肿瘤通常肝内转移，肝移植是 HCC 唯一高概率治愈且长期有效的治疗方法。

参考文献

[1] Franchi-Abella S, Branchereau S. Benign hepatocellular tumors in children: focal nodular hyperplasia and hepatocellular adenoma[J]. Int J Hepatol, 2013, 2013: 215064.

[2] Cheng L, Liu Y, Wang W, et al. Hepatocellular adenoma in a patient with ornithine transcarbamylase deficiency[J]. Case Reports Hepatol, 2019, 2019: 2313791.

[3] Choo S P, Tan W L, Goh B K P, et al. Comparison of hepatocellular carcinoma in Eastern versus Western populations[J]. Cancer, 2016, 122: 3430e46.

[4] Khanna R, Verma S K. Pediatric hepatocellular carcinoma[J]. World J Gastroenterol, 2018, 24: 3980e99.

[5] Karadimas C L, Vu T H, Holve S A, et al. Navajo neurohepatopathy is caused by a mutation in the MPV17 gene[J]. Am J Hum Genet, 2006, 79: 544e8.

[6] Jevon G, Dimmick J. Metabolic Disorders in Childhood. In: Russo P, Ruchelli E D, Piccoli D A. Pathology of Pediatric Gastrointestinal and Liver Disease[M]. New York: Springer-Verlag New York, 2004: 270-299.

[7] Ishak K G. Inherited metabolic diseases of the liver[J]. Clin Liver Dis, 2002, 6: 455-479.

[8] Finegold M J. Hepatic Tumors in Childhood. In: Russo P, Ruchelli ED, Piccoli DA. Pathology of Pediatric Gastrointestinal and Liver Disease[M]. New York: Springer-Verlag New York, 2004: 300-346.

[9] Emre S, McKenna G J. Liver tumors in children[J]. Pediatr Transplant, 2004, 8: 632-638.

[10] Yu S B, Kim H Y, Eo H, et al. Clinical characteristics and prognosis of pediatric hepatocellular carcinoma[J]. World J Surg, 2006, 30: 43–50.

[11] Suchy F J, Sokol R J, Balistreri W F. Liver Disease in Children[M]. 3rd ed. New York: Cambridge University Press, 2007.

[12] Mitchell G, Russo P A, Dubois J, et al. Tyrosinemia. In: Suchy FJ, Sokol RJ, Balistreri WF. Liver Disease in Children[M]. 3rd ed. New York: Cambridge University Press, 2007: 694-713.

[13] Sveger T. Liver disease in alpha1-antitrypsin deficiency detected by screening of 200, 000 infants[J]. N Engl J Med, 1976, 294: 1316-1321.

[14] Perlmutter D H. Alpha-1-antitrypsin deficiency[J]. Semin Liver Dis, 1998, 18: 217-225.

[15] Weinberg A G, Mize C E, Worthen H G. The occurrence of hepatoma in the chronic form of hereditary tyrosinemia[J]. J Pediatr, 1976, 88: 434-438.

[16] Russo P A, Mitchell G A, Tanguay R M. Tyrosinemia: a review[J]. Pediatr Dev Pathol, 2001, 4: 212-221.

[17] Mieles L A, Esquivel C O, Van Thiel D H, et al. Liver transplantation for tyrosinemia. A review of 10 cases from the University of Pittsburgh[J]. Dig Dis Sci, 1990, 35: 153-157.

[18] Holme E, Lindstedt S. Nontransplant treatment of tyrosinemia[J]. Clin Liver Dis, 2000, 4: 805-814.

[19] US Food and drug administration website. ORFADIN (nitisinone) Available from: https: //www.accessdata.fda.gov/drugsatfda_docs/nda/2016/206356Orig1_toc.cfm. [Accessed 8 July 2020].

[20] Chinsky J M, Singh R, Ficicioglu C, et al. Diagnosis and treatment of tyrosinemia type I: a US and Canadian consensus group review and recommendations[J]. Genet Med, 2017, 19(12).

[21] Seda Neto J, Leite K M, Porta A, et al. HCC prevalence and histopathological findings in liver explants of patients with hereditary

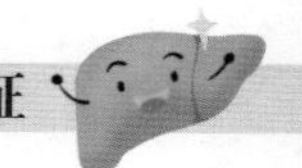

tyrosinemia type 1[J]. Pediatr Blood Cancer, 2014, 61: 1584-1589.

[22] Teckman J H. Liver disease in alpha-1 antitrypsin deficiency: current understanding and future therapy[J]. COPD, 2013, 10(Suppl 1): 35-43.

[23] Zhou H, Fischer H P. Liver carcinoma in PiZ alpha-1-antitrypsin deficiency[J]. Am J Surg Pathol, 1998, 22: 742-748.

[24] Marion R W, Paljevic E. The glycogen storage disorders[J].Pediatr Rev, 2020, 41: 41e4.

[25] Kishnani P S, Koeberl D, Chen Y T. Glycogen Storage Diseases. In: Scriver C R, Beaudet A L, Sly W S, et al. The Metabolic and Molecular Bases of Inherited Disease[M]. 8th ed. New York, NY: McGraw-Hill, 2001: 1521-1551.

[26] Wang D Q, Fiske L M, Carreras C T, et al. Natural history of hepatocellular adenoma formation in glycogen storage disease type Ⅰ[J]. J Pediatr, 2011, 159: 442e6.

[27] Franco L M, Krishnamurthy V, Bali D, et al. Hepatocellular carcinoma in glycogen storage disease type Ⅰa: a case series[J]. J Inherit Metab Dis, 2005, 28: 153-162.

[28] Bianchi L. Glycogen storage disease I and hepatocellular tumours[J]. Eur J Pediatr, 1993, 152 Suppl 1: S63-S70.

[29] Liau S S, Qureshi M S, Praseedom R, et al. Molecular pathogenesis of hepatic adenomas and its implications for surgical management[J]. J Gastrointest Surg, 2013, 17: 1869e82.

[30] Demo E, Frush D, Gottfried M, et al. Glycogen storage disease type Ⅲ-hepatocellular carcinoma a long-term complication? [J]. J Hepatol, 2007, 46: 492-498.

[31] Labrune P, Trioche P, Duvaltier I, et al. Hepatocellular adenomas in glycogen storage disease type Ⅰ and Ⅲ: a series of 43 patients and review of the literature[J].J Pediatr Gastroenterol Nutr, 1997, 24: 276-279.

[32] Ghishan F K, Zawaideh M. Inborn Errors of Carbohydrate Metabolism. In: Suchy FJ, Sokol RJ, Balistreri WF. Liver Disease in Children[M]. 3rd ed. New York: Cambridge University Press, 2007, 595-625.

[33] de Moor R A, Schweizer J J, van Hoek B, et al. Hepatocellular carcinoma in glycogen storage disease type Ⅳ [J]. Arch Dis Child, 2000, 82: 479-480.

[34] Onal I K, Turhan N, Oztas E, et al. Hepatocellular carcinoma in an adult patient with type Ⅳ glycogen storage disease[J]. Acta Gastroenterol Belg, 2009, 72: 377-378.

[35] Wallace D F, Subramaniam V N. Co-factors in liver disease: the role of HFE-related hereditary hemochromatosis and iron[J]. Biochim Biophys Acta, 2009, 1790: 663-670.

[36] O'Connor J A, Sokol R J. Copper Metabolism and Copper Storage Disorders. In: Suchy F J, Sokol R J, Balistreri W F. Liver Disease in Children[M]. 3rd ed. New York: Cambridge University Press, 2007, 626-660.

[37] Dragani T A. Risk of HCC: genetic heterogeneity and complex genetics[J]. J Hepatol, 2010, 52: 252-257.

[38] Andant C, Puy H, Bogard C, et al. Hepatocellular carcinoma in patients with acute hepatic porphyria: frequency of occurrence and related factors[J]. J Hepatol, 2000, 32: 933-939.

[39] Scheimann A O, Strautnieks S S, Knisely A S, et al. Mutations in bile salt export pump (ABCB11) in two children with progressive familial intrahepatic cholestasis and cholangiocarcinoma[J]. J Pediatr, 2007, 150: 556-559.

[40] Knisely A S, Strautnieks S S, Meier Y, et al. Hepatocellular carcinoma in ten children under five years of age with bile salt export pump deficiency[J]. Hepatology, 2006, 44: 478-486.

[41] Lewis J R, Mohanty S R. Nonalcoholic fatty liver disease: a review and

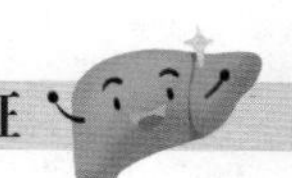

update[J]. Dig Dis Sci, 2010, 55: 560-578.

[42] Siegel A B, Zhu A X. Metabolic syndrome and hepatocellular carcinoma: two growing epidemics with a potential link[J]. Cancer, 2009, 115: 5651-5661.

[43] Hashimoto E, Yatsuji S, Tobari M, et al. Hepatocellular carcinoma in patients with nonalcoholic steatohepatitis[J]. J Gastroenterol, 2009, 44 (Suppl 19): 89-95.

[44] Czauderna P. Adult type vs. childhood hepatocellular carcinoma—are they the same or different lesions? Biology, natural history, prognosis, and treatment[J]. Med Pediatr Oncol, 2002, 39: 519-523.

[45] Mazzaferro V, Regalia E, Doci R, et al. Liver transplantation for the treatment of small hepatocellular carcinomas in patients with cirrhosis[J]. N Engl J Med, 1996, 334: 693-699.

[46] Yao F Y, Ferrell L, Bass N M, et al. Liver transplantation for hepatocellular carcinoma: expansion of the tumor size limits does not adversely impact survival[J]. Hepatology, 2001, 33: 1394-1403.

（王　新）

四、原发性血管肿瘤

【答惑部分】

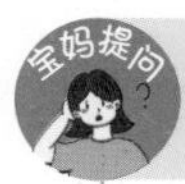

原发性血管肿瘤是怎么一回事?

原发性血管肿瘤起源于血管成分，可以是良性（血管瘤）、中间型（上皮样血管瘤）或者恶性（上皮样血管内皮瘤和血管肉瘤）。肝脏血管源性肿瘤起源于内皮细胞，属于肝脏间叶性肿瘤，包括肝海绵状血管瘤（HCH）、硬化性血管瘤（HSH）、肝上皮样血管内皮瘤（HEHE）、婴儿型肝血管瘤（IHH）、肝血管肉瘤（HAS）、血管外皮细胞瘤（HPC）、肝血管平滑肌脂肪瘤（HAML）等。

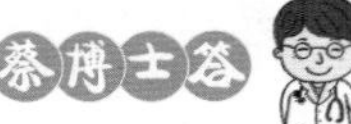

这个分类真复杂，这类肿瘤可怕吗？

疾病不论严重程度都要认真对待，但是也不要过于担心。除HCH外，肝血管源性肿瘤发病率低，而HCH是最为常见的肝脏良性肿瘤，占肝脏全部良性肿瘤的73%。HCH可发生于任何年龄段，以女性居多，男女比例为1 ∶ 5。但是HAS是一种恶性肿瘤，肝间叶源性，较为罕见，仅占肝原发性恶性肿瘤的2%，HAS好发于男性，发病高峰期在60岁。所以家长们无需过度担心。

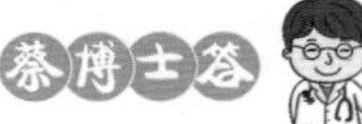

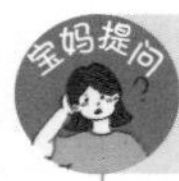

这类疾病有什么特殊表现吗？

原发性血管肿瘤临床表现多样，无明显特异性，主要取决于肿瘤的大小、部位及其并发症。多数肝脏血管源性肿瘤体积较小，生长缓慢，甚至无明显生长趋势，不会产生临床症状。如瘤体逐渐增大，可出现右季肋区疼痛不适、食欲不振、恶心、压迫症状等。

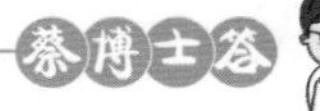

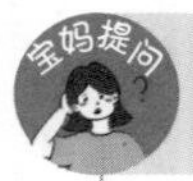

这类疾病现在有什么治疗的好方法吗？

肝脏血管源性肿瘤的诊断和治疗对于临床医生具有一定的挑战，其主要原因是该类疾病较为罕见（除HCH外），临床症状及影像学表现不典型。若无临床症状，无需特殊处理，可定期随访。治疗方式包括手术切除、原位肝移植、射频消融、经肝动脉栓塞治疗等手段。具体治疗方式的选择需要根据宝宝的病情情况而定。

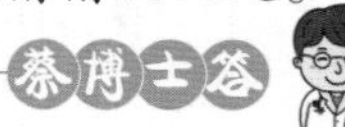

这么说肿瘤大多是良性，那我们需要做哪些检查来区分良恶性呢？

肝脏血管源性肿瘤多无特异性的血清学指标和影像学表现，确诊依赖组织病理学检查。例如 HSH 演变的不同阶段，其影像学表现也不尽相同，典型的 HSH 则难以与肝恶性肿瘤鉴别。HEHE 是一种起源于血管内皮的罕见低度恶性肿瘤，临床表现及影像学表现均缺乏特异性，肿瘤标志物通常为阴性，极易误诊为肝转移性肿瘤。IHH 80% 患者甲胎蛋白增高，易误诊为肝母细胞瘤。

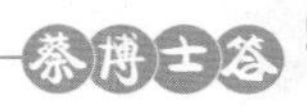

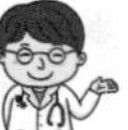

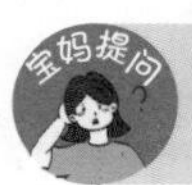

如果确诊这类病，接受肝移植可以治愈吗？

肝移植对于病变巨大或弥漫伴有明显的临床症状而又无法手术切除的 HCH 和 HAML 治疗效果确切。对于无法切除的 HEHE，无论术前是否存在肝外病灶，肝移植治疗均可取得一定的疗效。IHH 有自发消退倾向，总体预后良好，无需肝移植。HAS 则是肝移植的禁忌证，目前手术切除是最主要的治疗手段，因为多数 HAS 确诊时呈肝内多发病灶，手术难以根治性切除，预后差，移植术后复发率高，生存时间短，所以对于 HAS 的肝移植治疗效果有限。

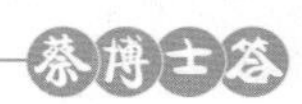

【知识补给站】

肝脏血管源性肿瘤起源于内皮细胞，属于肝脏间叶性肿瘤，包括HCH、HSH、HEHE、IHH、HAS、HPC、HAML等。除HCH外，肝血管源性肿瘤发病率低。肝脏血管源性肿瘤的诊断和治疗对于临床医生具有一定的挑战，其主要原因是该类疾病较为罕见（除HCH外），临床症状及影像学表现不典型。治疗方式包括手术切除、原位肝移植、射频消融、经肝动脉栓塞治疗等。

HCH是最为常见的肝脏良性肿瘤，占肝脏全部良性肿瘤的73%，普通人群HCH的发病率为0.4% ~ 20%，可发生于任何年龄段，以女性居多，男女比为1∶5。多数HCH体积较小，生长缓慢，病程可达数十年，预后良好。若无临床症状，无需特殊处理，可定期随访观察。如瘤体逐渐增大，可出现右季肋区疼痛不适、食欲不振、恶心、压迫症状等。HCH也有自发性破裂出血的个案报道。HCH患者的肝功能和肿瘤标志物检查一般正常，诊断主要依靠影像学检查（包括B超、CT和MRI等）。B超是HCH的首选检查方法。如果HCH最大直径＞5 cm，且近2年临床随访观察影像学检查提示瘤体直径增大＞1 cm；或存在与HCH相关的持续腹部疼痛或不适的患者需要积极治疗。外科手术是最常见的治疗手段，治疗手段包括手术切除、原位肝移植、射频消融、经肝动脉栓塞治疗等。对于肝巨大海绵状血管瘤无法行手术切除或肝弥漫性海绵状血管瘤伴有明显的临床症状无其他有效治疗手段的病例，肝移植治疗是最佳选择。HCH发展缓慢，无恶变倾向。但是，手术治疗创伤大、并发症多；瘤体越大，手术风险越高。

HSH是肝血管瘤的一种极少见类型，被认为是HCH演变的终末阶段。瘤体内血栓形成可能是诱发HSH演变的主要因素，HCH演变成HSH需要一个漫长的过程。HSH临床表现缺乏特异性，亦无特异性的血清学指标，HSH演变的不同阶段，其影像学表现也不尽相同，典型的HSH则难以与肝恶性肿瘤鉴别。属良性病变，预后良好，一般不需要手术治疗。HSH

过大，产生压迫症状时，需要积极治疗，治疗方案推荐首选肝切除治疗；如术前难以确定病变性质时，建议采取诊断性肝段（叶）切除。病理学是诊断 HSH 的金标准，肝穿刺活检有助于鉴别诊断。

HEHE 是一种起源于血管内皮的罕见低度恶性肿瘤，发病率＜ 1/100 万，多见于成年人，男女发病比为 2∶3。HEHE 通常多发，且肝左、右叶均可受累，临床表现及影像学表现均缺乏特异性，肿瘤标志物通常为阴性，极易误诊为肝转移性肿瘤，需组织病理学确定诊断。22% ~ 25% 的 HEHE 患者可无症状；常见的临床表现包括上腹部不适或疼痛、肝脾肿大、体质量减轻等。影像学特征较难与胆管细胞癌、转移瘤、炎性病变或不典型血管瘤相鉴别。病理学检查是诊断 HEHE 的金标准。HEHE 属于恶性肿瘤，因此手术治疗是首选治疗方式。手术切除适用于单结节者，肿瘤切除后，患者常可治愈，复发率低，术后 5 年存活率可达 86%。多发结节者，如可以手术切除，仍可首选手术切除；由于本病多病灶的特点，＞ 90% 的病例无法选择手术切除。如果肿瘤范围过大无法切除，可选择肝移植治疗，肝外转移并非肝移植治疗的禁忌证。

IHH 又称为婴儿型肝血管内皮细胞瘤（IHHE），是一种良性间叶性肿瘤，发病率约 1/20 000，占儿童肝肿瘤的 12%，其中 85% 的病例发生在 6 个月内的婴儿。大部分 IHH 具有典型的自然演变过程即增生、退变和消失。大多数 IHH 可以完全消退。IHH 临床表现多样，无明显特异性，主要取决于肿瘤的大小、部位及其并发症，可以表现为肝大、腹部肿块、皮肤血管瘤、厌食、呕吐和生长发育缓慢。约 15% 的患儿合并充血性心力衰竭，合并充血性心力衰竭者病死率可达 75%。80% 患者甲胎蛋白增高，易误诊为肝母细胞瘤。无症状的 IHH，不需要临床积极干预，定期复查即可。建议每月复查超声了解瘤体变化，瘤体稳定后每 3 个月行超声检查，直至血管瘤消退。对于有临床症状的 IHH，目前治疗方法尚未统一，有药物治疗、介入治疗、手术治疗等。由于 IHH 有自发消退倾向，总体预后良好，长期生存率可达 70%。

HAS 是肝脏血管源性恶性肿瘤中最常见的一种，但与其他肝脏肿瘤相比，仍属少见，不到所有肝脏恶性肿瘤的1%。HAS常见于60～80岁的老年男性（男女比为3：1），儿童中罕见。HAS患者早期几乎无症状，随病变进展，可有右季肋区腹痛、食欲不振、体质量减轻、发热等；晚期有肝脾肿大、腹水、黄疸、凝血功能障碍、血小板减少，甚至肝衰竭等，HAS恶性程度高，患者预后差，未经治疗的患者中位生存时间＜6个月。目前手术切除是最主要的治疗手段，但多数HAS确诊时呈肝内多发病灶，手术根治性切除难以实现，病灶可切除率不超过20%。HAS预后差，移植术后复发率高，生存时间短，不宜行肝移植治疗。

HPC是一种罕见的血管组织源性肿瘤，约占全部血管肿瘤的1%，具有潜在恶性。病变多为单发，偶有多发，直径由数毫米到数厘米，可发生于身体的任何部位，以四肢最多见，尤其下肢居多，常呈浸润性生长，其次为躯干、头颈部、腹膜后及盆腔等处，而发生于肝脏的HPC尤为少见。肝HPC可发生于任何年龄，以成人多见，男、女发病率无差异。多数肝HPC生长缓慢，可无任何临床症状，当肿瘤达到相当大体积后可触及肿块但仅表现轻微症状，如疼痛或无明显诱因出现右上腹不适伴腹胀。肝HPC首选的治疗方法是肝切除术，但是术后复发率也较高。

HAML是一种来源于间叶组织的良性肿瘤，包含平滑肌、血管和成熟型脂肪细胞三种组织学成分。HAML过去一直被认为是一种良性病变，近年来，有HAML发生恶变的个案报道。HAML患者一般无特殊的临床表现，肿瘤增大后可表现出右上腹部不适、疼痛等。影像学因肿瘤成分构成比不同而表现多样。增强扫描因其成分不同大多数病灶强化不均匀。文献报道术前诊断率＜25%，故确诊依赖组织病理学检查。手术切除是治疗HAML的首选方法。肿瘤多发、体积较大、无法行肿瘤切除者，或恶性HAML术后复发者，可考虑肝移植治疗。

肝移植对于病变巨大或弥漫伴有明显的临床症状而又无法手术切除的HCH和HAML治疗效果确切。对于无法切除的HEHE，无论术前是否存在肝外病灶，肝移植治疗均可取得一定的疗效，而HAS则是肝移植的禁忌证。

参考文献

[1] 杨旭，孙文兵，高君．肝脏血管源性肿瘤的诊断和治疗 [J]. 临床肝胆病杂志，2020, 36(11): 2569-2573.

[2] Jing L, Liang H, Caifeng L, et al. New recognition of the natural history and growth pattern of hepatic hemangioma in adults[J]. Hepatol Res, 2016, 46(8): 727-733.

[3] Gao J, Fan R F, Yang J Y, et al. Radiofrequency ablation for hepatic hemangiomas: a consensus from a Chinese panel of experts[J]. J Clin Hepatol, 2017, 33(9): 1638-1645.

[4] Vagefi P A, Klein I, Gelb B, et al. Emergent orthotopic liver transplantation for hemorrhage from a giant cavernous hepatic hemangioma : case report and review[J].J Gastrointest Surg, 2011, 15(1): 209-214.

[5] Miyamoto S, Oshita A, Daimaru Y, et al. Hepatic sclerosed hemangioma: A case report and review of the literature[J]. BMC Surg, 2015, 15: 45.

[6] Sugo H, Sekine Y, Miyano S, et al. Hepatic sclerosing hemangioma with predominance of the sclerosed area mimicking a biliary cystadenocarcinoma[J]. Case Reports Hepatol, 2018, 2018: 7353170.

[7] 马明，崔玉军，蒋文涛．肝上皮样血管内皮瘤的诊断与治疗：附 1 例报告及文献复习［J/CD］. 实用器官移植电子杂志，2015, 3(3): 142-145.

[8] Yang J W, Li Y, Xie K, et al. Spontaneous rupture of hepatic epithelioid hemangioendothelioma: a case report[J]. World J Gastroenterol, 2017, 23(1): 185-190.

[9] Lerut J, Iesari S. Vascular tumours of the liver: a particular story[J]. Transl Gastroenterol Hepatol, 2018, 3: 62.

[10] Yousaf N, Maruzzo M, Judson I, et al. Systemic treatment options

for epithelioid haemangioendothelioma: the royal marsden hospital experience[J]. Anticancer Res, 2015, 35(1): 473-480.

[11] 李汛 , 孟文勃 , John Fung. 肝移植在肝脏恶性肿瘤中的应用 [J]. 兰州大学学报 (医学版), 2015, 41(6): 1-11.

[12] Lerut J P, Orlando G, Adam R, et al. The place of liver transplantation in the treatment of hepatic epitheloid hemangioendothelioma: Report of the European liver transplant registry[J]. Ann Surg, 2007, 246(6): 949-957.

[13] Grotz T E, Nagorney D, Donohue J, et al. Hepatic epithelioid haemangioendothelioma : is transplantation the only treatment option?[J]. HPB, 2010, 12(8): 546-553.

[14] Zavras N, Dimopoulou A, Machairas N, et al. Infantile hepatic hemangioma: current state of the art, controversies, and perspectives. Eur J Pediatr, 2020, 179(1): 1-8.

[15] Krowchuk D P, Frieden I J, Mancini A J, et al. Clinical practice guideline for the management of infantile hemangiomas[J]. Pediatrics, 2019, 143(1): e20183475.

[16] Ernst L, Grabhorn E, Brinkert F, et al. Infantile hepatic hemangioma: Avoiding unnecessary invasive procedures[J]. Pediatr Gastroenterol Hepatol Nutr, 2020, 23(1): 72-78.

[17] Weitz J, Klimstra D S, Cymes K, et al. Management of primary liver sarcomas[J]. Cancer, 2007, 109: 1391-1396.

[18] Fayette J, Martin E, Piperno-Neumann S, et al. Angiosarcomas, a heterogeneous group of sarcomas with specific behavior depending on primary site: a retrospective study of 161 cases[J].Ann Oncol, 2007, 18(12): 2030-2036.

[19] Liu J, Zhang C W, Hong D F, et al. Primary hepatic epithelioid angiomyolipoma: A malignant potential tumor which should be

recognized[J]. World J Gastroenterol, 2016, 22(20): 4908-4917.

[20] Huang Y M, Wei P L, Chen R J. Epithelioid angiomyolipoma of the liver[J]. J Gastrointest Surg, 2018, 22(1): 175-176.

（王 新）

第四节 终末期肝病

一、急性肝功能衰竭

【答惑部分】

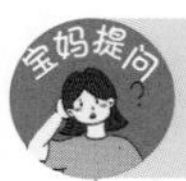

可以引起急性肝功能衰竭的常见病因?

儿童常见的急性肝功能衰竭病因大体上分为六类：感染性疾病、代谢性疾病、药物/毒物性因素、自身免疫性疾病、血管性疾病、恶性肿瘤性疾病等（表 2-5）。

表 2-5 肝衰竭病因及其常见分类

病因	常见分类
肝炎病毒	甲型、乙型、丙型、丁型、戊型肝炎病毒
其他病毒	巨细胞病毒、EB 病毒、肠道病毒、疱疹病毒、黄热病毒等
药物	对乙酰氨基酚、抗结核药物、抗肿瘤药物、部分中草药、抗风湿病药物、抗代谢药物等
肝毒性物质	酒精、毒蕈、有毒的化学物质等
细菌及寄生虫等	严重或持续感染（如脓毒症、血吸虫病等）
肝脏其他疾病	肝脏肿瘤、肝脏手术、妊娠急性脂肪肝、自身免疫性肝病、肝移植术后等
胆道疾病	先天性胆道闭锁、胆汁淤积性肝病等
代谢异常	肝豆状核变性、遗传性糖代谢障碍等

续表

病因	常见分类
循环衰竭	缺血缺氧、休克、充血性心力衰竭等
其他	创伤、热射病等
原因不明	—

注："—"无相关数据

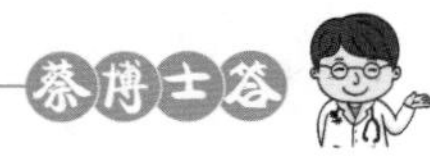

什么是急性病毒性肝炎?

急性病毒性肝炎是一种全身感染但主要侵犯肝脏的疾病。主要由嗜肝病毒引起（甲、乙、丙、丁、戊型肝炎）。其他病毒（巨细胞病毒、疱疹病毒、柯萨奇病毒、腺病毒等）感染偶然情况下可累及肝脏。甲型肝炎和戊型肝炎是自限性疾病，但丙型肝炎及次之的乙型肝炎则主要转变成慢性感染（图 2-12）。

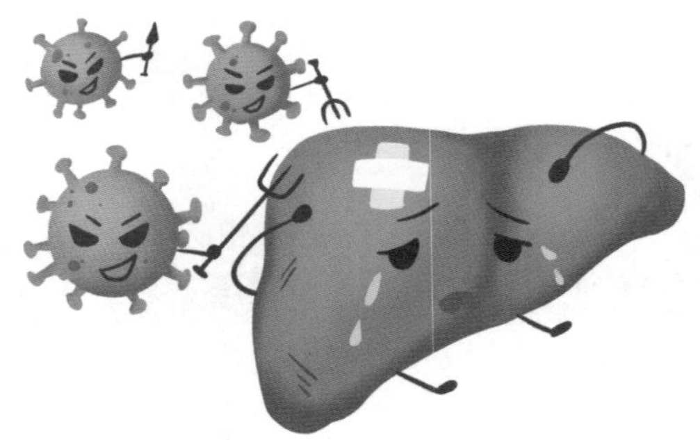

图 2-12　病毒侵犯肝脏

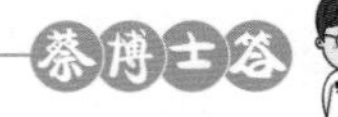

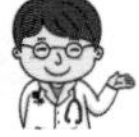

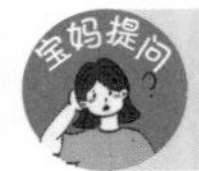

什么是肝炎后肝功能衰竭?

各型病毒性肝炎，如甲、乙、丙、丁、戊型病毒性肝炎都可引起肝功能衰竭，也可由两种或以上的肝炎病毒混合或重叠感染引起。

肝炎病毒是造成肝功能衰竭的主要原因，其中乙型肝炎病毒占到了80% ~ 85%。

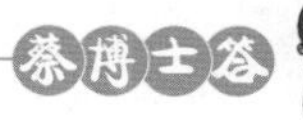

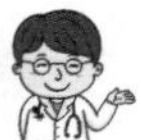

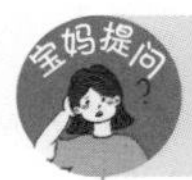

什么是急性肝功能衰竭?

儿童急性肝功能衰竭定义为原先无肝脏损害，8 周内突发严重肝功能障碍，注射维生素 K_1 无法纠正的凝血障碍，凝血酶原时间（PT）> 20 s 或国际标准化比值（INR）> 2.0，可无肝性脑病；或肝性脑病合并凝血障碍，PT > 15 s 或 INR > 1.5。肝功能衰竭时出现黄疸、肝性脑病、出血、肝肾综合征、心血管功能障碍、水电解质代谢紊乱和继发感染等诸多征象，然而以黄疸、肝性脑病、凝血障碍与出血为三大主要征象。多数肝功能衰竭患儿都有上述三大征象，但也有些患儿因为疾病发生机制不同，只有上述二种或一种。

儿童肝功能衰竭的病因多种多样，大体上分为六类：感染性疾病、代谢性疾病、药物 / 毒物性因素、自身免疫性疾病、血管性疾病、恶性肿瘤性疾病，但不少儿童急性肝功能衰竭病因不明。

急性肝功能衰竭患儿病情重、进展快、病死率高，很难通过药物治疗抢救成活，尤其当患儿发生肝昏迷时，极难生还。目前国内外正在采取肝移植和使用各种生物人工肝装置来救治急性肝功能衰竭患儿。如内科综合治疗效果不佳，则应尽快行人工肝及肝移植治疗。

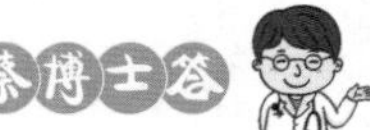

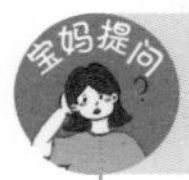

什么是药物性肝损伤?

药物性肝损伤是指服用具有肝毒性的药物后造成肝脏的损伤。常见的药物包括解热镇痛药（如对乙酰氨基酚、布洛芬、阿司匹林）；

中药或中成药；抗生素（如头孢菌素、阿奇霉素、磺胺药等）等；抗结核药（如异烟肼、利福平等）；其他（如化疗药物、驱虫药物、抗癫痫或抑郁药物等）。上述药物可通过直接肝毒性和间接肝毒性两种模式损害肝脏。药物性肝损害在出现首见症状后如继续用药，则发生急性肝衰竭的危险性明显增加，最终可导致急性肝衰竭。

药物性肝损伤基本治疗原则：①及时停用可疑肝损伤药物，尽量避免再次使用可疑或同类药物；②应充分权衡停药引起原发病进展和继续用药导致肝损伤加重的风险；③根据药物性肝损伤的临床类型选用适当的药物治疗；④急性肝功能衰竭/亚急性肝功能衰竭等重症患者必要时可考虑紧急行肝移植手术治疗。

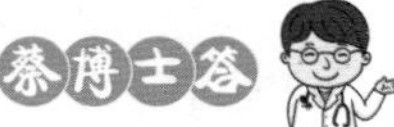

参考文献

[1] 王豪 . 急性病毒性肝炎的诊疗 [J]. 胃肠病学和肝病学杂志 , 2004, 4(13) : 116-126.

[2] 俞蕙 , 谢新宝 . 儿童急性肝衰竭的病因和诊治 [J]. 临床肝胆病杂志 , 2012, 28(12): 899-901.

[3] 张艳 , 任灵 , 付浩 . 儿童急性肝功能衰竭 11 例临床分析 [J]. 中国小儿急救医学 , 2014, 21(8): 529-530.

[4] 王丽旻 , 闫建国 , 甘雨 , 等 . 儿童不同临床分型药物性肝损害并发症及预后分析 [J]. 中国肝脏病杂志 (电子版), 2022, 14(4): 62-67.

[5] 药物性肝损伤诊治指南 [J]. 临床肝胆病杂志 , 2015, 31(11): 1752-1768.

（王　峰）

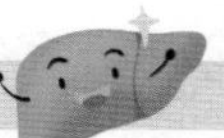

二、慢性肝功能衰竭

【答惑部分】

什么是慢性肝功能衰竭?

国内没有专门制订儿童肝衰竭分类标准，仅是依据成人肝衰竭标准而定，我国《肝衰竭诊治指南》（2023 年版）是根据病史、起病特点及病情进展速度，将肝衰竭分为 4 类：急性肝衰竭、亚急性肝衰竭、慢加急性肝衰竭和慢性肝衰竭。

慢性肝功能衰竭是在肝硬化基础上，缓慢出现肝功能进行性减退和失代偿：①血清总胆红素升高，常＜ 10 × ULN；②白蛋白明显降低；③血小板明显下降，血小板计数≤ 40%（或 INR ≥ 1.5），并排除其他原因者；④有顽固性腹水或门静脉高压等表现；⑤肝性脑病。肝衰竭是连续演变的过程，各临床分期的时间可长短不一，且临床分期实际上是连贯发展的，依诱因和个体体质不同，与疾病发生机制密切相关，如及时有效治疗，疾病可进入相对稳定的平台期，或者缓解，症状逐渐好转，生命体征逐渐稳定，各项生化指标得以改善。

蔡博士答

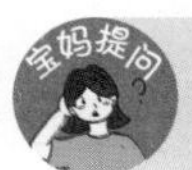

慢性肝功能衰竭，如何治疗?

目前肝衰竭的内科治疗尚缺乏特效药物和手段。原则上强调早期诊断、早期治疗，采取相应的病因治疗和综合治疗措施，并积极防治并发症。肝衰竭诊断明确后，应动态评估病情、加强监护和治疗。

内科综合治疗

1. 一般支持治疗

①卧床休息，减少体力消耗，减轻肝脏负担，病情稳定后加强适当运动。②加强病情监护：评估神经状态，监测血压、心率、呼吸频率、血氧饱和度，记录体质量、腹围变化、24 h 尿量、排便次数，性状等；建议完善病因及病情评估相关实验室检查，包括 PT/INR、纤维蛋白原、乳酸脱氢酶、肝功能、血脂、电解质、血肌酐、尿素氮、血氨、动脉血气和乳酸、内毒素、嗜肝病毒标志物、铜蓝蛋白、自身免疫性肝病相关抗体检测、球蛋白谱、脂肪酶、淀粉酶、血培养、痰或呼吸道分泌物培养，尿培养；进行腹部超声波（肝、胆、脾、胰、肾腹水）、胸片、心电图等物理诊断检查，定期监测评估。有条件单位可完成血栓弹力图、凝血因子Ⅴ、凝血因子Ⅷ、人类白细胞抗原分型等。③推荐肠内营养，包括高糖、低脂、适量蛋白饮食。进食不足者，每日静脉补给热量、液体、维生素及微量元素，推荐夜间加餐补充能量。④积极纠正低蛋白血症，补充白蛋白或新鲜血浆，并酌情补充凝血因子。⑤进行血气监测，注意纠正水电解质及酸碱平衡紊乱，特别要注意纠正低钠、低氯、低镁、低钾血症。⑥注意消毒隔离，加强口腔护理、肺部及肠道管理，预防医院内感染发生。

2. 对症治疗

（1）护肝药物治疗的应用：推荐应用抗炎护肝药物、肝细胞膜保护剂、解毒保肝药物以及利胆药物。不同护肝药物分别通过抑制炎症反应、解毒、免疫调节、清除活性氧、调节能量代谢、改善肝细胞膜稳定性、完整性及流动性等途径，达到减轻肝脏组织损害，促进肝细胞修复和再生，减轻肝内胆汁淤积，改善肝功能。

（2）微生态调节治疗：肝衰竭患者存在肠道微生态失衡，益生菌减少，肠道有害菌增加，而应用肠道微生态制剂可改善肝衰竭患者预后。建议应用肠道微生态调节剂、乳果糖或拉克替醇，以减少肠道细菌易位或内毒素血症。有报道粪便菌群移植作为一种治疗肝衰竭尤其是肝性脑病的新思路，可能优于单用益生菌，可加强研究。

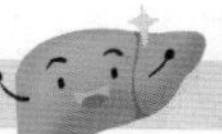

3. 病因治疗

肝衰竭病因对指导治疗及判断预后具有重要价值，包括发病原因及诱因两类。对其尚不明确者应积极寻找病因以期达到正确处理的目的。

4. 非生物型人工肝支持治疗

人工肝是治疗肝衰竭的有效方法之一，其治疗机制是基于肝细胞的强大再生能力，通过一个体外的机械、理化和生物装置，清除各种有害物质，补充必需物质，改善内环境，暂时替代衰竭肝脏的部分功能，为肝细胞再生及肝功能恢复创造条件或等待机会进行肝移植（图2-13）。

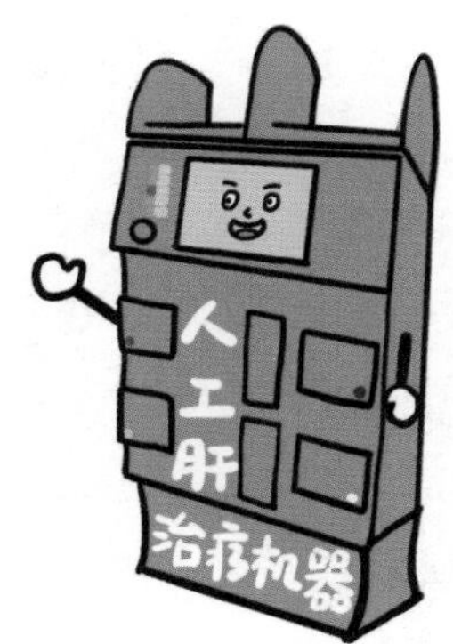

图 2-13　人工肝治疗机器

5. 肝移植

肝移植是治疗各种原因所致的中晚期肝功能衰竭的最有效方法之一，适用于经积极内科综合治疗和（或）人工肝治疗效果欠佳，不能通过上述方法好转或恢复者。

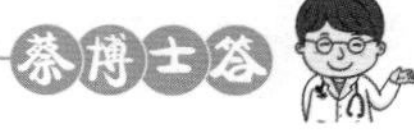

【知识补给站】

1. 肝移植手术适应证

（1）对于急性 / 亚急性肝功能衰竭、慢性肝功能衰竭患者，PELD

评分适用于 12 岁以下的肝移植等待者。PELD 评分客观地预测了儿童肝移植等待者 3 个月的死亡风险。PELD 评分计算公式使用了血清白蛋白、总胆红素和 INR 值等客观的实验室检验值和生长发育的指标。

所有 MELD/PELD 评分都需要定期进行评分再认证，以确保肝移植等待者拥有一个有效的能正确反映当前病情的状态评分，负责的医师应当及时为等待者更新相关信息。

（2）对于慢加急性肝功能衰竭，经过积极的内科综合治疗及人工肝治疗后分级为 2 ~ 3 级的患者，如 CLIF-C 评分＜ 64 分，建议 28 d 内尽早行肝移植。

（3）对于合并肝癌患者，应符合肿瘤无大血管侵犯；肿瘤累计直径≤ 8 cm 或肿瘤累计直径＞ 8 cm、术前 AFP ≤ 400 ng/ml 且组织学分级为高 / 中分化。

2. 肝移植治疗慢性肝功能衰竭的禁忌证

① 4 个及以上器官功能衰竭（肝、肾、肺、循环、脑）；②脑水肿并发脑疝；③循环功能衰竭，需要 2 种及以上血管活性物质维持，且对血管活性物质剂量增加无明显反应；④肺动脉高压，平均肺动脉压力＞ 50 mmHg；⑤严重的呼吸功能衰竭，需要最大程度的通气支持（吸入氧浓度≥ 0.8，高呼气末正压通气）或者需要体外膜肺氧合支持；⑥持续严重的感染，细菌或真菌引起的败血症，感染性休克，严重的细菌或真菌性腹膜炎，组织侵袭性真菌感染，活动性肺结核；⑦持续的重症胰腺炎或坏死性胰腺炎；⑧营养不良及肌肉萎缩引起严重的虚弱状态需谨慎评估肝移植。

参考文献

[1] Polson J, Lee W M. AASLD position paper: The management of acute liver failure[J]. Hepatology, 2005, 41 (5) : 1179-1197.

[2] Liver Failure and Artificial Liver Group, Chinese Society of Infectious Diseases, Chinese Medical Association, et al. Diagnostic and treatment

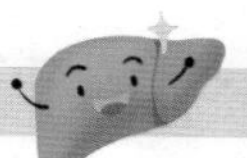

guidelines for liver failure[J]. Inter J Epidemiol Infect Dis, 2006, 33(4) : 217-221.

[3] 中华医学会感染病学分会肝衰竭与人工肝学组，中华医学会肝病学分会重型肝病与人工肝学组 . 肝衰竭诊疗指南 [J]. 国际流行病学传染病学杂志 , 2006, 33(4) : 217-221.

[4] Wu T, Li J, Shao L, et al. Development of diagnostic criteria and a prognostic score for hepatitis B virus-related acute-on-chronic liver failure[J]. Gut, 2018, 67(12) : 2181-2191.

[5] Jalan R, Yurdaydin C, Bajaj J S, et al. Toward an improved definition of acute-on-chronic liver failure[J]. Gastroenterology, 2014, 147(1) : 4-10.

[6] Zhang Q, Li Y, Han T, et al. Comparison of current diagnostic criteria for acute-on-chronic liver failure [J /OL] . PLoS One, 2015, 10(3) : e0122158.

[7] Rockey D C, Seeff L B, Rochon J, et al. Causality assessment in drug -induced liver injury using a structured expert opinion process: Comparison to the Roussel-Uclaf causality assessment method[J]. Hepatology, 2010, 51(6): 2117-2126.

[8] Linecker M, Krones T, Berg T, et al. Potentially inappropriate liver transplantation in the era of the “sickest first” policy-A search for the upper limits[J]. J Hepatol, 2017. [Epubahead of print]

[9] 中华医学会感染病学分会肝衰竭与人工肝学组，中华医学会肝病学分会重型肝病与人工肝学组 . 肝衰竭诊治指南 (2018 年版)[J]. 临床肝胆病杂志 , 2019, 35(1): 38-44.

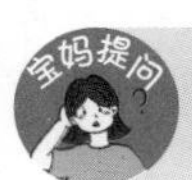

病毒性肝炎肝硬化常见吗?

儿童病毒性肝炎肝硬化不常见，胆管闭锁是儿童肝硬化最常见的病因，其他主要病因包括肝豆状核变性、遗传、代谢性肝病和隐源性肝硬化。

儿童肝硬化早期主要表现为乏力、纳差、腹胀等消化道常见表现，因此对于早期肝硬化的临床诊断不具有特异性；而其中晚期主要为肝功能不全及门静脉高压症的表现，如腹水、消化道出血、肝脾肿大等，此期腹部 CT 或 B 超有助于诊断（图 2-14）。但是儿童肝硬化肝掌、蜘蛛痣少见，与体内雌激素水平低有关，其具体原因有待进一步研究。由于肝硬化的预后主要取决于早期及时诊断和治疗，而肝硬化的患儿由于早期误诊或没有明确的病因诊断，导致大多数患儿未能得到早期正规合理的治疗，错过了恢复和维持正常生理功能的时机。因此对于有乏力、纳差、腹胀表现的患儿，尤其是既往曾感染过乙肝病毒，经按胃炎治疗效果欠佳，须考虑到肝硬化的可能性。

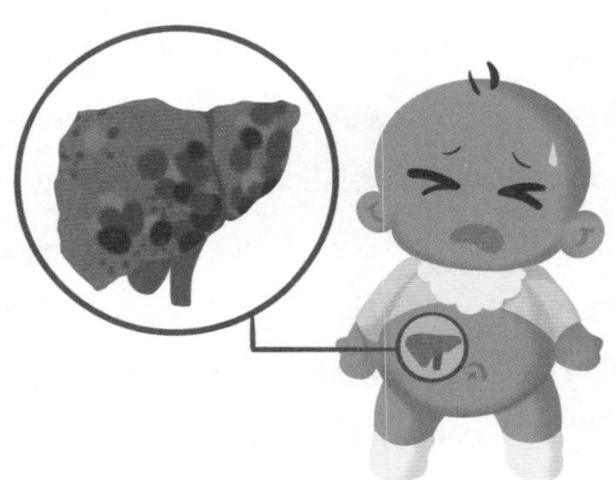

图 2-14　儿童肝硬化

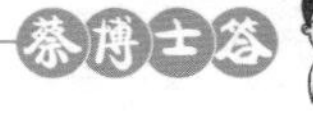

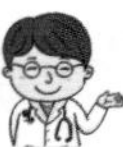

什么是儿童相关自身免疫性肝病？

在儿童和青少年，经典的自身免疫攻击引起肝损伤有 3 种：自身免疫性肝炎（AIH）、自身免疫性硬化性胆管炎（ASC）和肝移植后新发 AIH。此外，巨细胞肝炎伴自身免疫性溶血性贫血、获得性免疫性肝病如新生儿狼疮和妊娠同种免疫性肝病均导致婴幼儿肝脏的受累，亦属于儿童相关自身免疫性肝病范畴。以上疾病可隐匿起病，也可表现为暴发性肝炎，通常对免疫抑制治疗有反应，一旦确诊应立即进行免疫抑制治疗，以避免疾病进展。本文介绍 3 种经典儿童相关自身免疫性肝病，概括其疾病特点及诊疗情况，以提高临床医生及患儿家长对儿童相关自身免疫性肝病的认识。

1. AIH

AIH 是进行性炎症性肝脏异常改变，主要表现为转氨酶增高、血清免疫球蛋白 G 水平升高和自身免疫性抗体的出现，包括抗核抗体（ANA）、抗平滑肌抗体（ASMA）、抗肝肾微粒体抗体（抗 LKM），在儿童可能存在潜在的侵袭性疾病发展过程。Ⅰ型最常见，以 ANA 和（或）ASMA 阳性为特征；Ⅱ型常伴有暴发性肝衰竭，常表现为抗 LKM 阳性。10% ~ 20% 的 AIH 患儿需进行肝移植。

（1）临床特征：儿童 AIH 中 60% ~ 76% 为女孩，高峰年龄约 10 岁。该病临床表现多样，起病方式有类似急性病毒性肝炎的临床症状出现后 2 周 ~ 2 月以暴发性肝衰竭伴肝性脑病、非特异性症状、肝硬化和门静脉高压的并发症就诊，偶然发现的转氨酶升高等。

自身抗体有助于 AIH 的诊断和分型。AIH-1 为 ANA、SMA 阳性，AIH-2 为抗 LKM1、抗 LC-1 阳性。儿童自身抗体的滴度比成人低，ANA 和 SMA ≥ 1 ∶ 20，或抗 LKM1 ≥ 1 ∶ 10 即有临床意义。

（2）诊断标准：2018 年 ESPGHAN 提出了新的青少年自身免疫性肝病诊断评分标准，增加了 p ANNA、抗 LC-1 和胆管造影的评分项目和权重，期望提高 AIH 诊断的敏感性及区分 ASC。

（3）治疗：儿童 AIH 对免疫抑制剂敏感，除以脑病为主要表现的爆发性病例外，免疫抑制治疗效果满意，缓解率高达 90%。儿童 AIH 的治疗缓解标准较成人严格：当转氨酶和 IgG 水平正常，自免肝抗体阴性或低滴度（ANA 和 SMA 滴度＜ 1 ∶ 20；抗 LKM1 和抗 LC-1 ＜ 1 ∶ 10）时，认为病情完全缓解。复发定义为缓解后血清转氨酶水平升高，治疗过程约 40% 的患者出现复发。

2. ASC

ASC 是兼具 AIH 和硬化性胆管炎特征的一种疾病，诊断建立在胆管造影提示胆管病变，生化、血清学表现提示 AIH，组织学兼有原发性硬化性胆管炎和 AIH 的特征。

ASC 与 AIH-1 的前瞻性研究表明，当在发病时进行胆道造影，ASC 与 AIH-1 患病率相同。与 AIH 相比，ASC 男女的发病率相同，常见的症状为腹痛、体质量减轻和间歇性黄疸，45% 的 ASC 患儿合并高胆红素血症。几乎所有 ASC 患者都有与 AIH-1 相似的自身免疫血清学和组织学特征，AIH 和 ASC 只有通过胆道造影检查才能鉴别，ASC 通常在发病时即存在胆道受累。鉴于 IAIHG 评分系统在区分 AIH 和 ASC 方面的不足，2018 年 ESPGHAN 提出了青少年自身免疫性肝病的评分系统，有待进一步验证。ASC 的治疗为免疫抑制药物联合熊去氧胆酸，阻止胆道疾病进展的作用有待确定。熊去氧胆酸推荐剂量不超过 15 mg/（kg · d）。如果早期开始治疗，ASC 的生化和免疫学指标的正常化方面与 AIH 相同，免疫抑制治疗反应良好，中长期存活率良好。然而，尽管接受治疗，50% 的患者胆道疾病仍有进展，特别是那些与 IBD 相关的难以控制的患者。

3. 肝移植后新发的 AIH

可累及除 AIH 以外的进行移植的患者。该病的患病率为 2% ~ 6%，排斥反应和类固醇依赖被认为是发生该病的危险因素。该病表现与经典 AIH 相同，为移植物功能障碍即高转氨酶水平、高丙种球蛋白血症、自身抗体（ANA、SMA、抗 LKM-1）阳性。该病的组织学特征为慢性肝炎合并门静脉 / 门静脉周围炎症和小叶中心坏死；在儿童，最常见的组织学特征是小叶性肝炎，通常无界面坏死性炎症活动或显著浆细胞浸润。诊断尚需除外肝移植后肝功能异常的其他原因，如排斥反应、感染和肝动脉血栓。肝移植后新发的 AIH 患者对常规抗排斥治疗无反应，仅对经典的 AIH 治疗有反应。单用泼尼松龙或与硫唑嘌呤或麦考酚酸酯联合可成功治疗，移植物

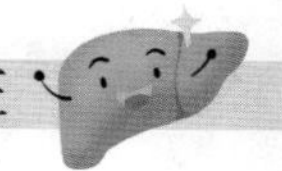

和患者的存活率良好。类似于经典 AIH 的推荐治疗，给予泼尼松的起始剂量 1 ~ 2 mg/kg（≤ 60 mg），联合 ZAZ（1 ~ 2 mg/kg），随后 4 ~ 8 周激素量逐步减少，直至 5 ~ 10 mg/d 的维持量。在治疗没有反应的情况下，用麦考酚酸酯代替硫唑嘌呤。

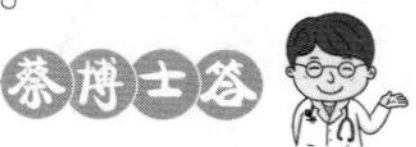

参考文献

[1] Jimenez-Rivera C, Ling S C, Ahmed N, et al. Incidence and characteristics of autoimmune hepatitis[J]. Pediatrics, 2015, 136: e1237-1248.

[2] Mieli-Vergani G, Vergani D. Budesonide for juvenile autoimmune hepatitis? Not yet[J]. J Pediatr, 2013, 163: 1246-1248.

[3] Mieli-Vergani G, Vergani D, Baumann U, et al. Diagnosis and management of pediatric autoimmune liver disease: ESPGHAN hepatology committee position statement[J]. J Pediatr Gastroenterol Nutr, 2018, 66(2) : 345-360.

[4] Cara L M, David A, David N A, et al. Diagnosis and management of autoimmune hepatitis in adults and children: 2019 practice guidance and guidelines from the American association for the study of liver diseases[J]. Hepatology, 2020, 72(2) : 671-722.

[5] Villalta D, Girolami E, Alessio M G, et al. Autoantibody profiling in a cohort of pediatric and adult patients with autoimmune hepatitis[J]. J Clin Lab Anal, 2016, 30: 41-46.

[6] Vergani D, Alvarez F, Bianchi F B, et al. Liver autoimmune serology: a consensus statement from the committee for autoimmune serology of the International Autoimmune Hepatitis Group[J]. J Hepatol, 2004, 41: 677-683.

[7] Gregorio G V, Portmann B, Karani J, et al. Autoimmune hepatitis/

sclerosing cholangitis overlap syndrome in childhood: a 16-year prospective study[J]. Hepatology, 2001, 33: 544-553.

[8] Kirstein M M, Metzler F, Gelger E, et al. Prediction of short-and Long-term outcome in patients with autoimmune hepati-tis[J]. Hepatology, 2015, 62(5) : 1524-1535.

[9] Miao Q, Bian Z, Tang R, et al. Emperipolesis mediated by CD8 T cells is a characteristic histopathologic feature of autoimmune hepatitis[J]. Clin Rev Allergy Immunol, 2015, 48: 226-235.

[10] Balitzer D, Shafizadeh N, Peters M G, et al. Autoimmune hepatitis: review of histologic features included in the simplified criteria proposed by the international autoimmune hepatitis group and pro-posal for new histologic criteria[J]. Mod Pathol , 2017, 30: 773-783.

[11] Kumari N, Kathuria R, Srivastav A, et al. Significance of histopathological features in differentiating autoimmune liver disease from nonautoimmune chronic liver disease in children[J]. Eur J Gastroenterol Hepatol, 2013, 25: 333-337.

[12] Stravitz R T, Lefkowitch J H, Fontana R J, et al. Autoimmune acute liver failure: proposed clinical and histological criteria[J]. Hepatology, 2011, 53: 517-526.

[13] Di Giorgio A, Bravi M, Bonanomi E, et al. Fulminant hepatic failure of autoimmune etiology in children[J]. J Pediatr Gastroenterol Nutr, 2015, 60: 159-164.

[14] Alvarez F, Berg P A, Bianchi F B, et al. International Autoimmune Hepatitis Group Report: review of criteria for diagnosis of autoimmune hepatitis[J]. J Hepatol , 1999, 31: 929-938.

[15] Hennes E M, Zeniya M, Czaja A J, et al. Simplified criteria for the diagnosis of autoimmune hepatitis[J]. Hepatology, 2008, 48: 169-176.

[16] Czaja A J. Performance parameters of the diagnostic scoring systems

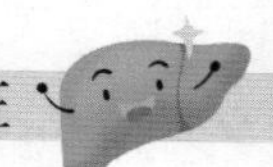

for autoimmune hepatitis[J]. Hepatology, 2008, 48: 1540-1548.

[17] Arcos-Machancoses J V, Molera Busoms C, Julio Tatis E, et al. Accuracy of the simplified criteria for autoimmune hepatitis in children: systematic review and decision analysis[J]. J Clin Exp Hepatol, 2019: 9: 147-155.

（张　勇）

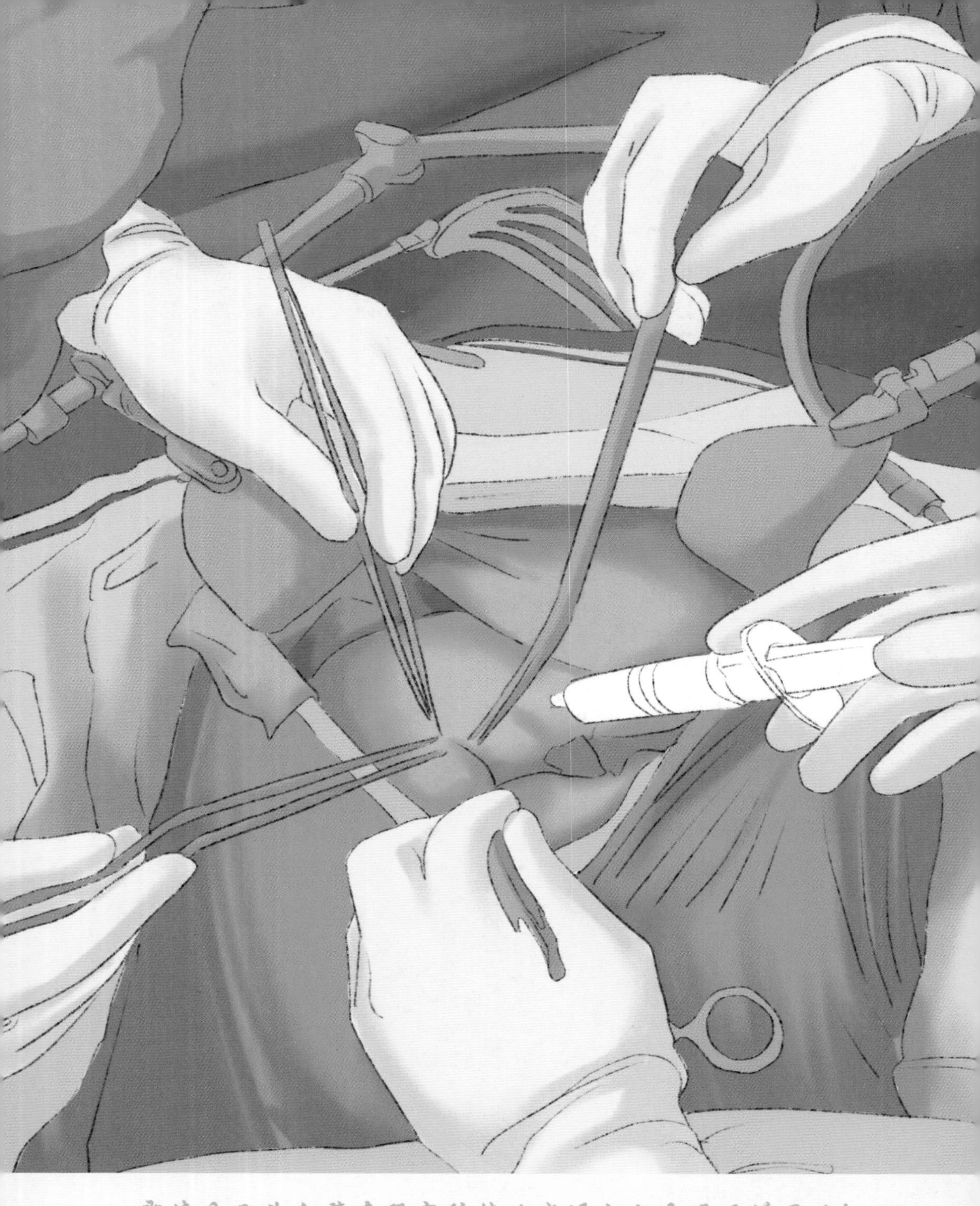

即使是三头六臂在器官移植的战场上也是远不够用的！

第三章　儿童肝移植供体选择

第一节　供体类型

【答惑部分】

我们家宝宝在月子里面的时候身体就很黄，本来以为是新生儿生理性黄疸，但是一直不消褪，我们就带他做检查，后来确诊了胆道闭锁，做了Kasai手术，也没有成功，现在只能做肝移植了，那么我想问肝源从哪里来呢？

儿童肝移植的供肝是比较少的，因为儿童的供者在全世界范围内都是比较少数的供体，想要等待一个比较合适的供者是非常难的，有可能患者等不到肝源就死亡了。有可能需要通过亲体捐献的手段来救孩子。

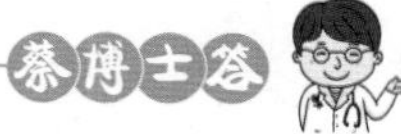

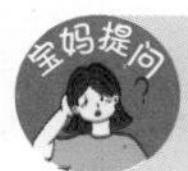

那把我的肝捐给我的孩子可以吗？

当然可以，由孩子的父母、祖父母、兄弟姐妹等有血缘关系的亲属供肝是可以实施的，这叫作亲体肝移植或者是活体肝移植(3-1)。对于儿童肝病患者，我们更提倡这种移植方式。亲体供者首先要是健康人群，肝功能、肝脏结构形态也要进行相应的评估，经合理的手术设计，切除供者小部分肝脏移植给孩子，可以缩短孩子等待时间，减小供者来源感染风险，降低术后排斥反应发生率等，有很多有利的地方。因亲体移植好处多，儿童肝移植我们优先推荐这种移植方式。

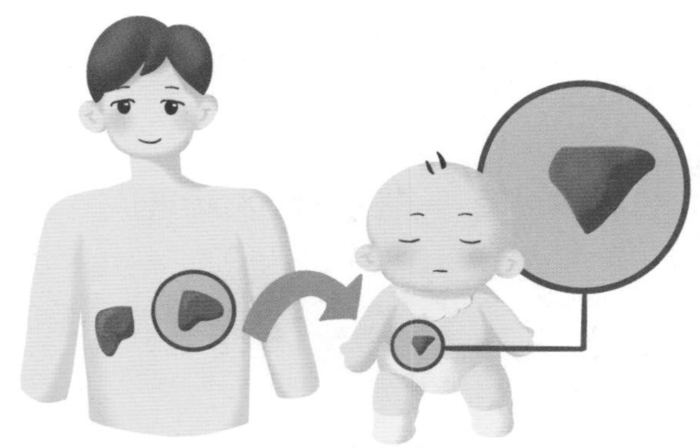

图 3-1　亲体肝移植

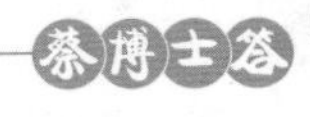

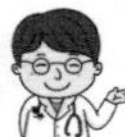

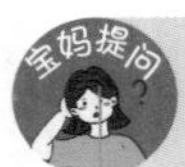

移植一半的肝能和移植整个肝的效果一样吗？

你不要担心，我现在把各种类型的供肝及其优缺点向你介绍一下。

……

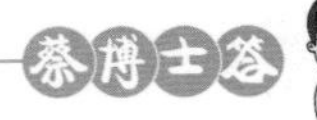

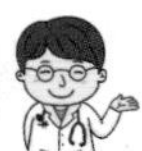

【知识补给站】

我国肝移植事业在一代又一代医学前辈锲而不舍的努力下，于 20 世纪 90 年代末取得重大突破，在随后的 20 多年中得到蓬勃发展。在完成早期的学习曲线和经验累积后，我国部分肝移植中心开始涉足更为复杂的儿童肝移植领域，但是由于多种原因，早期儿童肝移植发展较为缓慢，直到近10年才出现“井喷式”爆发。儿童肝移植效果也得到显著改善，5年生存率提高至83.6%，在大型儿童肝移植中心甚至可＞90%，达到国际先进水平。

早期儿童肝移植术式主要为供、受者肝脏体积相符的全肝移植，很大程度上限制了体质量＜10 kg的患儿获得手术机会。随着儿童肝移植相关学科的发展，适合肝移植的儿科疾病谱不断扩大，对儿童肝移植的需求量迅速增长，移植等待时间和等待期间病死率逐渐上升。在此背景下，逐渐发展出基于肝脏分段解剖的供肝劈离技术和活体肝移植（living donor liver transplantation，LDLT）技术，拓展了儿童肝移植供肝来源，并为低龄儿童及婴幼儿肝移植创造了条件。目前，儿童肝移植的手术方式主要分为全肝移植和部分肝移植。全肝移植包括经典原位肝移植与背驮式肝移植。部分肝移植包括LDLT、劈离式肝移植与减体积肝移植。特殊疾病可以选择多米诺肝移植与辅助性肝移植。

1. 全肝移植

目前临床上把下腔静脉切除以后进行肝移植叫做经典原位肝移植，而下腔静脉不切除叫做背驮式肝移植。原位肝移植的具体方法是切除原来的病肝和肝段下腔静脉，进行下腔静脉吻合、门静脉吻合、肝动脉吻合和胆管吻合，后面再发展出背驮式肝移植，其实这两种方法都是原位肝移植，都切除病肝，再把肝脏移植上去，只是肝移植的方法略有不同。

Elias Khajeh、Hamidreza Fonouni等纳入10项研究，涉及238例患者的分析显示，背驼式肝移植与经典原位肝移植在肝移植后原发性移植肝功能不全、再移植、门静脉血栓形成、急性肾损伤、肾功能不全、静脉流出并发症、住院和重症监护病房住院时间、90 d死亡率和移植物存活率方面无差异。

2. LDLT

儿童LDLT应根据儿童受者实际发育情况选择合适的供肝类型。 常见供肝类型：左外叶、扩大左外叶、左半肝（含肝中静脉）和右半肝（通常不含肝中静脉）；少见供肝类型：减体积左外叶、单独S2或S3肝段以及右后叶。由于 LDLT 手术涉及健康成人，应将供者安全放在首位。在供肝获取过程中，肝脏脉管结构及供肝选择应遵循供者利益最大化原则。

既往未行肝移植治疗的急性肝功能衰竭患儿生存率为 10% ~ 30%，通过及时行肝移植，可显著改善患儿预后。Farmer 等报道的急性肝功能衰竭患儿肝移植术后 1、5 和 10 年累积生存率分别为 81%、77% 和 73%，移植物存活率分别为 77%、73% 和 72%。美国儿童急性肝功能衰竭研究小组回顾性分析急性肝功能衰竭患儿肝移植后受者 1、4 年生存率分别为 74% 和 65%。Miloh 等报道急性肝功能衰竭患儿活体肝移植术后 1、5 年生存率分别为 87% 和 80%，移植物存活率分别为 83% 和 79%。复旦大学附属华山医院肝移植中心急性肝功能衰竭患儿活体肝移植后受者 1、3 年累积生存率及移植物存活率均为 82.4%，显示了良好预后。有研究认为，接受肝移植治疗的急性肝功能衰竭患儿术后生存率低于接受肝移植治疗的慢性终末期肝病患儿，由于急性肝功能衰竭患儿病情进展迅速，因此，供肝等待时间长、合并肝性脑病的患儿生存率显著下降。复旦大学附属华山医院一项研究中慢性终末期肝病患儿行活体肝移植治疗后 1、3 年生存率均为 94.0%，与急性肝功能衰竭组患儿活体肝移植术后生存率差异无统计学意义。这可能与其紧急采用 LDLT 缩短受者等待时间，急性肝功能衰竭病程尚未进展至严重肝性脑病，全身多器官功能衰竭等致死性并发症有关。

3. 劈离式肝移植

目前，临床肝移植存在供肝短缺、等待肝移植患者数量日益增加、缺乏匹配的供者等困难，部分儿童和成人患者接受肝移植手术的机会渺茫，同时也限制了肝移植的进一步发展。在此背景下，劈离式肝移植应运而生，其将 1 个供肝供给 2 例及多例受者移植，有效增加了供肝的利用率，缓解了供肝短缺的矛盾。随着劈离式肝移植技术越发成熟，其存活率可与全肝移植相当，许多移植中心也已将劈离式肝移植作为常规手术方式。

劈离式肝移植技术要求高，对供、受者的选择筛查较严格，评估内容主要包括以下几点：①供者年龄、体质量指数等一般情况；②血管和胆道的分割评估；③供肝质量体积评估；④实验室检查；⑤血流动力学及升压药物使用情况；⑥重症监护室（intensive care unit，ICU）入住时间；⑦预计冷缺血时间。

米兰标准对实施劈离式肝移植的供者要求满足的条件：①供者年龄＜ 55 岁；②生命体征平稳，血管活性药物无需使用或少量维持，从而减少供肝热缺血时间；③ ICU 入住时间＜ 5 d；④血清钠≤ 155 mmol/L；⑤转氨酶学＜正常值 2 倍；⑥无肉眼下脂肪肝、肝硬化表现，如有脂肪肝，需满足活组织检查（活检）脂肪变性程度＜ 20%。各中心采用的标准相似，仅在某些指标上有些许不同。

根据劈离类型（左外叶 + 超右半肝，左半肝 + 右半肝），除供肝质量在形态学观察上大致正常之外，还增加了些细微的标准：左外叶 + 超右半肝劈离一般要求供者年龄＜ 55 岁，而左半肝 + 右半肝劈离要求供者年龄＜ 40 岁，供者年龄是早期移植物失败的危险因素，可能与老年供者肝细胞缺血 – 再灌注损伤恢复能力降低有关，但年龄界限也并非绝对，可适当调整。一项欧洲研究认为早期移植失败与长期结果的危险因素不同，低体质量受者、高龄供者和冷缺血时间长主要对术后早期产生负面影响，而紧急移植与早期和长期的负面结果都相关。供肝质量相关参数综合评价与手术成功率及预后密切相关。2006 年，加利福尼亚大学旧金山分校（University of California at San Francisco，UCSF）提出供者风险指数的概念，包括年龄、种族、冷缺血时间、死亡原因、术式及身高等，用于欧美供肝的质量评估。但 DRI 是否适用于我国 DCD 供肝质量评估，仍需多中心大样本的研究证实。活检是检验供肝质量的金标准，由具备经验的外科医师通过触摸质地及观察颜色、形态、灌注状态等大致判断供肝是否适于劈离，并通过术中血管和胆道造影判断供肝解剖类型以排除劈离禁忌证。

4. 辅助性肝移植与多米诺肝移植

辅助性肝移植是通过提供部分移植肝来确保肝功能，直到自体肝脏出现再生、功能恢复后，再撤除免疫抑制剂，主要应用于急性肝衰竭或代谢性疾病的儿童。最常见的是辅助性部分原位肝移植（APOLT），术中切除受者部分肝脏（一般为左外叶）后移植相应大小的供肝，移植物可来自尸体或活体供者；若采取异位移植，则不必行自体肝脏部分切除。首例成功的 APOLT 于 1991 年完成，受者为暴发性肝衰竭的患者，此后 APOLT 在世界各地陆续开展。在 Quadros 等的总结中，纳入的 45 例 APOLT 受者在 6 个月 ~ 14 年的随访期内，22%（10 例）的受者死亡，13%（6 例）的受者行再次移植，值得欣慰的是 35 例存活受者中 69%（24 例）可完全撤除免疫抑制剂。APOLT 手术较复杂，手术相关并发症高，尤其是血管并发症。APOLT 可作为治疗急性肝功能衰竭或代谢性疾病的有益补充，但不建议将其作为常规手术方式。

手术技术方面，行 APOLT 时需考虑以下因素：移植物体积、自体残肝体积、受者体质量。对于儿童受者，首选左叶或左外叶作为移植物，其与儿童的腹腔容积更易匹配。由于移植物所在空间狭小、血管断端较短，术中吻合难度大，须重视血管吻合的方向，避免扭转，警惕流出道梗阻的发生。术中处理的关键在于自体残肝与移植肝的门静脉血流分配，术中需分别测量自体残肝与移植物的门静脉压力、血流量，参照两部分肝脏体积及病肝切除前的门静脉压力与血流量，调节移植物门静脉血流至适宜水平。术后继续以超声密切监测移植肝血流情况。

多米诺肝移植是一种特殊形式的活体供肝，多米诺供者接受传统的肝移植，以纠正其自身的代谢紊乱，将切除的患有代谢性疾病但解剖学正常的肝脏移植给其他终末期肝病的患者。多米诺肝移植可在一定程度上扩大供肝来源，但对术前评估、供受者匹配度、手术技术等要求较高，总体开展数量较少。首例多米诺肝移植于 1997 年由 Furtado 等报道，将家族性淀粉样蛋白多神经病患者的肝脏移植给 1 例肝恶性肿瘤的患者。多米诺肝移植的特点是供者年轻、冷缺血时间短、术中输血少、缺血 - 再灌注损伤轻、手术难度大，其治疗效果较好。美国匹兹堡儿童医院报道的一组数据显示，该组接受多米诺肝移植的受者的移植物与受者存活率均为 100%，需要干预的并发症包括胆道梗阻、腹腔积液、小肝综合征等。

多米诺肝移植术需要很高的团队配合度，整个过程至少需要 3 个外科团队，包括供肝获取、多米诺供肝切取及肝移植、多米诺受者肝移植。多米诺肝移植术的关键点在于移植肝血管系统的解剖，主要是肝静脉、肝动脉和门静脉的长度，必须保证同期开始的多米诺供者与受者的血管残端长度足够，同时尽量保证多米诺供肝的血管长度，尤其是肝静脉。根据受者腹腔容积、供肝体积等因素，在移植肝与受者的血管需求间取得平衡，是移植科医师面临的严峻考验。有条件的移植中心，在多米诺肝移植术前可保存异体血管，以备术中行血管修整。

参考文献

[1] 夏穗生 . 我国肝移植发展沿革史 [J]. 中华肝胆外科杂志 , 2011, 17(11): 873-875.

[2] 沈中阳 . 中国肝移植的发展与创新 [J]. 临床肝胆病杂志 , 2019, 35(11): 2377-2385.

[3] 夏强 , 朱欣烨 . 儿童肝移植发展现状及展望 [J]. 临床小儿外科杂志 , 2022, 21(5): 401-404.

[4] 高伟 , 王凯 , 马楠 , 等 . 亲属活体肝移植治疗儿童胆道闭锁 306 例临床分析 [J]. 中华器官移植杂志 , 2019, 40(1): 13-17.

[5] 赵东 , 夏强 . 肝移植相关领域的研究进展 [J]. 国际消化病杂志 , 2020, 40(2): 71-74.

[6] 高伟 . 儿童肝移植的手术技术革新 [J]. 器官移植 , 2022, 13(3): 296-302.

[7] 罗毅 . 中国儿童肝移植操作规范 (2019 版)[J]. 中华移植杂志 (电子版), 2019, 13(3): 181-186.

[8] Khajeh E, Ramouz A, Aminizadeh E, et al. Comparison of the modified piggyback with standard piggyback and conventional orthotopic liver transplantation techniques: a network meta-analysis[J]. HPB (Oxford),

2023, 13: S1365-182X(23)00071-0.

[9] Farmer D G, Venick R S, McDiarmid S V, et al.Fulminant hepatic failure in children: superior and durable outcomes with liver transplantation over 25 years at a single center[J].Ann Surg, 2009, 250(3): 484- 493.

[10] Squires R H Jr.Acute liver failure in children[J].Semin Liver Dis, 2008, 28(2): 153- 166.

[11] Miloh T, Kerkar N, Parkar S, et al.Improved outcomes in pediatric liver transplantation for acute liver failure[J].Pediatr Transplant, 2010, 14(7): 863- 869.

[12] 裴家好，沈丛欢，李瑞东，等.活体肝移植治疗儿童急性肝功能衰竭与慢性终末期肝病的疗效分析 [J]. 中华移植杂志（电子版）, 2021, 15(6): 329-333.

[13] McDiarmid S V, Anand R, Martz K, et al.A multivariate analysis of pre-, peri-, and post- transplant factors affecting outcome after pediatric liver transplantation[J].Ann Surg, 2011, 254(1): 145-154.

[14] Mohamed E l Moghazy W, Ogura Y, Mutsuko M, et al.Pediatric living- donor liver transplantation for acute liver failure: analysis of 57 cases[J].Transpl Int, 2010, 23(8): 823-830.

[15] Operative Surgical Group, Branch of Surgery of Chinese Medical Association, Transplantation Group, et al. Expert consensus on split-liver transplantation[J].Liver Res, 2021, 5(1): 1-6.DOI: 10.1016/j.livres.2020.12.003.

[16] Aseni P, De Feo T M, De Carlis L, et al.A prospective policy development to increase split-liver transplantation for 2 adult recipients: results of a 12-year multicenter collaborative study[J]. Ann Surg, 2014, 259(1): 157-165.

[17] Lué A, Solanas E, Baptista P, et al. How important is donor age in liver transplantation?[J] World J Gastroenterol, 2016, 22(21): 4966-4976.

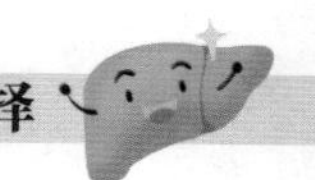

[18] Angelico R, Nardi A, Adam R, et al.Outcomes of left split graft transplantation in Europe: report from the European Liver Transplant Registry[J].Transpl Int, 2018, 31(7): 739-750.

[19] 周政俊，李杰群，宾阳阳，等．供体风险指数对慢加急性肝衰竭肝移植治疗早期预后的影响：单中心 159 例经验 [J]. 器官移植，2019, 10(3): 318-322.

[20] Goldaracena N, Echeverri J, Kehar M, et al. Pediatric living donor liver transplantation with large-forsize left lateral segment grafts[J].Am J Transplant, 2020, 20(2): 504-512.

[21] Kasahara M, Sakamoto S, Fukuda A. Pediatric living-donor liver transplantation[J].Semin Pediatr Surg, 2017, 26(4): 224-232.

[22] Gavriilidis P, Edwin B, Pelanis E, et al. Navigated liver surgery: state of the art and future perspectives[J].Hepatobiliary Pancreat Dis Int, 2022, 21(3): 226-233.

[23] Celik N, Squires J E, Soltys K, et al. Domino liver transplantation for select metabolic disorders: expanding the living donor pool[J]. JIMD Rep, 2019, 48(1): 83-89.

[24] Furtado A, Tomé L, Oliveira F J, et al. Sequential liver transplantation[J]. Transplant Proc, 1997, 29(1/2): 467-468.

[25] Celik N, Kelly B, Soltys K, et al. Technique and outcome of Domino liver transplantation from patients with maple syrup urine disease: expanding the donor pool for live donor liver transplantation[J].Clin Transplant, 2019, 33(11): e13721.

[26] Raghu V K, Carr-Boyd P D, Squires J E, et al. Domino transplantation for pediatric liver recipients: obstacles, challenges, andsuccesses[J]. PediatrTransplant, 2021, 25(8): e14114.

（李天翔　刘　单）

第二节　供体术前评估

【答惑部分】

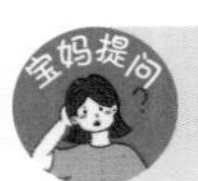

孩子病情危急，我想立刻把我的一部分肝移植给孩子，我现在需要做哪些检查呢？

亲体肝移植要做详细的评估，包括临床病史、实验室检查、影像学检查、手术耐受性评估、麻醉评估、心理评估等各个方面，现在我向您仔细说明各个部分。

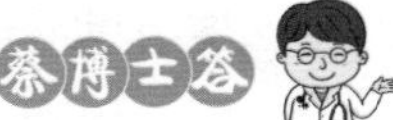

【知识补给站】

（1）临床病史采集及实验室检查：详细询问供者既往病史及手术史并进行详细的实验室检查。基本的实验室检查项目应包括血常规、尿常规、肝肾功能、凝血功能、血型；HBV 血清学标志物以及 HCV、HIV、CMV 和 EB 病毒抗体和 DNA 检测；梅毒血清学检测以及常见肿瘤标志物（甲胎蛋白、癌胚抗原、糖类抗原 125 和糖类抗原 19-9 等）；育龄妇女加查人绒毛膜促性腺激素。排除携带传染性疾病以及患有严重影响供、受者安全的急慢性疾病或潜在恶性肿瘤的供者。

（2）影像学检查：目前常采用肝脏 CTA 或三维动态增强磁共振血管成像进行供者肝脏血管结构评估，必要时可选择肝脏血管造影进一步明确。使用磁共振胰胆管成像评估供者胆道结构，必要时在供肝切取术中行胆管造影进一步明确。

（3）手术耐受性评估：心肺功能评估（心电图、肺功能和胸部 X 线检查），必要时增加超声心动图等特殊检查；甲状腺功能以及免疫功能状态评估。

（4）供、受者移植综合评估：应用三维重建软件测算供、受者肝脏体积，选择合适的供肝类型。一般要求移植物重量与受者体质量比在 1% ～ 4%。供、受者术前均进行 HLA 检测。

（5）麻醉科会诊评估供者麻醉风险。

（6）心理和精神状态评估：应仔细了解捐献的动机及做决定的过程，签署志愿书必须包含三大要素：向患者提供充分的信息（包括术中、术后死亡的危险，暂时或永久丧失劳动力的危险等）、足够的决定能力以及自由而非受到强迫。应当了解配偶和家庭成员对供体器官捐献的态度，以获得必要的支持。应该向供者详细讲解余肝在术后 3 ～ 6 个月再生至原肝大小，功能亦随即恢复，以消除其对肝脏切除而影响日后生活与工作的疑虑。必须了解供者有无足够的体力支持、经济支持和情感支持。应当考虑供者的行为与心理健康。如供者是否有不健康的生活方式（如吸烟、饮酒），供者是否有足够的心理接受能力处理好自己或受者可能出现的并发症，许多难以控制的因素可能会影响对供者的心理评估，评估者应努力了解并权衡这些影响，作出最接近真实的心理评估。供、受者间的关系是极复杂微妙的，评估者应当认真考虑供、受者双方在术前、术后的关系本质，应评估供者是否愿意捐献给性别、种族、宗教、国籍、疾病、年龄、生活方式、性取向等有差异的受者，充分尊重双方的权利。

参考文献

[1] 周诚, 王国华, 王怡轩 . 中国儿童心脏移植操作规范 (2019 版)[J]. 中华移植杂志 (电子版), 2020, 14(3): 136-142.

（刘　单）

第三节　供体术前准备

【答惑部分】

过几天就要做手术了，这些天我还要做哪些准备呢？

从现在开始，你的饮食和作息都要规律，不要熬夜，清淡饮食，适当的运动，听听护士们给你的术前宣教，保持稳定的情绪。

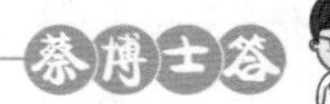

【知识补给站】

供者术前准备：伦理学认为活体器官移植的基本原则是保证供者的安全，同时使受者获得最大的益处，所以对于活体肝移植术，其供者必须“自愿 - 知情”，供者出于个人决定，在不受任何外界因素的影响下自愿捐献部分肝脏给受体。医务人员要反复告知该手术的复杂性、风险及可能的预后，做到供者知情同意，签署手术知情同意书，并经过医院伦理委员会讨论通过。接受严格筛选，术前详细询问病史，进行体格、实验室及影像学等全面检查。供者年龄一般为 20 ~ 55 岁，ABO 相同或相容，无 HBV 或 HIV，无增加手术风险的急慢性病禁忌证。重点了解供、受体肝脏血管、胆管的解剖有无变异，采用三维 CT 计算出全肝及拟切取肝脏的体积，计算出供体残肝体积的大小，保证供者残肝体积大于全肝体积的 30%，以保证供者安全。

供者术前良好的心理准备是保证活体肝移植术成功的基础。供者作为身体状况良好的健康人，在面对供肝手术时，一方面希望通过自己的捐助使受者重获健康，另一方面对自身的安危及手术可能带来的风险产生担忧，从而产生焦虑、恐惧心理。护士要用通俗易懂的语言耐心解释活体肝移植术的发展现状、供体的筛选要求及活体肝移植术必须遵循的原则，介绍肝移植相关知识及手术前后的注意事项，向供者讲解肝脏具有极强的再生功能，一般 6 个月后剩余的肝脏可以再生增长至原来肝脏大小，对供者自身的肝功能无长期损害，对身体功能没有影响，增强其治疗信心，并请移植成功的患者现身说法，解除患者的焦虑、恐惧心理，保障手术顺利开展。

术前对供者进行适应手术后变化的训练，教会供者有效深呼吸、正确咳痰的方法，协助供者训练床上大小便，预防上呼吸道感染，戒烟 2 周以上。供者术前 1 d 清淡饮食，清洁沐浴，手术部位备皮，行相关药物皮肤敏感试验。术前 12 h 禁食，4 h 禁饮，术前晚清洁灌肠。

参考文献

[1] 周诚, 王国华, 王怡轩. 中国儿童心脏移植操作规范 (2019 版)[J]. 中华移植杂志 (电子版), 2020, 14(3): 136-142.

[2] 周明花. 活体肝移植术 11 例供体围术期护理 [J]. 齐鲁护理杂志, 2009, 15(10): 1-2.

（李天翔）

第四节　供体术后恢复及随访

【答惑部分】

我听说肝是能再生的，那我切走的那部分肝多长时间能长回来，功能会不会受到影响？

这位宝宝妈妈这方面不用担心，一般健康成年人 6 ~ 12 个月会完全恢复到原来的情况，功能也不会受到影响。

蔡博士答

那我的寿命是不是会比正常人缩短呢?

不会的，国外有过相关统计，这类人的寿命与正常人没有差别。

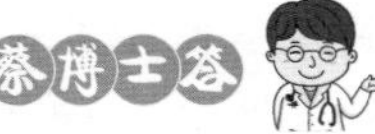

那我还能不能继续正常工作呢?

有国外教授研究表明，供肝者平均在术后6个月内可以恢复术前的工作和劳动、生活，工作均与术前无异，体力劳动未受任何影响。

蔡博士答

【知识补给站】

亲体肝移植LDLT除了挽救终末期肝脏疾病患者的生命外，供者的生存质量是LDLT所追求的一个重要目标。供肝的切取作为一种风险较大的手术，给供者带来创伤和并发症在所难免。迄今为止，相关报道都说明健康人捐献部分肝脏是安全可行的。但是鉴于LDLT在全球广泛开展仅有数十年时间，目前还缺乏供者长期生存质量随访相关数据的统计分析，威胁供者长期生存的危险因素到目前为止还不得而知。所以较系统地、长期地对LDLT供者生存质量的随访是临床医生的一个工作重点。

目前，临床上常使用SF-36来随访调查供体的，SF-36是国际上普遍认可的生存质量测评工具，它评价生活质量的8个方面，可细分为生理方面（physical subscales，PS）：生理功能（physical functioning，PF）、生理职能（role physical，RP）、躯体疼痛（bodily pain，BP）及总体健康（general health，GH）和心理方面（mental subscales，MS）：活力（vitality，VT）、社会功能（social functioning，SF）、心理健康（mental health，

MH）及情感角色（role emotional，RE）。某些生理功能紊乱包括切口疼痛、麻木、瘙痒、瘢痕、切口周围搏动、体力及体质量下降、睡眠障碍、记忆力减退、反应迟钝和无法集中注意力，以及心理应激包括抑郁、焦虑、自责、情感低落、幻觉、感觉痛苦、容易愤怒、人际关系敏感等，虽然大多数并不需要临床治疗，但是却在很大程度上降低了患者的生存质量。

Takada 等的研究表明，供肝者平均在术后 6 个月内可以恢复术前的工作和劳动，生活、工作均与术前无异，体力劳动未受任何影响。Parikh 等和 Chen 等的研究表明，在术后 3 个月内，供者生存方面的生存质量较术前有明显降低，6 个月内恢复到术前的基线水平，而心理方面的生存质量与术前无明显变化，供者通常比较关心术后出现腹胀、腹痛、肌无力及躯体的疲劳。Kousoulas 等研究表明，献肝者不会后悔当初捐肝的决定，因为捐献的过程并不影响他们的生存质量，供者 SF-36 得分与普通正常人群一样，甚至更高。但是不得不承认，供体手术后的并发症以及受体术后死亡对供者生存质量有较大的负面影响。因此，应尽量降低供受体术后并发症的发生率，严格控制受体死亡率。

大量的临床实践证明，LDLT 不仅安全可行，更重要的是可能对供者的情感、心理、家庭、社会交往等产生良好的、积极向上的影响，供者献肝后，生存质量未受到明显影响。国外类似的调查报告显示，接受随访调查的供肝者几乎 100% 认为，如果有必要，愿意再次捐献肝脏。这进一步证实了 LDLT 对供者来说是相对安全的，可以产生良好的积极的心理影响。

与其他内脏器官比较，肝脏具有更强的再生能力。肝脏再生是一个涉及多种效应细胞增殖反应的高度协调的过程，肝脏部分切除术后，以肝细胞为主的肝实质细胞、干细胞、非实质细胞及各种细胞因子、生长因子等迅速反应，参与肝脏再生的动态过程。医学实验证明，小白鼠的肝脏被切除 75% 后，只要经过约 3 周，便又可重新恢复原状，而人类也只需要 4 ～ 6 个月的时间就能恢复。这是由于大部分肝脏切除或肝脏损伤后，肝细胞数量急剧减少，各种反馈信号刺激处于 G0 期的肝细胞进行增殖，残肝肝细胞通过细胞增殖由基本不生长状态转变为快速生长状态，以补偿丢失、损伤的肝脏组织和恢复肝脏正常的生理功能，这个过程称为肝脏再生。同时，机体可精确感知再生肝脏的大小，适时停止肝脏再生。肝脏再生包括肝实质细胞再生和肝组织结构的重建，肝细胞在再生中起重要作用，体内多种细胞因子和生长因子通过不同机制进行调控。肿瘤坏死因子 -α（TNF-α）及白介素 -6（IL-6）可激活 G_0 期肝细胞，在生长因子如肝细胞生长因子（HGF）、转化生长因子 -α（TGF-α）等作用下进入细胞周期，细胞周期蛋白依赖激酶系统（cyclin CDKs）则促进肝细胞进入 S 期增殖；而细胞凋亡及 TGF-β 等则参与终止肝脏再生的调控。对肝脏再生调控机制的研究不仅丰富了对肝损伤和肝脏切除术后再生修复机制的认识和了解，同时也为活体器官移植开辟了新的应用前景。

现已证实，绝大多数 LDLT 供体肝脏再生发生在术后 1 周 ~ 2 个月。在 6 个月 ~ 1 年，无论是右叶供肝还是左叶供肝，供体残留肝脏组织可增生至约原来标准肝体积大小。Humar 等用 CT 扫描来测量供体术后 3 个月残肝肝体积为其标准肝体积的 78.6%，而受体移植物肝体积为其标准肝体积的 103.9%；Nadalin 等用 MRI 测量肝脏体积发现，术后当天供体残肝肝体积为其标准肝体积的 39%，3 个月后增至 77%，1 年后增至 83%；Pomfret 等的测量结果发现，供体肝脏切除术 1 年后残肝肝体积为其标准肝体积的 83.3%，女性供体的肝脏再生情况低于男性供体（79.8% 比 85.6%）。这些研究结果证明，肝脏再生其实并不完全。这一方面与供体性别、年龄等相关；另一方面与供体术前体质量指数、脂肪肝程度、术中肝中静脉的取舍、流出道的重建及术后肝脏淤血、淤胆等因素相关。尽管如此，肝脏的再生仍能充分满足供体足够的肝脏功能。

综上所述，LDLT 具有供肝活力强、冷缺血时间短、可以选择最适宜的手术时机等优点，但它存在对健康供者行肝叶切除术的伦理、手术技术难度大、供体术后并发症、肝脏再生等相关问题，要改善 LDLT 供体术后的预后，仍然需要多方面的努力。

参考文献

[1] Parikh ND, Ladner D, Abecassis M, et al. Quality of life for donors after living donor liver transplantation: a review of the literature[J]. Liver Transpl, 2010, 16(12): 1352-1358.

[2] Hsieh CB, Tsai CS, Chen TW, et al. Correlation between SF-36 and six-minute walk distance in liver donors[J]. Transplant Proc, 2010, 42(9): 3597-3599.

[3] 陆晔峰，王艳，赵爱平，等．活体肝移植供者生活质量调查研究 [J]. 中华移植杂志电子版，2012, 6(1): 15-19.

[4] Takada Y, Suzukamo Y, Oike F, et al. Long-term quality of life of donors after living donor liver transplantation[J]. Liver Transpl, 2012, 18(11): 1343-1352.

[5] Chen P X, Yan L N. Health-related quality of life in living liver donors aft er transplantation[J]. Hepatobiliary Pancreat Dis Int, 2011, 10(4): 356-361.

[6] Kousoulas L, Emmanouilidis N, Klempnauer J, et al. Living-donor liver transplantation: impact on donor's health-related quality of life[J]. Transplant Proc, 2011, 43(10): 3584-3587.

[7] 沈中阳．活体肝脏移植供体评估 [J]. 实用器官移植电子杂志，2014, 2(4): 248.

[8] Sevmis S, Diken T, Boyvat F, et al. Right hepatic lobe donation: impact on donor quality of life[J]. Transplant Proc, 2007, 39(4): 826-828.

[9] Trotter J F, Talamantes M, McClure M, et al. Right hepatic lobe donation for living donor liver transplantation: impact on donor quality of life[J]. Liver Transpl, 2001, 7(6): 485-493.

[10] Duncan A W, Soto-Gutierrez A. Liver repopulation and regenera-tion: new approaches to old questions[J]. Curr Opin Organ Transplant, 2013,

18(2): 197-202.

[11] Gilgenkrantz H, de l'Hortet A C. New insights into liver regeneration[J]. Clin Res Hepatol Gastroenterol, 2011, 35(10): 623-629.

[12] Takase H M, Itoh T, Ino S, et al. FGF7 is a functional niche signal required for stimulation of adult liver progenitor cells that support liver regeneration[J]. Genes Dev, 2013, 27(2): 169-181.

[13] Humar A, Kosari K, Sielaff T D, et al. Liver regeneration aft er adult living donor and deceased donor split-liver transplants[J]. Liver Transpl, 2004, 10(3): 374-378.

[14] Nadalin S, Testa G, Malago M, et al. Volumetric and functional recovery of the liver after right hepatectomy for living donation[J]. Liver Transpl, 2004, 10(8): 1024-1029.

[15] Pomfret E A, Pomposelli J J, Gordon F D, et al. Liver regeneration and surgical outcome in donors of right-lobe liver grafts[J]. Transplantation, 2003, 76(1): 5-10.

（李天翔）

第五节　供体并发症的处理

【答惑部分】

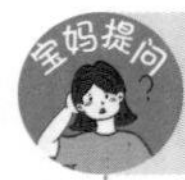

我现在感觉我的刀口有点疼痛，这是正常的吗?

术后出现刀口疼痛属于术后并发症，这是非常常见的，并不威胁你的生命，不久后也会消失（图 3-2）。

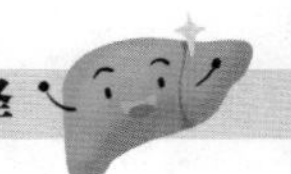

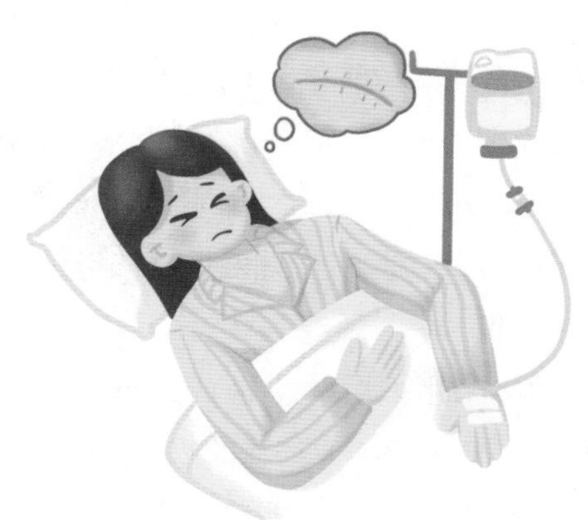

图 3-2　术后情况

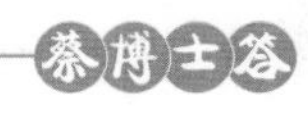

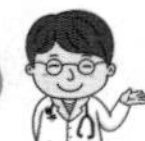

那我还可能出现哪些并发症呢？它们出现的概率大不大？

出现并发症的概率大约为 10%，而且我们都有对应的处理，你不要过分担心。

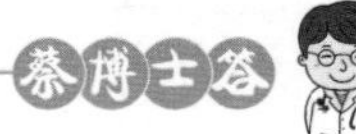

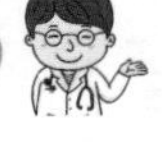

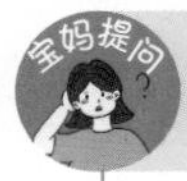

能不能向我介绍一下有哪些并发症的可能，我想做好预防。

好的，那我现在向你介绍一下……

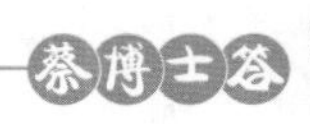

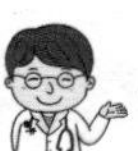

【知识补给站】

与其他类型肝移植不同，LDLT 供体的安全性是必须优先考虑的重要因素。Shin 等报道的 LDLT 供体术后总并发症发病率为 10%；Yaprak 等报道 LDLT 术后供体并发症的发生率为 9.4% ~ 67%，最常见的并发症为胆道并发症，发生率为 11.1% ~ 82.3%。大多数并发症并不威胁供者的生命安全。根据供者肝脏切取位置的不同，术后供体死亡并发症的发生率在左半肝和右半肝分别为 0.3% ~ 1.0% 和 0.2% ~ 0.5%。截至目前，全世界范围内有报道的 LDLT 供体死亡病例约有 40 多例。因此，如何保证供者的安全及预防和减少供者术后并发症的发生，在 LDLT 中是必不可少的。

目前，国际上通常采用术后并发症 Clavien 系统分级来对 LDLT 供体进行术后并发症的评估（表 3-1）。总的来说，LDLT 供体术后常见并发症包括胆道并发症（胆瘘、胆结石、胆管狭窄、梗阻等）、切口并发症（切口疼痛不适、感染、血肿、裂开、切口疝等）、腹腔脓肿、腹水、腹胀、术后出血、动静脉血栓、肺部感染、肺栓塞、泌尿系感染、肠梗阻等。据 Ozgor 等的报道，LDLT 供体术后并发症 51.6% 为 Clavien 分级 Ⅰ 级，6% 为Ⅱ级，18.1% 为Ⅲ a 级，23.4% 为Ⅲ b 级，0.6% 为Ⅳ a，无Ⅳ b 级及Ⅴ级术后并发症发生。

表 3–1　LDLT 供体术后并发症 Clavien 系统分级

分级	定义
Ⅰ级	术后出现不需要外科、内镜以及放射介入治疗的并发症，但包括药物治疗：止吐药、退烧药、止痛药、利尿药、电介质及理疗，同样包括切口感染在床边切开
Ⅱ级	需要药物治疗但不包括 1 期用药的患者，切口感染需要抗生素治疗，输血和全肠外营养包括在内
Ⅲ级	需要外科、内镜及放射介入治疗
Ⅲ a 级	不需要全身麻醉
Ⅲ b 级	需要全身麻醉
Ⅳ级	威胁生命的并发症（包括中枢神经系统并发症），需要 IC（间断监护）或 ICU 处理
Ⅳ a 级	1 个器官功能不全（包括透析）
Ⅳ b 级	多器官功能衰竭
Ⅴ级	死亡

考虑到供体的安全，LDLT 术前必须较准确地估计肝脏的容积指标，供肝切取的一个原则是保证术后供者剩余肝脏及移植肝能够正常发挥功

能，供肝的选择对于供受体的结局具有较大的影响，包括不含肝中静脉的活体右半肝，含肝中静脉的活体右半肝，左半肝以及儿童 LDLT 常采用的左外叶。在活体右半肝移植是否保留供体的肝中静脉问题上一直存在争议，包含肝中静脉的右半肝切除会导致肝脏Ⅳ段的静脉回流障碍，增加供体术后并发症的发生，肝静脉淤血可导致供体肝功能紊乱，继发门静脉高压、大量腹水以及高胆红素血症，严重时可能导致供体死亡。但目前多中心包含肝中静脉右半肝移植的临床实践证明，包含肝中静脉的肝切除对供体是安全的。Sugawara 等的研究证明，包含肝中静脉的右半肝切除与不包含肝中静脉的右半肝切除术后供体并发症的发生率、术后胆红素及转氨酶水平、术后早期肝功能的恢复及肝组织再生差异均无统计学意义。供肝的切取包含肝中静脉有利于促进移植物受者体重比（grat-to-recipient weight ratio，GRWR）＜ 0.8% 的受体肝功能的早期恢复以及肝脏的再生。因此，在保证供体剩余肝脏血液回流充分的情况下，可以选择连带供肝肝中静脉的移植物。目前提倡在保证供体安全的前提下，尽量为受体植入更多肝脏组织，一般 GRWR 至少应＞ 0.8%。

随着影像学的发展，CT 三维重建、血管造影以及超声检查技术都是 LDLT 术前肝脏体积评估较好的手段。常规估计肝脏容积的指标包括移植物体积 / 受体标准肝体积（grat volume to recipient standard liver volume ratio，GV / SLV）和 GRWR，这两项指标应分别＞ 0.40 和 0.08，若低于此则有可能导致小肝综合征的发生。小肝综合征是指 LDLT 术后的一种严重并发症，由供体剩余肝脏或受体植入肝脏过小引起，表现为以持续性黄疸、凝血功能紊乱及难治性腹水为主要特点，严重时出现败血症、胃肠道出血、肝性脑病以及肾功能、呼吸功能衰竭，有较高的发病率和死亡率，严重影响 LDLT 供受体的预后。

根据术后并发症 Clavien 系统分级，供体并发症可分为轻微组（Ⅰ ~ Ⅱ级）和较重组（Ⅲ ~ Ⅳ级），Ⅴ级极少发生，对轻微的并发症通常可以采用保守治疗获得较满意的效果，而严重的并发症往往需要外科、内镜、放射介入等有创性治疗（包括有创的外科引流治疗甚至再次手术治疗）。

胆道并发症包括胆瘘、胆管狭窄等，目前多采用核磁共振成像（MRI）结合胆管及血管造影或螺旋 CT 三维成像技术对供体肝脏的形态、体积以及重要的胆管、血管分布和变异情况进行综合性的术前评估，使与供肝切取术后供体胆道相关并发症的发生率明显降低，即使发生胆道并发症，大多数也可以通过保守治疗、介入或内镜等微创治疗方式得以解决。非手术治疗无效时可行手术治疗，较小的瘘口可行单纯修补术，若瘘口较大或是狭窄较严重可行胆管断端成形后重新吻合或胆肠吻合术。

手术切口并发症是较常见的术后并发症，其中又以切口感染和裂开最为多见。切口感染的预防应遵循的原则：①严格的无菌操作技术；②合理预防性应用抗生素；③严重污染切口的延期缝合；④术前改善机体营养状况，增强患者的抵抗力；⑤无张力缝合切口，保护组织血运，不留死腔；⑥注意保持通畅引流。在感染的早期阶段，及时进行物理治疗，以促进炎症的吸收。切口已化脓时，应立即拆除缝合线，扩开切口充分引流，并剪去已经坏死的皮下组织、肌膜和腱膜。脓汁应进行需氧菌和厌氧菌培养及药敏试验，为选用有效抗菌药物提供依据。为缩短治疗时间，可加强更换敷料后对肉芽新鲜的创面行二期缝合。切口裂开的防治措施包括纠正患者的营养状况，老年患者切口采用减张缝合线缝合，术后腹部应用腹带适当包扎等，这样可减少切口裂开的机会。若切口已裂开，无论是完全性还是部分性，只要没有感染，均应立即在手术室良好的麻醉情况下，重新逐层缝合腹壁。

小肝综合征的预防策略除了对移植供体的选择及详细评估外，还需要注意以下几个方面：①降低门静脉的灌流；②流出道的重建；③缺血的预处理等。

参考文献

［1］Shin M, Song S, Kim J M, et al. Donor morbidity including biliary complications in living-donor liver transplantation: single-center analysis of 827 cases[J]. Transplantation, 2012, 93(9): 942-948.

[2] Yaprak O, Dayangac M, Demirbas B T, et al. Analysis of right lobe living-liver donor complications: a single center experience[J]. Exp Clin Transplant, 2011, 9(1): 56-59.

[3] Ozgor D, Dirican A, Ates M, et al. Donor complications among 500 living donor liver transplantations at a single center[J]. Transplant Proc, 2012, 44(6): 1604-1607.

[4] Sugawara Y, Makuuchi M, Takayama T, et al. Safe donor hepatectomy for living related liver transplantation[J]. Liver Transpl, 2002, 8(1): 58-62.

[5] Lei J, Yan L, Wang W. Donor safety in living donor liver transplantation: a single-center analysis of 300 cases[J]. PLoS One, 2013, 8(4): e61769.

[6] Duncan A W, Soto-Gutierrez A. Liver repopulation and regeneration: new approaches to old questions[J]. Curr Opin Organ Transplant, 2013, 18(2): 197-202.

[7] Yagi S, Uemoto S. Small-for-size syndrome in living donor liver transplantation[J]. Hepatobiliary Pancreat Dis Int, 2012, 11(6): 570-576.

[8] 刘谦, 张培建. 活体肝移植后小肝综合征的研究进展 [J]. 中国现代普通外科进展, 2014, 17(1): 34-37.

[9] 雷建勇, 王文涛, 严律南, 等. 活体肝移植术后小肝综合征成功处理 1 例报道 [J]. 中国普外基础与临床杂志, 2014, 21(2): 256.

（刘　单）

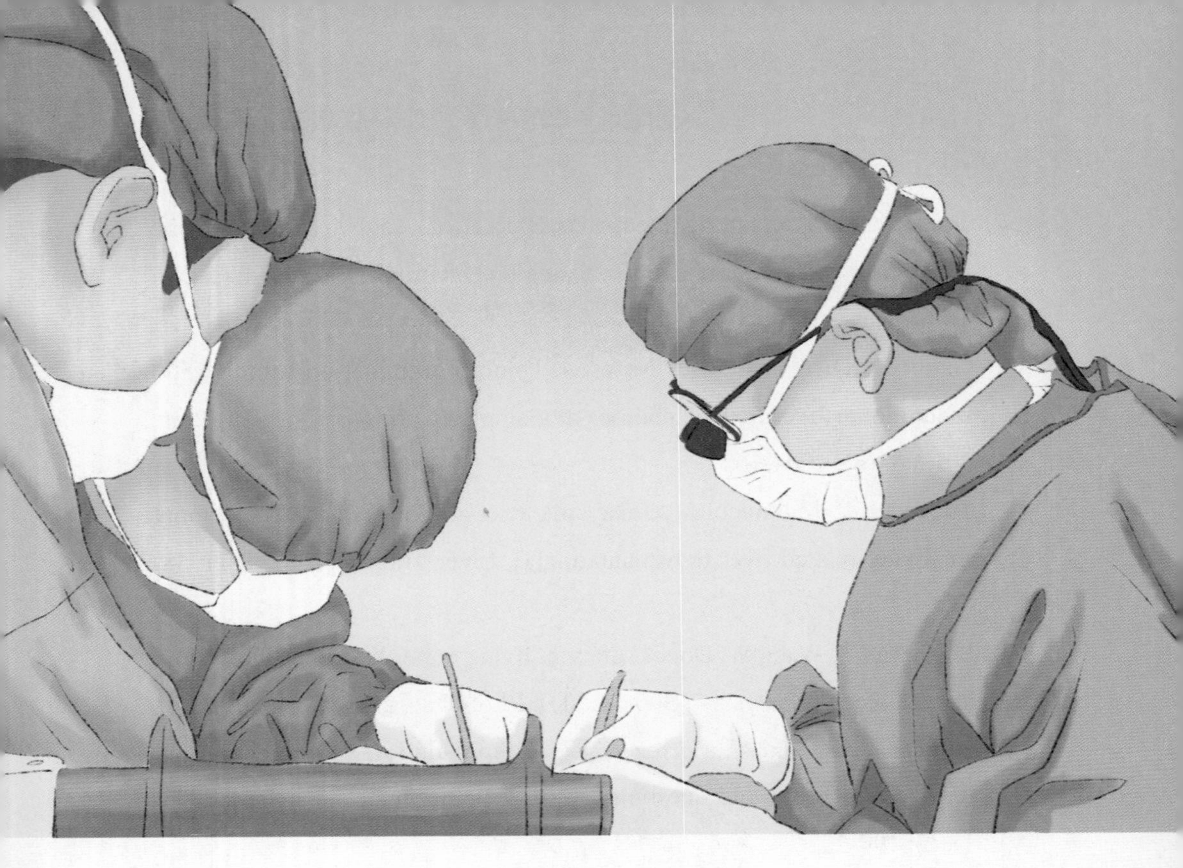

穿针引线，我不是在绣花，

而是在做一件比绣花更有艺术的作品。

在显微镜的加持下，

每一针的走位都是对于外科医生的挑战！

第四章　儿童肝移植手术过程

第一节　供肝的获取与修整

【答惑部分】

如果孩子亲属考虑要做亲体肝移植，伦理上需要符合哪些条件？

亲体肝移植供者，首先是要患儿三代以内的直系或旁系亲属、血型相合（必要时也可以跨血型，2 岁以内儿童可以跨血型），还需要捐献者父母、配偶和成年子女同意；再经过医院和所属省卫健委伦理委员会审批通过。

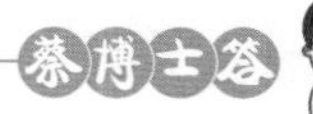

做亲体肝移植供肝捐献手术，术前应该做哪些准备？

术前，移植医生会与供者充分沟通，详细告知供肝切取手术过程、相关风险以及可能出现的相关并发症，签署知情同意书。供者术前 1 天清淡、低渣饮食，清洁沐浴、手术部位备皮，并可能进行抗生素药敏试验。术前 6 h 禁食，4 h 禁饮。

蔡博士答

宝妈提问

做亲体肝移植供肝捐献手术，手术切口有多大？术后刀口痛不痛？会不会留很大瘢痕？

儿童亲体肝移植手术供肝获取时，如果供肝为左外叶，可以采用腹腔镜微创手术进行，只需要在上腹部正中开口，长约 10 cm，而且在切口缝合时，可以采用可吸收缝线，就是常说的美容缝线，术后不需要拆线，手术瘢痕也非常小（图 4-2、图 4-2）。如果供肝是右半肝，也可以用腹腔镜辅助，尽可能减小手术切口。术后早期会有切口的疼痛感，大部分疼痛感可能与剖宫产手术相当，48 h 后明显好转，早期可以适当应用止痛药物缓解疼痛。

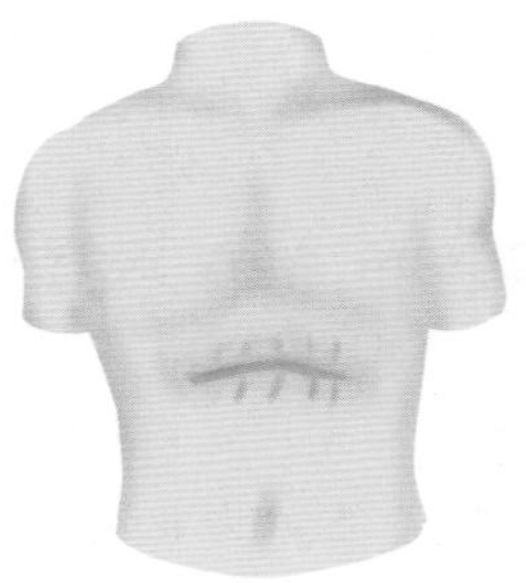
图 4–1 早期缝线

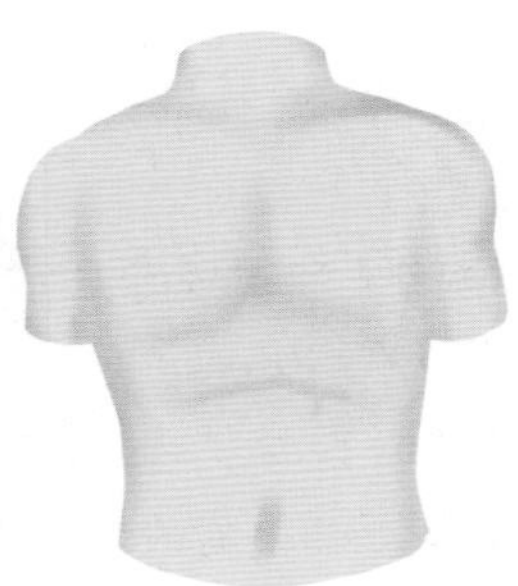
图 4–2 远期愈合后

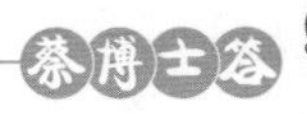

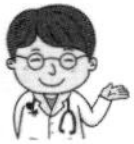

亲体供肝时，切下来的供肝是马上给孩子植入吗？

亲体供肝切取后，需要台下灌注器官保存液，将供肝内血液灌出，同时将供肝迅速降低到 0 ～ 4℃，来降低肝脏的新陈代谢，通过低温保存供肝。然后，需要将供肝进行修整，缝合关闭肝脏断面的血管、胆道等管道断端等，将供肝的血管修整成形，修整完成后就可以进行孩子的供肝植入了。

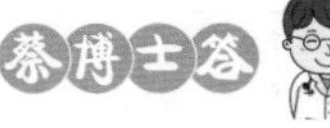

亲体捐献部分肝脏后，术后多长时间可以恢复？

术后一般 2 ～ 3 d 供肝捐献者可以下床活动，开始进食流质饮食，术后 1 周左右可以恢复正常饮食。术后肝功能早期会稍微升高，术后 10 ～ 14 d 可以恢复正常，肝脏可以再生，一般术后 1 月，肝脏体积可以增生到原来的 90% 左右。术后 2 ～ 3 周可以出院，术后 1 月可正常生活，承担轻体力工作。术后 6 个月可恢复正常工作能力。

蔡博士答

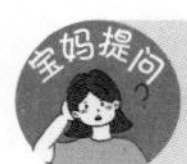

如果使用尸体供肝，是如何获取、保存的，需不需要修整？

公民逝世后捐献的肝脏由专业的器官获取医师进行器官获取，供肝获取后需要低温保存（0 ～ 4℃），然后再转运到受者的手术室。此时的供肝需要进一步修整，将肝脏周围的肌肉、脂肪等去除，将肝门动脉、门静脉、胆道、下腔静脉修整出来，以备进一步肝脏植入时血管和胆道的吻合重建。如果是劈离式供肝，台下还需要完成供肝组织和脉管的分割和重建，使两部分移植物都有完整的脉管结构。

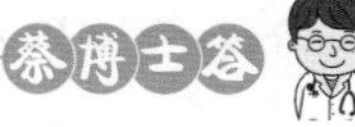

【知识补给站】

1. 肝脏的保存修复

供肝质量直接关系到受者移植手术的成功率及预后。目前临床一般通过供者年龄、体重、肝功能、ICU 停留时间、热缺血时间、冷热缺血时间及肝脏病理等参数综合评价供肝质量。供肝功能性热缺血时间一般不超过 30 min，应尽量缩短供肝缺血时间。

供肝获取过程中应以 UW 液或 HTK 液等器官保存液充分灌洗，在体灌注不充分时，可在获取后再行离体灌洗。获取操作应动作轻柔，注意保护第一肝门。尤其在劈离式肝移植中，要尽量保护两侧供肝的血管及胆管。供肝离体保存效果直接影响供肝质量，器官静态冷保存（0 ~ 4℃）是目前供肝保存应用最广泛的方法。UW 液和 HTK 液是国际上应用最广泛的供肝冷保存液，理想供肝的冷保存时间不超过 8 h，临床实践中供肝的保存时限一般 12 ~ 16 h。

2. 儿童公民逝世后器官捐献供肝获取技术

儿童公民逝世后器官捐献供肝获取技术与成人相似，但应注意结合不同年龄儿童供者的生长发育情况选择合适口径的灌注管道，灌注流量适当，确保获取供肝质量。供肝修整时应尽量保留肝固有动脉周围组织，以降低动脉血栓发生风险。

3. 供肝修整、灌注及保存流程

修肝台：准备盛满无菌 4℃ 冰水混合物的修肝盆以及相关修肝器械、灌注管道、胆道及动脉冲洗套管针和无菌质量秤。供肝取出后立即置入盛满 4℃ 冰水混合物的修肝盆，使用 4℃ 器官保存液冲洗胆管及动脉，测量供肝门静脉、肝静脉、胆管和肝动脉直径并称重，必要时行供肝血管整形。完毕后将供肝放入无菌器官袋密封 4℃ 保存等待移植。

4. 供者管理及随访流程供者术后管理及随访流程

术后一般处理：复苏后拔除气管插管，吸氧、心电监护、禁食，监测供者生命体征及引流液颜色、引流量和尿量。对症处理疼痛、胃肠道反应等症状。术后第 2 天逐步开放饮食，适量静脉补液支持治疗，观察引流液颜色和引流量，鼓励供者适当活动、咳嗽排痰，复查肝功能等指标。术后第 1 ~ 3 天拔除导尿管，鼓励供者下床活动以促进胃肠功能恢复。观察引流液颜色和引流量，术后第 4 天评估拔除腹腔引流管。定期复查肝功能等指标，达到出院标准后康复出院。

术后随访：术后 1 周拆线。术后 1、3、6 个月门诊随访复查肝脏超声及肝功能等。此后每年例行健康体检，必要时复查肝脏 CT。

参考文献

[1] 中国儿童肝移植操作规范 (2019 版)[J]. 中华移植杂志 (电子版), 2019, 13(3): 181 -186.

[2] 中国肝移植注册中心 , 国家肝脏移植质控中心 , 国家人体捐献器官获取质控中心 , 等 . 中国移植器官保护专家共识 (2022 中文版)[J]. 中华外科杂志 , 2022, 60(5): 409-423.

（孙延东）

第二节　病肝的切除

【答惑部分】

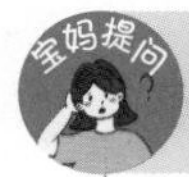

宝宝需要把整个病肝都切掉吗?

患儿的肝脏是需要全部切掉的，一是患儿的病肝出现了严重的肝细胞损害及代谢异常，已经无法维持机体的正常运转或者存在影响生命安全的致病因素；二是小儿腹腔体积小，不切除整个病肝，无法植入新的肝脏；三是需要把病肝切掉，新肝才能更好地和患儿的血管进行吻合。

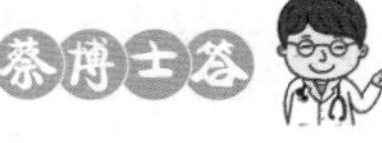

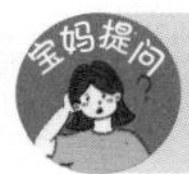

宝宝病肝切除的大致过程是怎么样的?

病肝切除的过程主要包括病肝游离及病肝切除，首先逐步分离、切断和修整与肝相连的肝周韧带、动脉血管、静脉血管、胆管和其他组织，游离完毕，紧接着迅速切断病肝与受体之间的所有组织结构，完整取出肝脏。

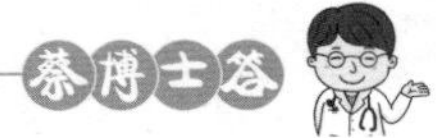

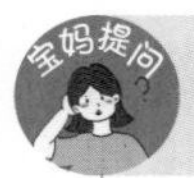

宝宝整个肝脏切除掉，这个过程风险大吗？

风险肯定是有的，病肝切除是肝移植的关键步骤，尤其是对于一些严重肝硬化、门静脉血栓、广泛血管侧支形成、多次手术或再次移植的受者，病肝切除难度较大，需仔细分离止血，防止发生不可控制的大量失血。

蔡博士答

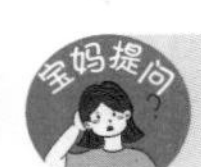

宝宝病肝切掉了，会有一段时间没肝脏，有没有生命危险？

患儿在切除病肝到植入新肝的这段时间称为“无肝期”，在这个阶段机体的内环境容易出现各种问题：代谢性酸中毒、高钾血症、低血压、心律失常、凝血功能异常等。因此外科医生需要用最短时间将供肝植入体内并恢复供肝的血供，以缩短“无肝期”对机体及供肝质量的影响。

蔡博士答

【知识补给站】

（1）病肝切除术过程：起初进腹后，离断肝圆韧带和镰状韧带。安置悬吊式自动腹腔拉钩。离断左冠状韧带、左三角韧带及肝胃韧带充分游离左肝。显露第一肝门，首先确认肝动脉，游离并以粗线结扎，避免过度结扎导致内外膜剥离；再分解、离断胆总管，最后充分游离切断门静脉周围疏松结缔组织。依次离断右冠状韧带、右三角韧带、肝结肠韧带、肝肾韧带，使整个肝脏完全游离（图 4-3）。钝性仔细分离、结扎肝后下腔静脉左右侧壁并汇合贯通。在肝门高位将门静脉离断，显露、解剖下腔静脉。用辛式钳在肾静脉上方钳夹阻断肝下下腔静脉，于肝静脉上方、膈肌静脉裂孔下用特制肝上血管钳横向钳夹肝上下腔静脉，完整切除病肝，进入无肝期。

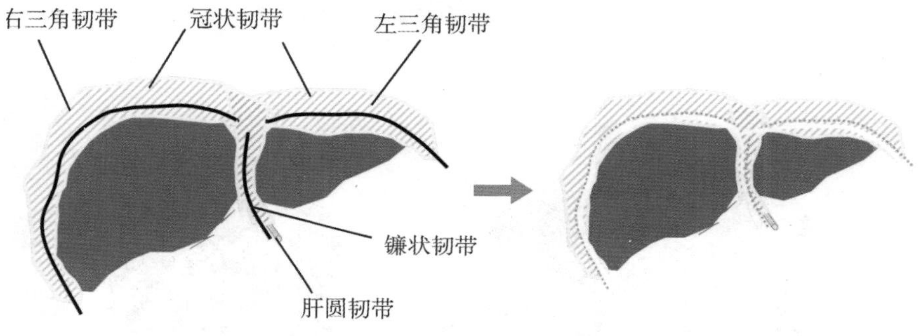

图 4–3 离断肝周韧带

（2）在儿童 LDLT，尤其胆道闭锁的患儿中，通常在移植前接受了 Kasai 手术或者其他手术治疗。在这种情况下，肠道及腹内其他组织通常与肝脏前边缘和下缘表面紧密地粘连在一起，通过电凝进行仔细地分离，有助于缩短手术持续时间，减少出血，此外，间断在肠道上冲水可以防止可能的肠灼伤。

（3）在 Kasai 术中重建的 Roux-en-Y 吻合的肠管应该尽可能保留长且完整，应尽可能地在远端横切肝动脉以便于选择适当直径的血管进行重建。通常，在小婴儿体内肝动脉壁非常脆弱，为防止动脉内膜剥离，操作应该尽量轻柔。

（4）在离断肝动脉之后，可进行门静脉解剖，病肝切除应尽量不阻断门静脉血流。在 LDLT 术中，进行肝切除术的同时应保持下腔静脉完好。在没有肝硬化的患者，如代谢疾病等中，在保留下腔静脉的同时，即使不进行肝门血流阻断，也不难进行肝脏的解剖游离。这种技术可以尽可能缩短门静脉被阻断的时间。

（5）在肝硬化，如胆道闭锁的情况下，在进行肝脏游离解剖之前进行肝门阻断可以使肝切除术更加容易进行。在这种情况下，因为存在较多的预先形成的侧支血管，在肝切除术早期切断门静脉，通常不会导致肠道严重淤血。一般来说，除了个别适应证外，在儿童 LDLT 中没有必要进行静脉旁路或临时门体分流。在离断肝短静脉后，钝性解剖可以很容易地通过肝右静脉左边的无血管空间，环绕肝右静脉的根部。切断肝右静脉，再切断肝中静脉和肝左静脉完成肝切除术（图 4-4）。

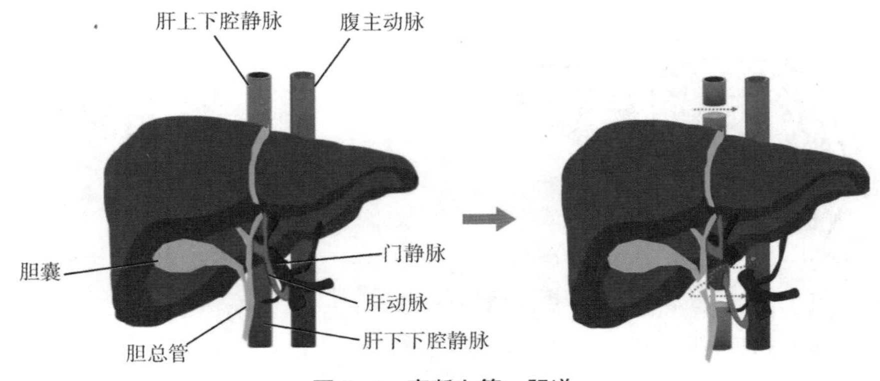

图 4–4　离断血管、胆道

参考文献

[1] 中华医学会麻醉学分会器官移植麻醉学组 . 小儿肝移植术麻醉管理专家共识 [J]. 临床麻醉学杂志 , 2021, 37(4): 424-429.

[2] 中华医学会小儿外科学分会肝胆外科学组，中国医师协会器官移植医师分会儿童器官移植学组 . 胆道闭锁诊断及治疗指南 (2018 版)[J]. 中华小儿外科杂志 , 2019, 40(5): 392-398.

[3] 中华医学会器官移植学分会 . 中国儿童肝移植操作规范 (2019 版)[J]. 中华移植杂志 (电子版), 2019, 13(3): 181-186.

（吴　斌）

第三节　供肝的植入

【答惑部分】

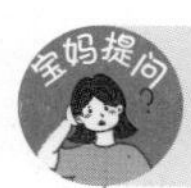

要怎么给孩子做术前准备工作?

术前 1 d 可以给孩子身体做简单的沐浴，保持皮肤清洁，减少感染风险。孩子术前需要完全禁食水一段时间，根据孩子月龄大小禁食时间有所不同。＜6 个月的孩子术前禁食禁奶 4 h；6 个月～3 岁的孩子术前禁食禁奶 6 h；＞3 岁的孩子术前禁食禁奶 8 h（图 4-5）。这样可以尽量排空胃内食物，才能避免在麻醉过程中出现胃内的残留食物反流，误吸到气管导致肺部感染的风险。因为小孩子对禁食耐受较差，可以适当静脉补液。

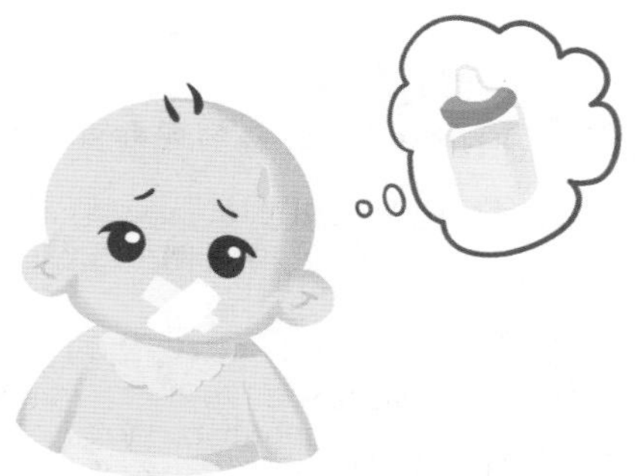

图 4-5　术前禁食

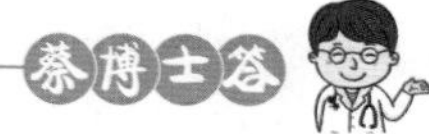

手术切口会是什么样子?

1 岁以内的孩子胸廓较小，一般采用两肋下水平横行切口，刚好在肿大的肝脏下缘水平位置。如果之前做过Kasai手术，可以沿着原切口两边延长，呈“一”字形，12 ~ 15 cm。对于身体发育较好的稍大龄孩子，需要考虑采用自剑突下向两侧肋弓方向的坡屋顶样切口，即常见的“人”字形或者说“奔驰标”切口，可以充分暴露术野，降低手术难度（图 4-6、图 4-7）。

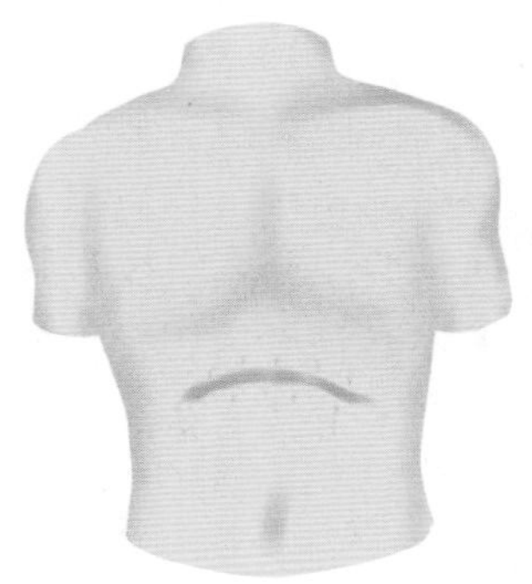

图 4–6　“一”字形

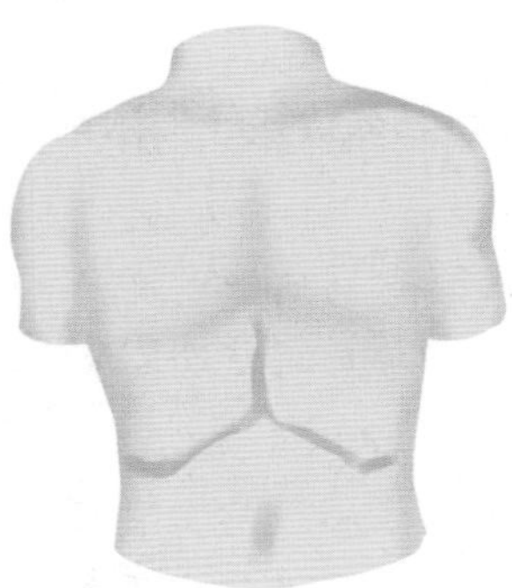

图 4–7“人”字形

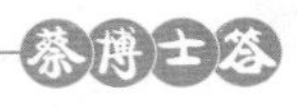

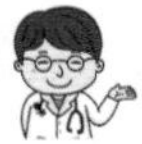

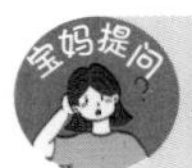

孩子的肝脏要全部切除吗？胆囊还会保留吗？

绝大多数的孩子需要把自己的病肝全部切除。只有极少数代谢性疾病的孩子可以考虑保留部分肝脏，采用辅助性肝移植，帮助纠正自身肝脏代谢障碍。胆囊会和病肝一同切除，即使新肝植入后也会将其胆囊切除，因此孩子在移植术后是没有胆囊的。这样做是为了避免不必要的感染、胆瘘等风险。没有胆囊也不会对孩子的营养吸收造成不良影响，家长完全不必担心。

蔡博士答

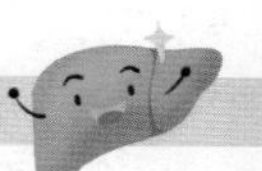

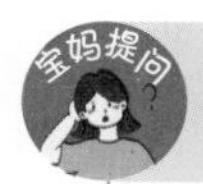

孩子脾脏很大，术中要一起切除吗？

术前肝硬化门静脉高压症状严重的孩子会伴随脾脏增大，有的孩子脾脏增大十分明显，超出肋弓的保护，可以在左上腹轻易触及。巨大的脾脏会压迫胃肠道，容易出现腹胀不适，影响孩子的食欲，也会引起家长的焦虑，生怕孩子磕碰会导致脾脏破裂的严重后果。那么移植手术会使脾脏缩小到原本的正常大小吗？应该说，当新肝植入成功，内脏血流进入新肝后，门静脉高压可以迅速下降到正常水平，之前充血的脾脏可以在肉眼可见的程度出现缩小。但是，不是所有的脾脏都能够恢复正常大小，体积越大则恢复的可能性越小。但考虑到脾脏是重要的免疫器官，脾脏切除可能引起程度严重的恶性感染，一般不建议切除孩子的脾脏。对于巨脾患儿，可以考虑进行部分脾切除，将突出于肋弓外的部分脾脏进行切除，减少术后脾亢和磕碰风险。

蔡博士答

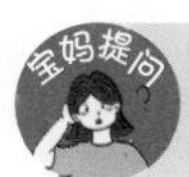

孩子之前做过 Kasai 手术，会对移植手术有影响吗？

确诊胆道闭锁的孩子都应该首先考虑做 Kasai 手术，因为其中一部分孩子肝功能有恢复正常的机会，能够长期健康地生存，而疗效不是那么理想的孩子通过 Kasai 手术也可以获得一定时间的生长发育机会，伴随着身体长大、免疫力增强，肝脏血管也相应增粗，使接下来的肝移植手术难度降低，利于孩子移植术后病情恢复。同时，Kasai 手术使孩子有了更多的等待时间，可以等待适合自己的供体。Kasai 手术会游离肝门，行肝门板小肠吻合术，使肝门区会有组织粘连，特别是对肝周进行游离的葛西术式粘连范围更大，对移植时病肝的游离和切除造成一定影响，但此种影响对经验丰富的移植团队来说是完全可控的，出现粘连肠管副损伤的风险还是很小的。另外，Kasai 手术做的 Roux-en-Y 肠袢，如果输入袢保留长度足够的话，可以直接用来重建新肝的胆汁引流通道，节省了部分手术时间。

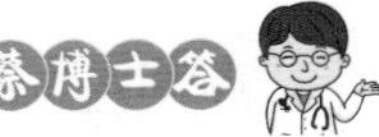

无肝期时间长吗，对孩子影响大吗?

一般从孩子的病肝切除离体到新肝植入开放血流需要 30 min ~ 1 h，在此期间没有肝脏参与生理代谢，内脏和下肢回心血流受阻，会有一定程度的淤血损伤和血压下降。但通过麻醉医生的药物调整和补充血容量等对应措施，一般都能够顺利度过上述无肝期，不会对孩子的心肾等器官功能造成大的不良影响。对于术前状态非常差，伴有严重心脏肾脏功能异常的孩子，可能术中需要采用 CRRT 或者 ECMO 的体外循环装置辅助治疗，帮助孩子度过无肝期的过程。

蔡博士答

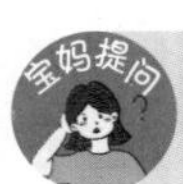

新肝植入都有哪些方式，哪种方式最好?

新肝植入方式主要包括原位经典、原位背驼术式，还有少量采取原位辅助或异位辅助的方式，主要根据供肝类型和孩子自身血管条件选择术式。在技术成熟的移植中心，各种术式都不会影响孩子的手术效果，因此家长不必为此担心。

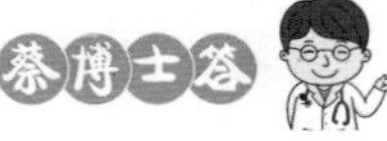

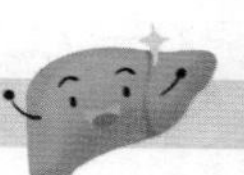

手术最困难的部分是哪些？

肝移植简单地说就是把病肝切除，然后把新肝植入的过程。病肝切除过程中需要游离肝脏与周围组织的连接支撑结构，有一些是韧带组织，可以直接结扎切断；一些是血管胆管等功能性管道结构，需要充分游离，避免损伤导致大出血，在移除病肝前给予钳夹离断，为新肝植入吻合做准备。新肝植入过程就是重建肝脏功能性管道的过程，把不同的血管、胆管（胆道闭锁的孩子自身胆管发育不好，用肠管代替）一一对应缝合，这一过程是关系手术成败的关键，特别是在动脉吻合时，因为儿童肝动脉纤细，必须在显微镜下进行操作，吻合动作要求严苛，稍有不慎可能导致血管闭塞或者出血，后果严重（图 4-8）。

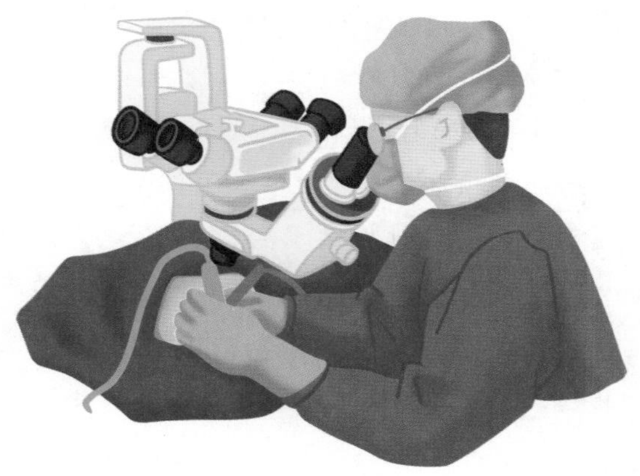

图 4–8 动脉吻合

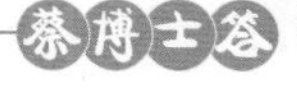

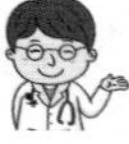

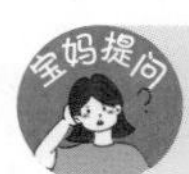

怎么判断供肝在孩子体内开始工作了？

新肝植入体内，当开放血管，血流再次灌注到肝内，新肝就开始工作啦！我们可以看到肝脏表面变得红润，弹性十足，只需要很短的时间就能够看到金黄色的胆汁从胆总管流出。化验检查在术后早期还会表现出转氨酶升高，有时会持续升高 1 ~ 2 d，然后开始掉头下降，胆红素一般术后就可以显著下降，在术后 1 ~ 2 周恢复到正常水平。同时改善的还有凝血功能，凝血物质水平很快会恢复正常，而我们还要在术后应用抗凝药物以避免吻合血管内血栓形成。

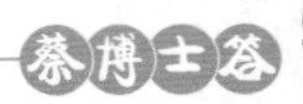

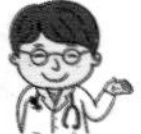

术中容易出现哪些问题，怎么能早点发现，怎么纠正？

因为条件所限，很难达到新肝与孩子在体腔、血管大小等各方面完全匹配，往往也不能将新肝按照其原来的解剖位置进行重建，因此供肝体积、植入位置、血管吻合角度等需要“因地制宜”地考虑和设计，以达到最佳的血管重建效果，保障新肝能够长期稳定的工作。以亲体肝移植为例，从大人身体上切割下来的肝脏，一般只占其整体的 1/6 ~ 1/5，但对于一个不足 1 岁的孩子来说，可能还是太大了，一下就填满了整个腹腔，有的甚至不能顺利地把手术切口关上。这时就需要对新肝进行二次修整，再次切除部分肝组织，减小肝脏体积。还有就是最常采用的左肝移植物在形态上和全肝存在明显差异，无法完全贴合地放入原来病肝所在的右侧腹腔内的，会在原位出现一个空腔，在缺乏有效支撑的情况下可能导致新肝倾转，坠入这个空间，如果出现这种情况，会引起肝脏血管扭转闭塞，导致严重后果。为避免这种情况发生，需要对新肝进行位置固定，把肝脏镰状韧带与腹壁在相应位置进行缝合固定。移植过程中最需要关注的是肝脏血流，特别是肝动脉的血流，因此在术中需要多次进行超声检查，观察肝动脉、门静脉和肝静脉的多普勒频谱形态，计算门静脉血流量。如果出现血流信号异常，则需要仔细探查血管吻合口是否存在问题，血管是否有扭曲打折等情况，是否有潜在的门体静脉分流等。将影响因素逐一消除后，需要再次行超声检查。只有在超声结果满意的前提下，才能够考虑关腹结束手术。而且，在完成关腹缝合后，仍然需要再次行超声检查，因为肝脏血流在腹腔开放状态和关腹后状态下还是会有些差异的。当最后一次超声检查通过后，一场精彩的肝移植手术才算真正完成。

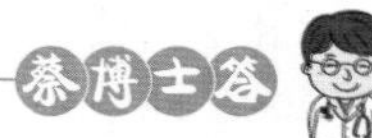

术后孩子肚皮上会插满各种管子，这些都是必需的吗?

许多孩子术前存在严重门静脉高压，大量腹水的情况十分常见。移植术后腹水渗出不会立刻消失。如果腹水过多会导致腹腔压力升高，不利于内脏血流灌注，因此术中需要留置引流管将这些渗出液引流出来。引流管还有辅助观察病情的作用，比如引流液的颜色、气味、引流量的变化，可以为医生判断孩子病情提供重要的参考依据（图 4-9）。一般情况下可以在腹壁左右各留置一根引流管，如果术前腹水量巨大的可以在盆腔也留一根。当孩子肝功能逐渐恢复，腹水引流量下降到 50 ml/d 以下后，就可以拔除这些管子了。因为孩子自制力较弱，一般不会留置需要保留较长时间的胆汁引流管，以避免不必要的附带损伤。

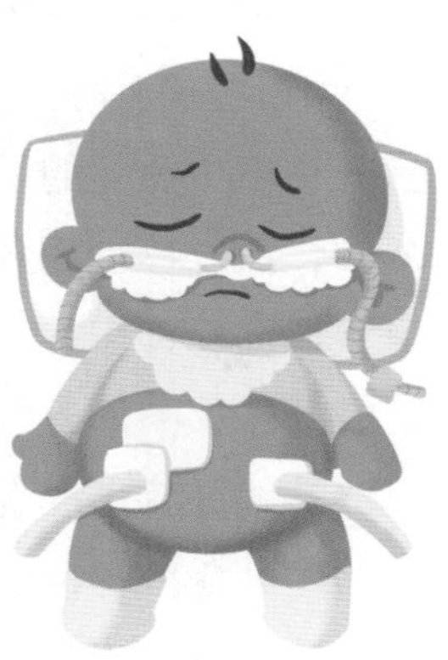

图 4–9　引流管

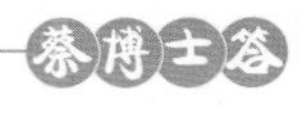

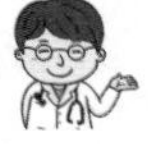

【知识补给站】

1963 年 Starzl 教授完成全球首例肝移植手术，受者为 1 名 3 岁胆道闭锁儿童。自此儿童肝移植经历超过半个世纪的发展。20 世纪 80 年代，Bismuth 和 Houssin 通过移植肝减体积的方法，将成人供肝应用到儿童肝移植受者。1988 年 Pichlmayr 等将 1 个供肝移植到 2 例受者（1 例儿童受者和 1 例成人受者）体内，实施了世界首例劈离式肝移植，增加了儿童供肝来源。从最早期的全肝移植，减体积肝移植，活体供肝肝移植，到劈离式肝移植，儿童肝移植手术技术不断进步，供肝方式多样化使更多患儿得到手术治疗的机会，儿童患者的等待病死率由 20 世纪 80 年代的 40% 降至目前的 10%，年龄较大的儿童降至 5%。

儿童肝移植技术发展以“移植物”为中心，亲体肝移植和劈离式肝移植等可以扩大供体池，目前已成为儿童肝移植的最重要手术方式；多米诺肝移植、辅助性肝移植等也为儿童肝移植提供更多选项；而以腹腔镜、达芬奇手术系统为代表的微创外科技术在活体肝移植供肝切取中的开展，更是近年儿童肝移植技术的新亮点。亲体肝移植与尸体供肝相比具有几乎无热缺血、供体来源感染风险低的优势。腹腔镜因其较小的创伤优势受到更多亲体供者的青睐。劈离式肝移植如今逐渐由体外劈离过渡到在体劈离的方式，大多数学者认为在体原位劈离能更好地处理肝断面，减少术中出血和胆漏的发生，缩短冷缺血时间，因而有效地保护供肝功能，预后更佳，也是目前儿童肝移植中重要的手术方式之一。多米诺供肝通常选择特定代谢缺陷的病肝，从肝移植受者移植给第二个患者。目前已报道的多米诺供肝包括家族性淀粉样多神经病变、枫糖尿病、家族性高胆固醇血症、鸟氨酸氨甲酰基转移酶缺乏症等多种儿童罕见病。经过多年来的技术创新和实践，劈离式肝移植联合多米诺肝移植，亲体肝移植联合多米诺肝移植，多米诺辅助式肝移植等更多的手术方式间互相联合的个体化手术设计让更多的肝病患儿得到及时的肝移植治疗，取得较好的治疗效果。

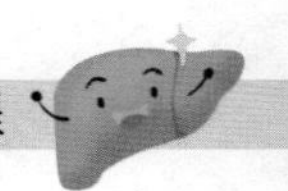

我国儿童肝移植虽然起步较欧美国家晚近30年，但近10年发展迅猛，自2020年以后每年儿童肝移植手术量已超过1 000例，成为全球儿童肝移植手术例数最多的国家。我国儿童肝移植的特点是受者年龄低，多在1岁以内；体质量小；血管、胆管等脉管口径细；腹腔容积有限；对移植物的形态及质量要求高；对外科技术要求更高。因此，术前需要对供受者体型、肝脏大小、血管和胆管分型等做细致周密的评估，合理设计手术方案，手术中密切配合，贯彻术前计划，不遗漏任何可疑细节，把问题在术中解决，是成功的肝移植手术的必然要求。

参考文献

[1] 夏强，朱欣烨. 儿童肝移植发展现状及展望 [J]. 临床小儿外科杂志，2022, 21(5): 401-404.

[2] 中华医学会外科学分会外科手术学学组，中华医学会外科学分会移植学组. 劈离式肝移植专家共识 [J]. 中华肝脏外科手术学电子杂志 [J]. 2020, 9(5): 429-434.

[3] 祖彩华，刘蕾，滕大洪，等. 219 例胆道闭锁儿童亲属活体肝移植术后临床疗效及其相关因素分析 [J]. 中华器官移植杂志，2016, 37(10): 606-610.

[4] 朱志军. 关于代谢性肝脏疾病肝移植治疗思路的假想 [J]. 中华器官移植杂志，2014, 35(9): 513-514.

（滕大洪）

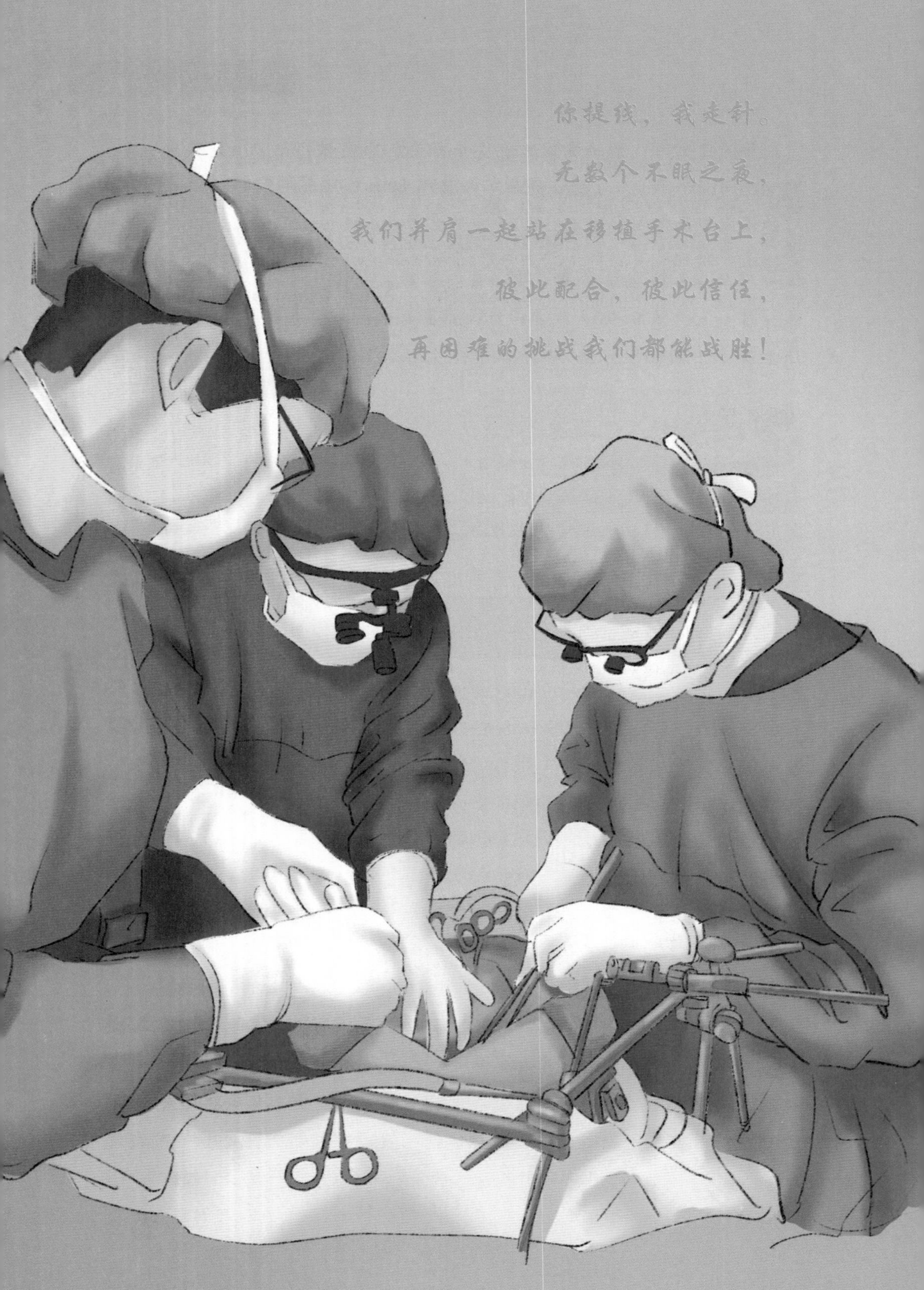
你提线，我走针。
无数个不眠之夜，
我们并肩一起站在移植手术台上，
彼此配合，彼此信任，
再困难的挑战我们都能战胜！

第五章　术后早期监护室的恢复过程

第一节　肝功能的维护

【答惑部分】

肝移植术后早期移植肝功能如何恢复？

儿童肝移植术后早期常因缺血再灌注损伤存在移植肝功能异常，随着移植肝功能恢复及免疫抑制剂的应用，肝功能常在术后 1 ～ 2 周逐渐恢复至正常水平。如肝功能指标持续异常或恢复正常后再次出现肝功能异常，应积极寻找肝功能异常原因，及时诊治恢复肝功能。

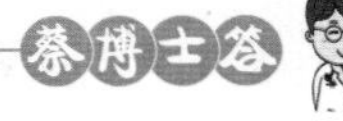

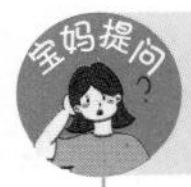

肝移植术后早期移植肝功能异常有哪些临床表现？

肝移植术后早期移植肝功能异常的临床表现缺乏特异性，往往通过化验检查肝功能指标异常发现。可表现为发热、乏力、厌食、恶心呕吐、腹胀腹痛、肝脾肿大，严重者发生皮肤巩膜黄染、大量腹水、少尿、凝血功能差、神志障碍、重症感染等。借助超声、CT、MRI 等影像学检查可以发现移植肝形态异常、胆道、血管并发症及坏死脓肿等病变。

蔡博士答

肝移植术后早期需要通过哪些生化指标监测移植肝功能？

肝移植术后早期移植肝功能监测包括肝脏酶学指标、胆红素、胆汁酸代谢指标；蛋白质、凝血、脂质代谢功能；肝脏排泄、解毒功能等。

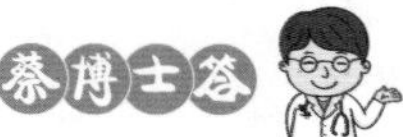

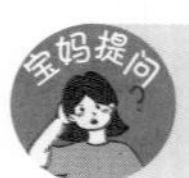

这些化验指标主要反映哪些方面的移植肝脏功能？

这些指标的变化可以反映肝脏三个方面的问题。

（1）肝细胞损害指标：转氨酶是肝细胞损害的敏感指标。其中 ALT、AST 最常用，两者在移植肝细胞损伤坏死时升高，ALT 在肝损伤检测中的敏感性和特异性优于 AST。

（2）胆红素代谢、胆汁淤积指标：包括 TBiL、DBiL、尿胆红素、TBA、γ-GT、ALP 等。发生肝细胞变性坏死、肝内胆汁淤积、胆道梗阻、胆红素代谢障碍等病变时这些指标升高。溶血性黄疸以间接胆红素升高为主。婴幼儿处于生长发育时期，ALP 可见生理性升高。尿液中有胆红素提示存在肝胆疾病。

（3）肝脏合成功能指标：包括白蛋白、前白蛋白、胆碱酯酶及凝血酶原时间、凝血因子等，血清中的白蛋白全部由肝脏合成，因此肝脏出现病变时白蛋白降低提示预后不良。前白蛋白也在肝脏合成且较白蛋白半衰期短，前白蛋白比白蛋白更敏感地反映肝脏合成功能的损害。大多数参与凝血过程的凝血因子是蛋白质，肝脏是合成这些血凝蛋白的主要场所，因此移植肝功能损害时凝血因子、凝血酶原时间异常。

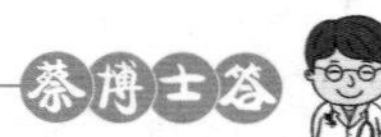

肝移植术后早期移植肝功能监测频率及项目有哪些?

移植肝功能恢复顺利情况下，术后1周内需每日监测生化指标（包括ALT、AST、TBiL、DBiL、TBA、γ-GT、ALP、白蛋白、前白蛋白、胆碱酯酶、凝血酶原时间、INR等）、免疫抑制剂血药浓度、移植肝超声等。如病情稳定，术后2～4周每周1～2次监测移植肝功能。如出现移植肝功能异常，则需加强监测，必要时行超声造影、CT、MRI、MRCP、PET、肝脏穿刺活检等明确诊断指导进一步诊治。

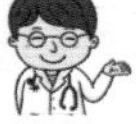

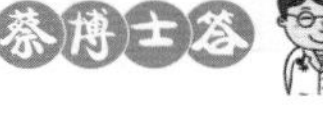

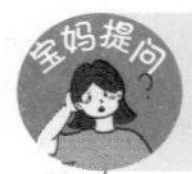

肝移植术后早期移植肝功能异常的原因有哪些方面?

肝移植术后早期移植肝功能异常原因复杂多样。常与供肝风险因素、受者病情严重程度、肝移植术中情况、移植肝缺血再灌注损伤、感染并发症、排斥反应、血管并发症、胆道并发症、药物性肝损害、溶血、功能性胆汁淤积等方面相关。

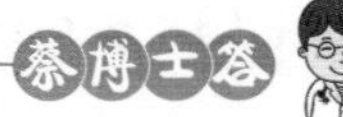

【知识补给站】

肝移植术后早期移植肝功能异常的应对措施：

1. 移植肝原发性无功能

移植肝原发性无功能是肝移植后早期少见的致死性并发症。表现为术后发生急性移植肝功能衰竭、血清转氨酶急剧增高，出现肝性脑病、腹水、凝血功能障碍、高胆红素血症和血流动力学不稳定，肾功能衰竭、肺部并发症等临床表现。原因包括供肝因素、术中损伤、受者病情危重、受者存在预存性抗体等。目前无有效治疗方法，再次肝移植是挽救患者生命的唯一手段。

2. 感染并发症

肝移植术后早期感染并发症可导致移植肝功能异常。细菌、真菌等严重感染引发脓毒症过程中，移植肝在清除病原体和毒素的同时也引起炎症级联反应，导致免疫抑制和脏器功能损伤。此外感染性多脏器功能衰竭病程中休克、缺血缺氧状态也会影响器官功能。

（1）HBV、HCV 感染：尽管给予充分的防治措施，但因需要输入血液制品和供体因素，肝移植术后早期仍可发生 HBV、HCV 感染。临床表现无特异性，化验提示肝功能异常，HBV-DNA 阳性，HCV 抗体、HCV-RNA 阳性。自临床上应用乙肝免疫球蛋白联合核苷类似物防治 HBV，直接抗病毒药物防治 HCV 以来，术后 HBV、HCV 发病率显著降低。

（2）CMV 感染：儿童肝移植术后 CMV 感染发生率达 30%，临床表现无特异性，常见发热、乏力、白细胞减少、转氨酶升高等。检验示 CMV-DNA 阳性、PP65 阳性、新发 CMV-IgM 阳性可诊断 CMV 感染。使用过高剂量的免疫抑制剂亦会增加 CMV 感染风险。移植后给予预防性抗病毒治疗有效降低 CMV 感染发生率。更昔洛韦、缬更昔洛韦是抗 CMV 感染最有效的药物，二线用药为膦甲酸钠、西多福韦、抗 CMV 免疫球蛋白等。

（3）EBV 感染：儿童肝移植术后 EBV 感染常见。临床表现为传染性单核细胞增多症；慢性活动性 EBV 感染；噬血细胞综合征；EBV 肝炎、肺炎、胃肠炎等器官受累；移植后淋巴细胞增生性疾病（PTLD、Burkitt 淋巴瘤、Hodgkin 病）。临床上有持续或间断发热、淋巴结肿大、肝脾肿大、肝功能异常、血小板减少、溶血性贫血。EBV-DNA 阳性，肝穿病理可确诊 EBV 感染。EBV 治疗首选降低免疫抑制剂强度，给予抗病毒及保肝药物。PTLD 治疗包括减少免疫抑制剂，免疫球蛋白和抗 CD20 单克隆抗体，酌情选用化疗、放疗、手术等。

3. 排斥反应

儿童肝移植术后排斥反应发生率随着月龄而增高，儿童肝移植登记系统显示 1 岁以内受者排斥反应发生率为 43.8%，> 1 岁者发生率为

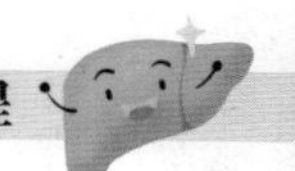

57.9%。排斥反应常发生在术后 6 个月内，最常见于术后 1 ~ 6 周。多数发生过一次或多次急性排斥反应。临床表现无特异性，多为进食差，腹胀，发热，神志淡漠，严重者出现皮肤巩膜黄染、顽固性腹水等体征。化验 ALT、AST、GGT、ALP 升高，部分出现胆红素升高。常需行肝穿刺活检明确急性排斥反应诊断。治疗：轻度排斥反应可增加免疫抑制剂强度和（或）加用激素、霉酚酸酯类治疗。中重度排斥反应可应用大剂量激素冲击治疗并增大免疫抑制剂强度。如考虑存在抗体介导的排斥反应，可应用大剂量激素、人免疫球蛋白、血浆置换、利妥昔单抗、脾切除等治疗方案。

4. 血管并发症

移植肝血管并发症主要包括肝动脉、门静脉和流出道三个方面。

（1）儿童肝移植术后肝动脉血栓形成发生率为 5.7% ~ 8.4%。临床常见发热、肝功能异常、胆道并发症、败血症等。术后常通过超声监测移植肝血流情况，一旦出现肝动脉血流流速降低或消失考虑肝动脉血栓形成，应尽快选择超声造影、DSA、CTA 等检查，发现肝动脉充盈缺损或消失可以确诊。治疗：确诊肝动脉血栓受者首选手术取栓肝动脉再吻合或介入治疗，同时予充分抗凝治疗防治血栓。一旦出现移植肝功能衰竭或肝脏病变不能恢复，常需再次肝移植。

（2）门静脉并发症包括门静脉狭窄和门静脉血栓形成，发生率为 1.2% ~ 16.5%。临床表现为肝功能恢复延迟或急性移植肝功能衰竭。腹部超声为门静脉狭窄、血栓形成的首选筛查方法，可进一步通过腹部 CTA 血管重建及 DSA 明确诊断和治疗。治疗：术后早期门静脉血栓形成需紧急处理，治疗包括手术取栓、溶栓、血管内支架置入、血管旁路移植等。门静脉狭窄可采用球囊扩张、血管内支架置入、血管旁路移植等联合抗凝治疗。血管内介入治疗无效合并门静脉高压或肝功能失代偿受者需再次肝移植。

（3）肝静脉流出道梗阻是肝移植后少见并发症，发生率为 1.5% ~ 4%。术后早期肝静脉流出道梗阻多为手术因素所致，如缝合技术、供体侧血管过长发生扭转、肝脏位置不佳压迫肝静脉等。常见临床表现为持续性腹水（除外低蛋白血症、淋巴漏等并发症后）、黄疸（除外胆道并发症后）、下肢水肿、腹泻等消化道症状。化验提示肝脏酶学异常、高胆红素血症、凝血功能障碍等。腹部超声为肝静脉流出道梗阻首选筛查方法，超声怀疑流出道梗阻时需行腹部增强 CT 检查。流出道梗阻常见的表现有吻合口狭窄、肝肿胀、侧支血管形成等。怀疑存在流出道梗阻时应立即行肝静脉造影，如肝静脉造影未见流出道梗阻，则应行经颈静脉穿刺活检。肝穿病理活检可中央见静脉周围出血、坏死等梗阻表现。术后早期急性流出道梗阻需尽快外科手术治疗，行吻合口切开补片成形术。后期可采取球囊扩张术、支架置入术联合抗凝治疗。如治疗失败并进展为移植肝功能衰竭需再次肝移植。

5. 胆道并发症

肝移植术后早期胆道并发症包括胆道狭窄和胆漏，发生率为 6% ~ 40%。

（1）胆道狭窄受者临床表现为厌食、黄疸、皮肤瘙痒、大便颜色变浅，少数伴有急性胆管炎症状如高热、腹痛、寒战等。化验示 GGT 升高，升高程度与狭窄程度呈正相关，血清 TBiL 升高且以 DBiL 升高为主。腹部超声可发现肝内胆道扩张，CT 可进一步诊断是否合并胆漏和其他并发症，MRCP 可观察胆道形态明确诊断。经皮肝穿刺胆道造影（PTC）是诊断移植术后胆道狭窄的金标准，可以直观地判定狭窄部位及狭窄严重程度。治疗：胆肠吻合受者首选 PTCD，其次可根据具体情况选择球囊扩张、胆道内支架置入、胆道冲洗、留置胆道外引流等。胆道端端吻合受者可选择 ERCP。对于行 ERCP 和 PTCD 治疗无效受者，应考虑手术再吻合直至再次肝移植。

（2）儿童肝移植术后胆漏发生率为 2% ~ 15%，分吻合口和非吻合口胆漏，非吻合口胆漏以部分肝移植术后肝断面胆漏为主，常发生在术后早期，可引起腹腔感染、脓毒症等严重并发症，早诊断早治疗是治疗成功的关键。胆漏临床表现为发热、哭闹、腹胀、腹痛、腹腔感染、腹腔出血、麻痹性肠梗阻、感染性休克等。肝移植术后早期可根据临床表现，腹腔引流液的性状（胆汁样，实验室检测引流液白细胞升高，以中性粒细胞为主；总胆红素高于血清总胆红素水平；炎症指标升高等）结合超声或 CT 结果诊断胆漏。治疗：少数胆漏量少，无严重腹部症状受者可保守治疗：在超声引导下经皮肤穿刺对胆漏部位或已形成的胆汁瘤进行充分引流，多数经引流后可痊愈。多数胆漏受者应及时开腹探查腹腔，明确具体情况。如为吻合口漏，由经验丰富的外科医师评估吻合口供受体侧的条件是否需要修补或重新吻合。断面胆漏应给予确切缝扎。术中在漏口附近应放置冲洗引流管，术后进行充分冲洗引流并应用有效抗生素控制腹腔感染。

6. 药物性肝损害

儿童肝移植术后早期常规应用抗生素、免疫抑制剂、抑酸剂、肠外营养制剂、抗病毒等药物均有发生药物性肝损害的风险。其中免疫抑制药物（CNI 和 mTOR 抑制剂）能被肝脏 CYP3A4 大量代谢，因此与其他药物之间存在相互作用的可能性，这种相互作用可致药物毒性或增加排斥反应风险。这些药物直接或间接影响肝细胞代谢导致肝细胞损害，影响肝窦血管内皮细胞，抑制胆汁排泄、损害胆管上皮细胞，最终导致肝功能异常。临床表现为非特异性，肝脏病理表现复杂多样。通常需要结合临床、病史、排除其他疾病等综合考虑确定诊断。治疗：及时停用可疑肝损害药物并避免再次使用同类药物；充分权衡停药导致原发病进展和继续用药引起肝损害加重的风险；选择适当的保肝药物治疗；如发生移植肝功能衰竭则需再次肝移植。

7. 溶血

儿童可以接受 ABO 血型不合肝脏移植。尽管给予相应的预防措施，但儿童肝移植术后早期仍可发生 ABO 血型相容但不相合情况下的溶血。如 O 型供肝植入 A/B/AB 型受者，或 A/B/O 型供肝植入 AB 型受者，产生抗宿主红细胞 A/B 抗原的抗体。常见于术后 7 ~ 10 d，发生溶血性贫血、血清胆红素升高，常为自限性。治疗：输注 RBC 纠正贫血，酌情应用人免疫球蛋白。

8. 功能性胆汁淤积

冷缺血使亚细胞细胞器损伤导致胆汁流动功能障碍。常见于术后早期，化验提示 TBiL、TBA、γ-GT、ALP 异常，临床表现为胆汁淤积和黄疸。治疗：应用熊去氧胆酸、腺苷蛋氨酸等药物。

参考文献

[1] 郑明华 . Sherlock 肝胆病学 [M]. 北京：人民卫生出版社 , 2013.

[2] 王福生 . 希夫肝脏病学 [M]. 北京：北京大学医学出版社 , 2015.

[3] 李俊 , 陈虹 , 范铁燕 , 等 . 肝移植后肝功能异常 [J]. 中国组织工程研究 , 2013, 17(31): 5686-5692.

[4] 中国研究型医院学会加速康复外科专业委员会 . 儿童肝移植术后感染诊治专家共识 [J]. 中华外科杂志 , 2022, 60(3): 193-202.

[5] 张敏 , 朱世珠 , 段钟平 , 等 . 实用简明儿童肝脏病学 [M]. 北京：科学出版社 , 2020.

[6] 中国研究型医院学会加速康复外科专业委员会 . 儿童肝移植围手术期管理专家共识 [J]. 中华外科杂志 , 2021, 59(3): 179-191.

（赵　凯）

第二节　心肺功能的维护

【答惑部分】

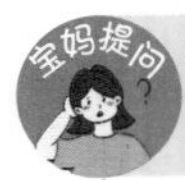

拟行肝移植的患儿心脏不好也可以行肝移植术吗？

移植术前肯定需要对孩子的心脏情况做出全面评估。一般情况下肝硬化性心肌病常见于以胆道闭锁为原发病的终末期肝病；先天性心脏病可见于胆道闭锁、Alagille 综合征及其他终末期肝病；高草酸尿症、Wilson 病、糖原累积症、甲基丙二酸血症、丙酸血症、戈谢病和家族性淀粉样多发性神经病等遗传代谢性肝病常合并特异性心肌病；年龄≥ 10 岁的家族性高胆固醇血症患儿常合并严重冠状动脉病变。对于轻、中度心脏畸形且心功能代偿良好时，不是肝移植的绝对禁忌证。但对复杂先天性心脏病合并心功能不全、肺动脉高压或右向左分流时显著会增加手术风险，应组织多学科团队会诊，以决定是否需先行内科治疗、心脏畸形矫正术或同期行心肝联合移植。对于严重影响肝移植预后的并发症，如肝肺综合征、重度肺动脉高压，伴有严重心功能不全的主动脉瓣狭窄、严重瓣膜性心脏病以及晚期心肌病是肝移植的禁忌证。

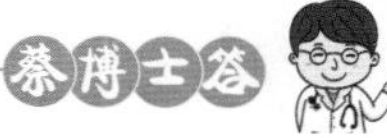

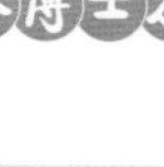

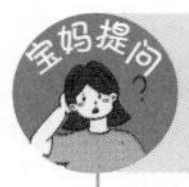

患儿在肝移植术后为什么要行心血管系统的监测？

肝移植患儿术前情况差，手术创伤，术中大量输血、输液，无肝期和新肝期的灌注损伤等均可引起机体生物化学和血流动力学改变。故术后对心血管系统特别是对血压的监测十分重要。肝移植成功需要血压维持在 90 ～ 100 mmHg，需保证充足的循环血量或给予血管活性药物维持血压，移植术后数小时内发生低血压较为常见。患儿入 PICU 后立即给予持续心电监护、有创动脉血压、中心静脉压、心脏功能和外周血管阻力等监测。根据患儿情况做出准确的判断，采取合理的治疗措施。因补液不足，引流量过多，出血等造成血容量过低，则需补液或适当输注血制品等补充血容量；因心肌抑制引起心脏功能不全，需给予血管活性药物如多巴胺、肾上腺素等以增强心肌收缩力，提高心输出量。随着镇痛镇静的撤离，免疫抑制剂、糖皮质激素等药物的使用，血压升高较常见。因此，在治疗护理过程中，要严密监测心率、心脏功能及动脉血压等变化。

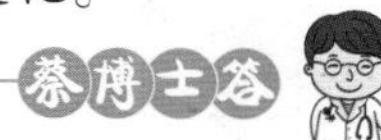

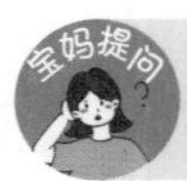

术后心血管系统的监测一般包括哪些方法？

监测包括一般监测、实验室监测、仪器监测等。一般监测包括皮肤检查：脱水及水肿、出汗情况、皮肤温度、皮肤色泽等；生命体征监测：体温、脉搏、呼吸、血压等，对心脏进行查体及意识状态、尿排出率等的监测；实验室监测：血细胞比容、血乳酸、血的酸碱度等；仪器监测：心电图、持续床边心电监测、动态血压监测、中心静脉压监测、漂浮导管监测、超声心动图检查等（图 5-1）。

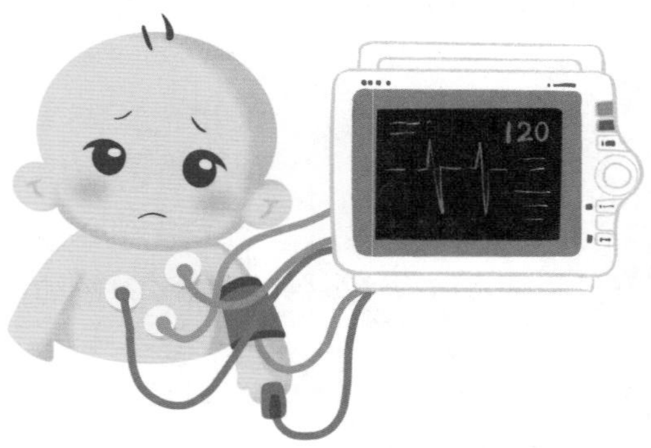

图 5-1　心血管系统监测

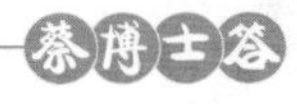

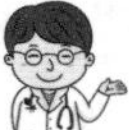

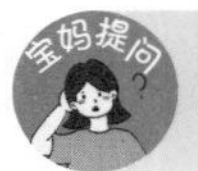

气管内插管的并发症有哪些？

插管的并发症可分为插管时并发症、留置插管并发症、拔除气管插管发生的或延迟发生的并发症。立即发生的并发症通常和潜在的疾病、喉镜检查和气管插管时的生理反应或对气道结构的直接损伤有关。留置插管时气道维护的问题，主要有儿童的一般状态，气管插管的尺寸，套囊的压力，活动度，呼吸道感染，循环情况，插管所用时间，气道护理是否细致等。喉痉挛、误吸、套囊放气障碍导致拔管时引起并发症。喉或气管损伤的症状也有可能会推迟 2 ～ 6 周出现。

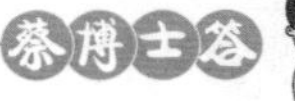

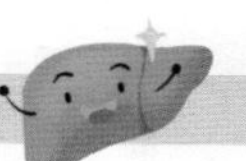

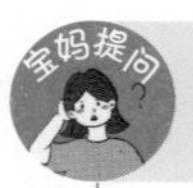

儿童肝移植术后何时撤除呼吸机、拔除气管插管？

原发病已治愈或明显好转，神志转清醒，自主呼吸较强，咳嗽反射良好，气道通畅，生命体征平稳，呼吸机参数下调至标准范围，无其他器官严重并发症，例如心肌损伤致心律失常、中枢神经系统抑制、新生儿坏死性小肠结肠炎、脓毒血症、重度贫血等。

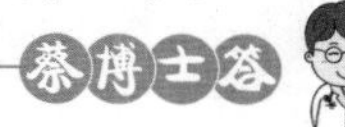

儿童肝移植术后拔除气管插管后需注意什么？

拔除气管插管后需关注儿童的神志、呼吸频率、指尖氧饱和度、面色及生命体征的变化，刺激儿童自主咳嗽、咳痰，定时抱起拍背、翻身、雾化吸入，及时清除呼吸道分泌物，保持呼吸道的通畅，必要时给予吸痰，并注意观察痰液的量、颜色及性状。

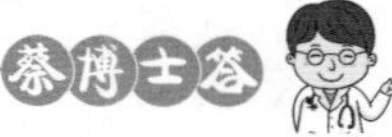

【知识补给站】

1. 正常各年龄小儿心脏的特点

幼儿心脏的体积占比较成年人更大，新生儿心脏重量 20 ～ 25 g，占体重的 0.8%；1 ～ 2 岁时心脏重量约 60 g；5 岁时心脏重量约 150 g；成人心脏重量约 250 g，大概占体重的 0.5%；随着年龄的增长，心脏重量与体重的比值会逐渐下降。并且小儿心脏在胸腔的位置随年龄而改变。新生儿和＜ 2 岁婴幼儿的心脏多呈横位，心尖搏动位于左侧第 4 肋间、锁骨中线外侧，心尖部主要为右心室。3 ～ 7 岁心尖搏动已位于左侧第 5 肋间、锁骨中线处，心脏由横位转为斜位，左心室形成心尖部。7 岁以后心尖位置逐渐移到锁骨中线以内 0.5 ～ 1 cm。

2. 正常各年龄小儿心率的特点

由于小儿新陈代谢旺盛和交感神经兴奋性较高，故心率较快。随着年龄增长而逐渐减慢，新生儿 120 ～ 140 次 /min；1 岁以内 110 ～ 130 次 /min；2 ～ 3 岁 100 ～ 120 次 /min；4 ～ 7 岁 80 ～ 100 次 /min；8 ～ 14 岁 70 ～ 90 次 /min。进食、活动、哭闹和发热可使心率加快，因此，应在小儿安静或睡眠时测量心率和脉搏。

3. 正常各年龄小儿血压的特点

由于小儿心搏出量较少，动脉壁弹性好及血管口径相对较大，故血压偏低，但随着年龄的增长可逐渐升高。新生儿收缩压平均 60 ～ 70 mmHg；1 岁 70 ～ 80 mmHg；2 岁以后收缩压可按公式计算，收缩压（mmHg）= 年龄 ×2+80 mmHg。收缩压的 2/3 为舒张压。收缩压高于此标准 20 mmHg 为高血压；低于此标准 20 mmHg 为低血压。下肢的血压比上肢约高 20 mmHg。婴儿期下肢血压较上肢低。

4. 肝移植术后患儿进入重症监护室情况

一般需要经口气管插管呼吸机辅助通气。初始呼吸机参数根据患儿生理需要进行设置，之后根据患儿肺部情况、动脉血气结果动态调节，一般以最低的吸入氧浓度及呼吸机参数维持患儿血氧饱和度在 95% 以上。术后患儿因腹胀、功能性残气量较小，需给予一定的呼气末正压，一般设定 1 ～ 4 cmH_2O。呼吸机参数调节幅度值见表 5-1。

表 5–1　呼吸机参数调节幅度值

呼吸机参数	调节幅度
PIP	1 ～ 3 cmH_2O
PEEP	1 ～ 2 cmH_2O
TI	0.1 ～ 0.2 s
RR	5 ～ 10 次 /min
FiO_2	0.05 ～ 0.1（PaO_2 > 100 mmHg 时）

PIP：吸气峰压；PEEP：呼气末正压；TI：吸气时间；RR：呼吸频率；FiO_2：吸氧浓度

在大多数情况下，当吸入氧浓度≤ 40%，自发的潮气量＞ 3.5 ml/kg，患儿在无机械通气和辅助呼吸肌做功的情况下可以维持正常二氧化碳分

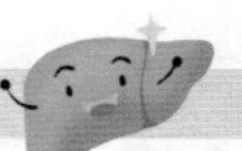

压，分泌物的量正常，上呼吸道的反应能力都完好，可以准备拔除气管插管。拔管前，患儿需禁从口进食 4 ～ 6 h，彻底吸净管腔和咽腔，提前给予 100% 氧气通气，为预防拔管时造成喉痉挛提前提供氧储备。当肺完全膨胀时拔除气管插管并给予湿化氧疗，密切观察拔管后的神志、呼吸频率等变化情况。

不能成功撤机情形分为两种类型：试验失败、拔管失败。试验失败是指未能在带气管插管但有自主呼吸的患者中维持有效的气体交换和呼吸；拔管失败是指拔管 48 h 内需要重新插管。

拔管后出现喘鸣是常见的，程度有轻重，可以危及生命，4 岁以下的儿童最容易出现。过大的气管插管或套囊，损伤或反复插管，管子或患儿活动过度，原有的呼吸道异常，呼吸道感染等因素都可致气道水肿。临床上应用生理盐水 5 ml+ 灭菌用水 5 ml+ 盐酸肾上腺素 0.25 mg+ 盐酸去甲肾上腺素 0.25 mg 雾化对缓解气道水肿，改善通气有很大帮助。如果药物治疗无效，重新插入小号的气管插管 12 ～ 24 h、维持剂量的地塞米松、镇静以减少疼痛及进一步气道损伤，或许能使症状缓解。

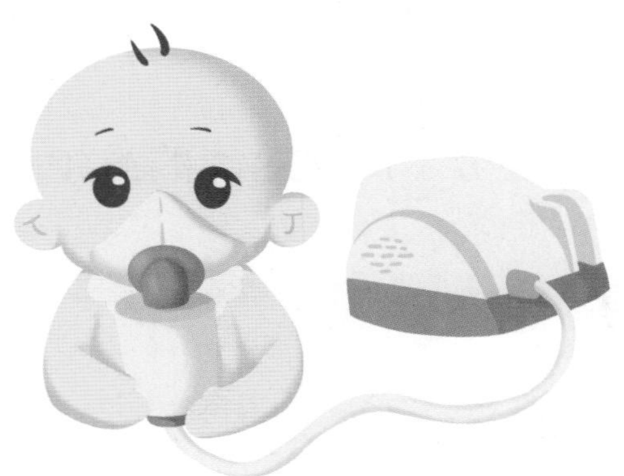

图 5–2

参考文献

[1] Wasson N R, Deer J D, Suresh S. Anesthetic management of pediatric liver and kidney transplantation[J]. Anesthesiol Clin, 2017, 35(3) : 421-

438.

[2] Yudkowitz F S, Chietero M. Anesthetic issues in pediatric liver transplantation[J]. Pediatr Transplant, 2005, 9(5) : 666-672.

[3] 中华医学会器官移植学分会 . 中国儿童肝移植麻醉技术操作规范 (2019 版) [J/CD]. 中华移植杂志 : 电子版 , 2020, 14(2): 65-71.

[4] 中华医学会器官移植学分会 . 中国儿童肝移植操作规范 (2019 版) [J/CD]. 中华移植杂志 : 电子版 , 2019, 13(3): 181-186.

[5] 郑树森 . 肝移植 [M]. 北京 : 人民卫生出版社 , 2012: 363-381.

[6] 钱娟 , 夏强 , 王莹 , 等 . 儿童肝移植术后监护 [J]. 中国小儿急救医学 , 2017, 24(4): 255-259.

[7] Harrison R. Postoperative intensive care management in children[M]. 3th Edition.Philadelphia: lsevier, 2015: 895-904.

[8] 施春柳 , 王丽芳 , 叶青 , 等 . 儿童肝移植术后 ICU 监护的研究进展 [J]. 中国医药科学 , 2021, 11(21): 53-56, 69.

（孙　爽　王淑贤）

第三节　消化功能的维护

【答惑部分】

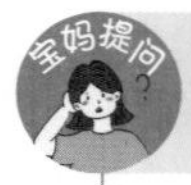

肝移植术后什么时候可以进食?

术后营养的补充一般遵循两个原则，即根据肝功能状况补充营养和尽早从胃肠道进食。无临床禁忌时，所有患儿均应在术后 24 ～ 48 h 开始早期肠内营养。亲体肝移植受者术后其移植物功能恢复较快，3 ～ 5 d 可达到全量营养支持；劈离式肝移植受者，营养支持治疗时间需相应延后。术后早期肠内营养能够有效降低肠道通透性，维持肠屏障结构和功能，降低肝移植术后患者肠道菌群移位发生率，减少肝移植术后感染的发生。

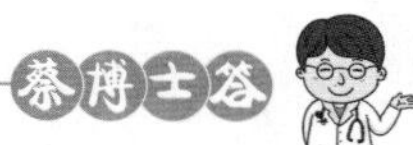

肝移植术后如何保证孩子的所需要的营养?

术后营养支持方式包括肠内营养和肠外营养。若单一肠内营养无法提供充足营养时，增加肠外营养作为补充；若肠道无功能或存在肠内营养禁忌时，及时采用肠外营养。肠内营养应根据患儿年龄、疾病特点和营养需求，从低浓度、小剂量开始，有计划渐进性实施，逐步满足患儿营养需求。当患儿术后无法经肠道摄取营养或肠内营养摄入不足时，应行完全或部分肠外营养。行肠外营养时，应根据患儿病情提供恰当的能量及营养成分，密切监测患儿营养相关指标，及时准确评定患儿营养状态，并注意防治相关并发症。待肠道功能恢复，儿童受者可经口摄入 50% ~ 75% 总热量时，即可撤除肠外营养（图 5-3）。

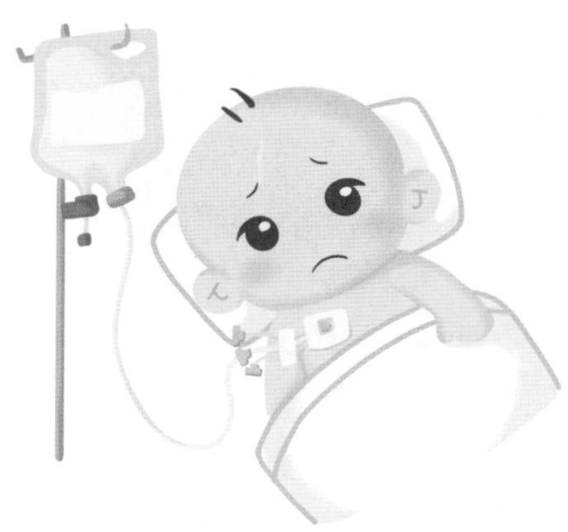

图 5–3　术后监测患儿，决定用何种营养支持

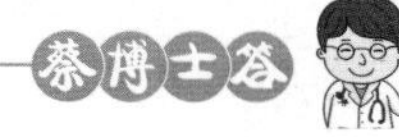

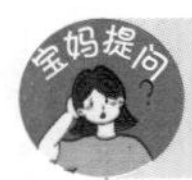

移植后孩子饮食如何过渡?

患儿多为胆肠吻合，因儿童愈合能力强，术后第 1 天即可予患儿经胃管或肠管进食少量糖水，术后第 2 天根据情况小月龄患儿可加用奶粉，并逐渐增加奶粉浓度及奶量。若进食流质数日且无明显腹胀，待患儿自行排便、无便秘时，可更改为半流饮食(例如营养粥、烂糊面、蒸蛋等）。建议每日更换口味，并可适当加入碎青菜和碎肉末，但不宜过咸过油。食用青菜时，可清水涮熟后食用。不建议食用产气食物及饮品（例如牛奶、豆浆等），以免引起腹胀不适。进食半流 5 ~ 7 d 后，可根据具体情况改为软质饮食，再过渡 5 ~ 7 d后改为低脂饮食。建议少食多餐，不宜过饱，三餐后不宜久坐、久卧。饭后适量运动有助于预防肝移植术后胆道并发症的发生。可根据患儿具体月龄引入食物（表 5-2）。

表 5–2　不同月龄和食物性状

年龄	食物形状	引入的食物
4 ~ 6 个月	泥状食物	配方奶、彩泥、水果泥、蛋黄等
7 ~ 9 个月	末状食物	烂面条、粥、小饼干、鱼、肉末
10 ~ 12 个月	碎食物	厚粥、面条、碎肉等

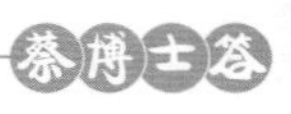

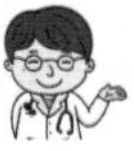

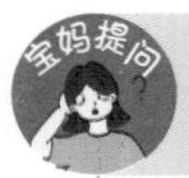

移植后孩子出现腹泻如何治疗?

腹泻治疗原则是纠正水及电解质的紊乱，预防脱水，合理使用药物，不滥用抗菌药物。

（1）合理膳食，查找致病原因：乳糖不耐受？病毒或细菌感染？母乳喂养孩子的母亲进食辛辣生冷等原因，需检测粪便常规和 C- 反应蛋白，以明确是不是由病菌或者细菌导致的腹泻，对于病菌导致的感染性腹泻，需要进行粪便培养，找出致病菌，再根据不同的病菌进行相应的用药治疗。对于其他病因导致的腹泻，应该早诊断早治疗。

（2）应用治疗腹泻的药物：①蒙脱石散，对于1岁以下的患儿，每次可使用1/3包，1～3岁每次使用1/2包，＞3岁一般每次使用1包，首剂加倍（第1次用药时，应为正常药量的2倍）。②益生菌，如妈咪爱、培菲康。

（3）补液：针对轻、中度脱水且无呕吐或者呕吐不严重的患儿可使用口服补液盐。对重度脱水或存在呕吐患儿应及时经静脉补液。

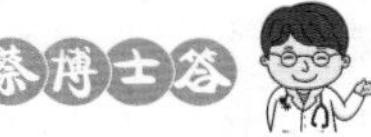

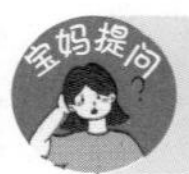

肝移植术后患儿出现腹胀如何治疗?

由于手术应激、镇静剂的使用及卧床等因素容易造成胃肠道功能恢复较慢，以及手术时行胆肠吻合肠粘连可能、糖皮质激素及免疫抑制剂使用后易引发的应激性溃疡等，患儿易发生腹胀等。因此，患儿术后出现腹胀概率较高。对于术后腹胀，常规给予禁食，持续胃肠减压，定时抽吸胃管及开塞露灌肠软化粪便，腹部按摩等，以刺激肠蠕动促进排便，有利于患儿胃肠道功能的恢复。减压时负压不宜过大，以免损伤胃黏膜。禁食期间，注意补充足够的静脉营养。每天测量并记录腹围，注意观察胃肠减压液的量、颜色、性质等，当胃肠减压液由草绿色变成清亮，腹胀减轻，肛门有排气排便，说明胃肠功能恢复，则停止胃肠减压，及时给予肠内营养，予进食高热量、高维生素流质饮食，逐渐过渡到半流质饮食，以后根据患儿情况及时调整饮食性质。

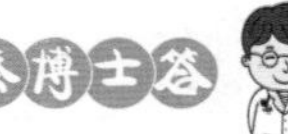

【知识补给站】

《中国居民膳食营养素参考摄入量》推荐营养素需要量（RNI）：1岁以内婴儿，蛋白质摄入量1.5 ~ 3.0 g/（kg·d），能量95 kcal/（kg·d），脂肪占能量摄入比为0 ~ 6个月45% ~ 50%，6 ~ 12个月35% ~ 40%；1 ~ 2岁儿童能量为1 100 kcal/d（男），1 050 kcal/d（女），蛋白质摄入量35 g/d，脂肪占能量摄入百分比为30% ~ 35%。

终末期肝病患儿肝移植术前多存在营养不良，其根本原因是营养需要大与营养底物摄入不足、吸收利用率低下之间的矛盾，且预期肝脏功能进行性恶化，导致营养底物的摄入和吸收利用维持在一个很低的水平，并逐渐下降。该类患儿营养以及代谢特点如下。①能量摄入不足：肝细胞功能不全、脏器肿大和腹水都会引起厌食甚至呕吐；②脂肪吸收不良：胆汁淤积意味着肠道内胆汁酸含量减少，导致一半的食物内脂肪包括相应脂溶性维生素和必需脂肪酸吸收障碍，门静脉高压致胃肠道黏膜淤血及小肠细菌过度生长（特别是在胆肠吻合术后）也会使胃肠道脂肪的吸收减少；③肝脏代谢异常和肝脏糖原储备功能受损：使机体利用脂肪和蛋白质作为替代的能量来源，引起脂肪和氨基酸的利用增加，其结果是脂肪组织和肌肉分解，最终导致肌肉萎缩、低蛋白血症、低脂血症、低血糖等；④能量消耗增加：据测定慢性肝病患儿静息能量需求是预测值的140%，“门体”分流、腹水以及感染和消化道出血都会进一步增加能量消耗。

肝移植后，由于供肝的线粒体呼吸受损及三羧酸循环尚未被激活，供肝在术后最初数小时内对葡萄糖的利用减低。此时，能量主要由脂肪酸氧化途径提供。在术后大约6 h，功能恢复正常的供肝对能量底物的利用由脂肪转变为葡萄糖，而功能受损的供肝则仍利用脂肪为主。有人建议在肝移植最初时间给予少量葡萄糖，为了不抑制周围组织脂肪的动员，不给予胰岛素。在临床实践中，常通过测定血糖、乳酸及三酰甘油水平来监测能量底物的利用情况，测定动脉酮体（乙酰乙酸和β-羟丁酸）比

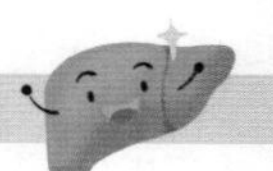

值也有帮助。

术前常见的蛋白质分解代谢增高情况在术后会加重，超过 80% 的原位肝脏移植术病人至少在术后第 1 个月出现负氮平衡，主要是来自骨骼肌的蛋白质分解，此时每天蛋白质需要量相应增高。在移植肝功能稳定的情况下，机体紊乱的代谢状态逐渐回到正常，液体总量限制比术前明显改善，很快即可达到全量营养支持。肝移植术后营养支持的实际情况是早期肠外营养，迅速实现肠外营养 + 肠内营养，尽早转为肠内营养。早期肠外营养应以维护移植物功能为主，以期保持机体内环境稳定、营养底物供给达到代谢支持即可，片面强调补充足量营养会增加肝脏负担，并不会明显改善预后。由于胃排空功能受损，在肝移植后立即经鼻胃管鼻饲的耐受性较差。肝移植术后早期要考虑由于感染、呼吸加快、激素引起的分解代谢加快、伤口愈合等因素引起的能量需求增多。肠外营养中的电解质成分需要根据代谢需求和血生化指标进行调节，移植后由于缺血再灌注，需要补充大量的钾、磷、镁等电解质，此外，术后早期高浓度的他克莫司会促进肾小管排镁，会引起低镁血症，随着他克莫司浓度降低，血清镁浓度会逐渐上升。

在无肠道功能障碍的情况下，尽早少量多次给予肠内营养。肠内营养能维持肠道免疫活性，维持肠黏膜细胞的正常结构、细胞间连接和绒毛的高度，避免黏膜损害；维持肠道固有菌群的正常生长；有助于肠道细胞正常分泌 IgA，刺激胃酸及胃蛋白酶的分泌，刺激消化液和胃肠道激素的分泌，促进胃肠蠕动，增加内脏血流，使代谢更符合生理过程，减少移植后感染和代谢并发症。

参考文献

[1] 中国研究型医院学会加速康复外科专业委员会 . 儿童肝移植围手术期管理专家共识 [J]. 中华外科杂志 , 2021, 59(3): 179-191.

[2] 施春柳 , 王丽芳 , 叶青 , 等 . 儿童肝移植术后 ICU 监护的研究进展 [J]. 中国医药科学 , 2021, 11(21): 53-56, 69.

[3] 夏强．儿童肝移植病人的围术期营养干预 [J]. 外科理论与实践，2012, 17(2)105-107.

[4] 詹江华，王立．胆道闭锁围术期营养状况评价的临床意义 [J]. 天津医药，2019, 47(4): 342-345.

（徐祥美）

第四节　免疫抑制药物调控

【答惑部分】

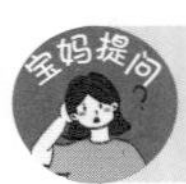

儿童肝移植术后都需要免疫抑制药物吗？

儿童肝移植同成人肝移植一样，需要围术期规范使用免疫抑制剂方案。但儿童人群免疫抑制方案需遵循最小化、个体化原则，关注儿童生长发育的特殊性，由于各年龄段儿童排斥反应的发生率不相同，围术期密切监测移植肝和全身状态，动态调整至关重要。

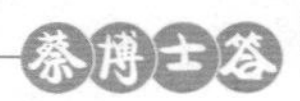

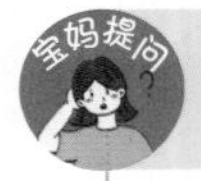

儿童肝移植术后免疫抑制药物的方案都是什么？

儿童肝移植术后免疫抑制药物与成人肝移植是相同的，但术后免疫抑制剂的方案和药物的组成有差异。儿童围术期以他克莫司、吗替麦考酚酯、巴利昔单抗、甲泼尼龙琥珀酸钠 / 甲泼尼龙片为主要药物。

蔡博士答

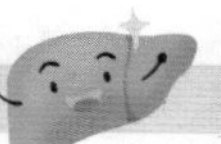

免疫抑制药物需要终身服用吗，会对身体有损害吗？

除少数特殊病例情况外，免疫抑制药物是需要终身服用，而且随着儿童的生长发育，需要动态去调整。免疫抑制药物因其均有药物短期和长期副作用，在使用过程中，通过临床随访、监测、调整，可以尽可能降低身体损害。

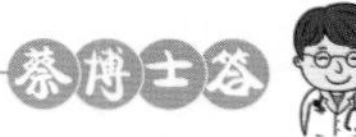

肝移植术后，出现感染了免疫抑制药物还能吃吗？

出现感染了首先需要早诊早处置。因为感染是影响肝移植术后恢复的重要因素，也是导致患儿死亡的主要病因之一。发生感染，术后需要综合术后免疫状态、营养状态、感染部位及程度等因素，评估排斥与感染情况，尽量在最低剂量免疫药物基础上，积极控制感染，如感染无法控制或免疫低下，需尽早停用免疫抑制药物，同时监测排斥反应。

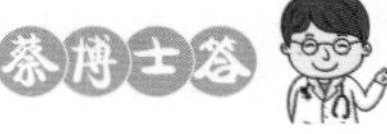

【知识补给站】

1. 儿童肝移植术后免疫抑制药物

儿童肝移植术后免疫抑制药物与成人肝移植相同，术后免疫抑制剂分类及常用药物包括①钙调磷酸酶抑制剂（calcineurin inhibitor，CNI）：环孢素、他克莫司；② mTOR 抑制剂：西罗莫司、依维莫司；③抗代谢药物：吗替麦考酚酯、硫唑嘌呤、环磷酰胺；④抗体疗法 - 消耗抗体疗法、非细胞清除抗体疗法、共刺激分子阻断；⑤皮质醇：注射用甲泼尼龙琥珀酸钠 / 甲泼尼龙片。

2. 不同免疫抑制剂的作用及其常见副作用

（1）他克莫司：①肾毒性。他克莫司引起可逆性的急性肾毒性和不可逆的慢性肾毒性。急性肾毒性与内皮素、引起入肾血管收缩的血管收缩剂以及肾素 - 血管紧张素系统的激活相关。CNI 的肾毒性是常见的，移植后 5 年有高达 20% 的肝移植受者患有慢性肾衰竭。②神经毒性。可以引起头痛、震颤、混乱、激动、情绪失调、癫痫发作和昏迷，头痛是最常见的。与环孢素相比，他克莫司神经毒性的发生更常见。症状通常可随剂量减少而改善，而降低剂量难以治疗的患者可能需要停用他克莫司，改用环孢素或 mTOR 抑制剂。对神经毒性特别敏感的患者主要是移植前暴发性肝功能衰竭患者，以及那些由于潜在血液屏障损伤而发生 3 ~ 4 级肝性脑病昏迷的严重失代偿肝硬化患者，应当延迟 CNI 的使用直到患者清醒。③糖尿病。与环孢素相比，他克莫司更容易引起新发糖尿病，他克莫司可进一步增强类固醇的升血糖作用。④溶血性尿毒症综合征。他克莫司可引起溶血性尿毒症综合征，这是由于其对肾小球的损伤，即使是治疗水平的药物也会引起溶血性尿毒症综合征。临床表现为贫血、血小板减少症和微血栓沉积引起的肾衰竭。终止他克莫司使用和血浆置换可以治疗溶血性尿毒症综合征。另一种治疗方案是依库珠单抗，这是一种针对补体的单克隆抗体。⑤其他。他克莫司的高血压更常见，其他副作用包括高钾血症和高脂血症。

（2）西罗莫司：①高脂血症。需要服用降脂药物的患者是 CNI 的 2 倍。②细胞减少症。由于西罗莫司对细胞周期和增殖的影响，细胞减少症是第二常见的副作用。在大多数情况下，中性粒细胞减少不是显著的，贫血通常发生在移植早期，并随时间推移而消失。③影响伤口的愈合。除了细胞周期调节外，西罗莫司有影响外科手术切口的愈合，增加疝气风险的报道，特别是当西罗莫司与抗增殖剂如霉酚酸一起服用时。④蛋白尿。尽管 mTOR 抑制剂不会引起任何肾小管功能障碍，但与蛋白尿的高发病率相关。⑤间质性肺炎。是一种重要但罕见的并发症，与更高的给药浓度相关，但很少见于目前的给药策略。临床表现为发热、呼吸困

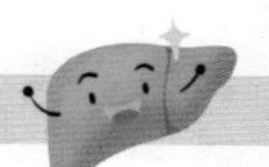

难和咳嗽，胸部X线检查可见。

（3）吗替麦考酚酯：①胃肠道紊乱。恶心、腹泻和腹痛是最常见的，与剂量相关。②中性粒细胞减少。在移植后6个月内最常见。③其他。孕期致畸及抑制儿童生长发育。

（4）巴利昔单抗：由于其嵌合性质，巴利昔单抗的副作用很少。

（5）糖皮质激素：短期和长期使用皮质类固醇导致广泛而显著的副作用，故在肝移植受者中最小化或避免使用皮质类固醇。副作用包括新陈代谢（液体潴留、高钾血症和高血压等）、内分泌（糖尿病、高脂血症和月经不调）、胃肠道（消化性溃疡、胰腺炎）、神经精神系统、肌肉骨骼系统、眼及皮肤等。

3. 儿童肝移植术后免疫抑制药物用量

（1）CNI类药物：他克莫司初始剂量为0.15 ~ 0.20 mg/（kg·d），环孢素初始剂量为6 ~ 10 mg/（kg·d）。第1个月内他克莫司的目标血药浓度为8 ~ 10 μg/L，本中心经验以他克莫司为主要药物，术后起始剂量为0.1 ~ 0.15 mg/（kg·d）。

（2）术中无肝期甲泼尼龙的使用剂量为10 mg/kg，术后第1天静脉注射糖皮质激素剂量为4 mg/（kg·d），每日递减至术后1周更换为口服制剂，尽早撤除糖皮质激素。本中经验为术后第1 ~ 5天5、4、3、2、1 mg/（kg·d）后，改为甲泼尼龙片口服。

（3）霉酚酸酯类药物：抗代谢有影响儿童生长发育的风险，仅在患儿不能耐受CNI相关不良反应（如癫痫及肾脏毒性等）、需停用或减量CNI时加用。

（4）单克隆抗体的免疫诱导：2岁以上或术前存在肾功能不全的患儿，建议使用单克隆抗体诱导免疫，肝移植术中和第4天分别使用，可延迟和减少CNI和糖皮质激素的用量，改善肾功能，降低急性排斥反应的发生率。本中心经验为术中、术后第4天常规给予巴利昔单抗治疗。

（5）西罗莫司：由于可能引起肝动脉栓塞或切口延迟愈合等不良反应，安全性未得到肯定。本中心少有使用。

4. ABO 血型不合儿童的肝移植免疫抑制方案

1 岁以下的患儿，ABO 血型不合肝移植术前无须特殊处理，术中及术后免疫抑制方案与 ABO 血型相合的肝移植一致。对于年龄较大的患儿，术前应用抗 CD20 单克隆抗体（利妥昔单抗 375 mg/m^2）抑制 B 细胞活性，术中及术后使用免疫球蛋白抑制体液排斥反应。术前和术后均应检测血型抗体滴度，如大于 1∶8，行血浆置换，直至抗体滴度降至 1∶8 以内。

5. 免疫抑制方案与移植感染如何平衡利害关系

过度免疫抑制导致的感染仍是儿童围术期死亡和发生并发症的重要原因，早期需密切监测感染指标、免疫水平（如 CD4 水平、淋巴细胞亚群等）、营养水平等，及早评估感染风险并发现感染，当发生严重感染时，在充分引流、调整抗感染方案等同时，需减量或停用免疫抑制剂，减量或停用后需继续严密观察排斥反应、免疫状态、感染控制情况，动态调整免疫抑制方案。

参考文献

［1］中国研究型医院学会加速康复外科专业委员会 . 儿童肝移植围手术期管理专家共识 [J]. 中华外科杂志 , 2021, 59(3): 179-191.

［2］Busuttil R W, Klintmalm G B G. Transplantation of the Liver: Third Edition[J]. neurology today, 2015. Elsevier Hea 1th[Saunders].c2015.

（冯　帅）

第五节　术后早期感染的监测及预防

感染性并发症是影响移植物存活率及受者生存率的主要原因，儿童肝移植术后感染部位主要包括肺部感染、腹腔感染、胆道感染、血流感染、胃肠道感染、中枢神经系统感染等，涉及的病原体多且复杂，本节主要论述的是引起感染的高危因素、病原体种类及相关预防治疗。

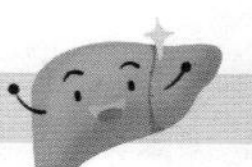

【答惑部分】

肝移植孩子容易引起感染的因素主要有哪些？

术后不同阶段，引起感染的影响因素不同。

（1）移植前：胆道闭锁患儿移植前易反复发生细菌性胆管炎，增加多种耐药细菌定植的可能性，这可能会导致移植后感染。终末期肝病的并发症也可能导致移植后的感染，且腹水患儿移植前有自发性细菌性腹膜炎发作史与肝移植术后细菌感染率增加有关。

（2）移植后因素：术后应用免疫抑制剂、留置插管和医院暴露是移植后诱发感染性并发症的主要因素。在住院期间可能会接触到许多常见的病原体（如轮状病毒和呼吸道合胞病毒，真菌如曲霉菌等）、暴露于输血相关病原体（如乙型肝炎病毒、丙型肝炎病毒和巨细胞病毒等），会增加感染的风险。

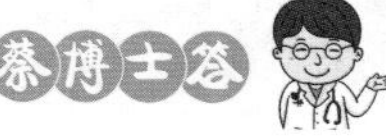

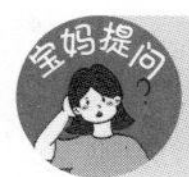

容易发生感染的时间段？

移植后被各种病原体感染的发病时间往往是可预测的，大多数临床上重要的感染发生在移植后的前 180 d 内。此外，一些感染可能发生在整个术后过程中。感染时间主要可分为 3 个时间段：早期（移植后 0 ~ 30 d）、中期（移植后 30 ~ 180 d）和晚期（移植后＞180 d）。

（1）早期感染：往往与术前存在的疾病和手术操作有关，一般来说，早期感染主要是由细菌或酵母菌引起的。多达一半的早期感染发生在肝移植术后的前 2 周，胆管炎或自发性细菌性腹膜炎可导致移植后腹腔内感染，单纯疱疹病毒感染也可以重新激活并引起早期症状性疾病，手术相关并发症（如肝动脉或门静脉血栓形成和胆道狭窄）易导致早期细菌感染。同样，胆漏和肠穿孔与肝移植术后多微生物腹腔内感染有关，重新探查腹部与真菌感染率的增加有关。

（2）中期感染：这个阶段是供体相关感染、病毒重新激活和机会性感染的典型发病时间，巨细胞病毒感染的高峰发病率也在这一时期。中期也是患儿开始出现 EB 病毒相关的移植后淋巴组织增生性疾病和耶氏肺孢子虫肺炎的重要时期。

（3）晚期感染：晚期感染不如其他时期的感染特征明显，因为大部分患儿通常处于居家状态，儿童有患常见的社区获得性感染的风险。尽管如此，诸如细菌性胆管炎的反复发作和 PTLD 也常发生在这个时间段内。此外，使用巨细胞病毒预防措施可能会将巨细胞病毒疾病的发病延迟到晚期阶段。

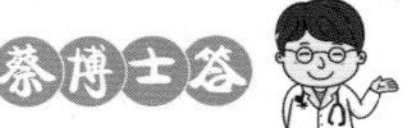

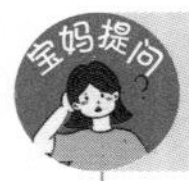

容易感染的病原体种类有哪些?

容易感染的病原体种类包括细菌、真菌、病毒等。

（1）细菌：儿童肝移植术后细菌感染率为 40% ~ 70%，菌血症常与腹腔内感染或中心静脉导管的使用有关，肠道革兰氏阴性菌感染占总病例总数的一半以上，涉及腹部或手术伤口的细菌感染。随着致病菌种类的变化，由多种耐药细菌引起的定植和疾病在肝移植受者中越来越常见。

（2）真菌：多达 40% 的儿童在接受肝移植术后的第 1 年内会发生真菌感染，念珠菌属是最常见的真菌病原体，感染通常与腹腔内病灶或留置导管有关。念珠菌感染最常见于移植后的第 1 个月，念珠菌腹膜炎最可能出现在肝移植术后的前 2 周，并常伴有胆漏或肠穿孔。念珠菌感染的其他危险因素包括移植后插管时间延长、肝动脉血栓形成、大量输血以及应用类固醇和抗生素。侵袭性曲霉菌病的发病并不常见，但也可能是致命的，囊性纤维化患儿接受肝移

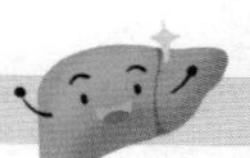

植术治疗的尤其容易感染曲霉菌。

（3）病毒：是肝移植后感染和死亡的主要原因。感染的频率、症状表现方式和相对严重程度可根据免疫抑制的强度和受者的血清学状态而有所不同。

①巨细胞病毒是儿童肝移植术后感染最常见和最重要的病毒病原体之一。巨细胞病毒感染可以是无症状的或有症状的，感染原因可能是由于原发性感染、潜伏感染的重新激活，或在术前巨细胞病毒血清阳性的儿童与不同的巨细胞病毒菌株的重复感染。有症状的巨细胞病毒疾病通常出现在移植后 1 ～ 3 个月。然而，预防性方案的使用可能会延迟巨细胞病毒疾病的发生。巨细胞病毒的诊断可通过阳性培养、抗原试验和（或）聚合酶链反应等方法获得。② EB 病毒感染是儿童肝移植术后感染的第二大重要病毒，也是患儿移植术后死亡的一个重要原因。多达 80% 的 EB 病毒血清阴性的儿童在手术后会发展为原发性 EB 病毒感染，然而只有不到 1/3 的儿童会出现临床症状。疾病的严重程度和病情变化与免疫抑制的程度和宿主免疫反应有关。EB 病毒感染与移植后淋巴组织增生性疾病 PTLD 密切相关。PTLD 是儿童肝移植术后死亡的重要原因之一。对于术后不明原因发热、淋巴结肿大、白细胞减少或非典型淋巴细胞增多的患者应予以重点考虑。③常见的社区获得性病毒，如流感病毒、副流感病毒、呼吸道合胞病毒、腺病毒、细小病毒 B19 等引起的感染可引发更严重的疾病，特别是如果感染发生在移植后不久和免疫抑制最强的阶段。这些病毒病原体的诊断可通过病毒培养、抗原检测和（或）PCR 来完成。

（4）非典型病原体、机会性感染：耶氏肺孢子虫是免疫功能低下患者肺部感染的主要原因，包括肝移植受者。预防性使用甲氧苄啶 / 磺胺甲噁唑是安全有效的。小儿肝移植术后结核病的发展极为罕见。隐球菌病、球虫菌病和组织胞浆菌病在儿童肝移植术受者中很少有报道。

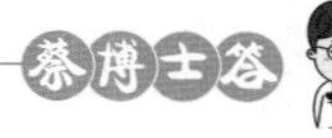

宝妈提问

有什么减少感染的预防措施吗？

做好个人防护的同时，免疫接种是预防传染病的最佳途径和方法。然而，肝移植术后的患儿长期处于免疫功能抑制状态，对于这类特殊患儿的疫苗接种，需慎重选择疫苗，避免发生疫苗相关不良反应。

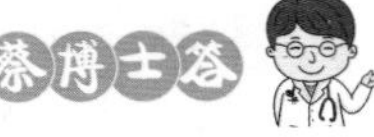

感染后有什么治疗手段吗？

针对不同感染类型，经验性抗菌药物治疗应遵循个体化原则，如肝移植术后儿童社区获得性肺炎的治疗应考虑患儿已知的定植微生物、致病微生物的耐药现状，并覆盖非典型病原体。对于发生肠漏、胆漏、脓毒症或不明原因休克的患儿，应考虑积极治疗外科并发症同时强化联合使用抗菌药物。积极治疗的同时，应动态监测感染指标，完善各种体液的培养，明确感染病原体种类后行目标性抗感染治疗。此外，如有腹腔感染、脓肿形成的患儿，应及时行穿刺引流、脓肿穿刺置管引流术等，严重者可能需要外科手术清创探查。

肝移植术后感染仍然是儿童肝移植术后的一个重要并发症，了解这些感染并发症的类型、时机和易感危险因素，可以及时和适当地做出初步诊断和管理，提高术后生存质量，降低死亡率。

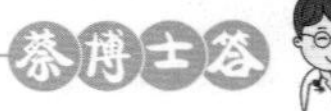

参考文献

[1] Halasa N, Green M. Immunizations and infectious diseases in pediatric liver transplantation[J]. Liver Transpl, 2008, 14(10): 1389-1399.

[2] 中国研究型医院学会加速康复外科专业委员会 . 儿童肝移植术后感

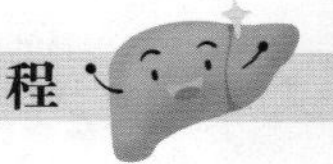

染诊治专家共识 [J]. 中华外科杂志 , 2022, 60(3): 193-202.

[3] Tong L, Hu X G, Huang F, et al.Clinical impacts and outcomes with possible donor-derived infection in infected donor liver transplantation: a single-center retrospective study in China[J].J Infect Dis, 2020, 221(Suppl 2): S164-S173.

[4] Jain S, Williams D J, Arnold S R, et al. Community-acquired pneumonia requiring hospitalization among U.S. children[J]. N Engl J Med, 2015, 372(9): 835-845.

（戴德淑）

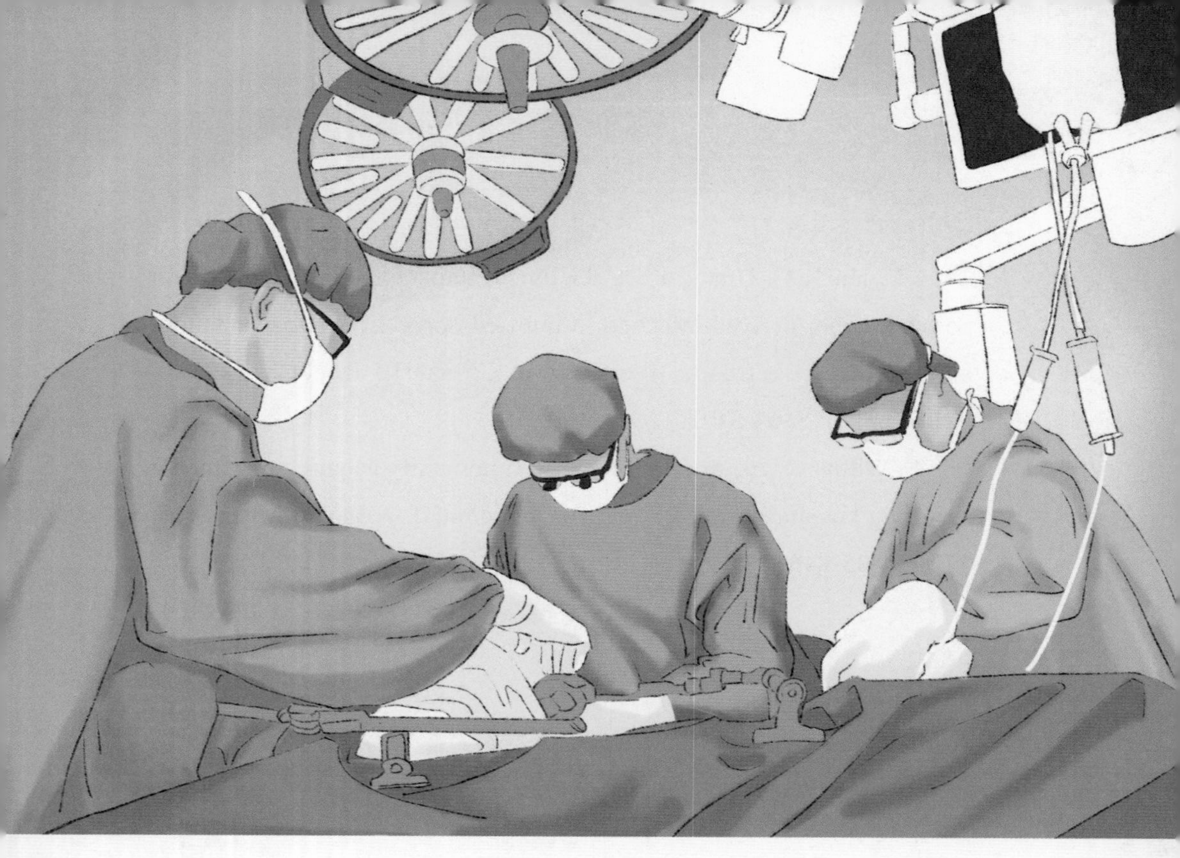

儿童肝移植的难点是所有的东西都是小型号的，
血管细、腹腔小，在小小的腹腔里面做
各种外科操作难度增加数倍。
如果说肝移植手术是外科学上的皇冠，
那儿童肝移植手术则是皇冠上最顶尖的那颗钻石了！

第六章　儿童肝移植术后远期随访

第一节　远期免疫状态监测

【答惑部分】

器官移植受者术后为什么要进行免疫状态监测?

器官移植受者术后常规服用免疫抑制剂，是其长期存活的重要保障。但是如何合理管理免疫抑制剂方案，是目前所有移植中心都在探索的重要课题。临床上发现如果免疫抑制剂使用不足，器官移植受者术后免疫系统不能被适度地抑制，可能导致移植器官的排斥反应；如果免疫抑制剂使用过度，器官移植受者术后免疫系统功能被过度抑制，则可能导致受者发生严重的感染、药物中毒、肿瘤等并发症。对于器官移植受者，如何合理使用免疫抑制剂，避免药物不良作用带来的影响，是移植医生面临的挑战。而通过对受者免疫系统的状态进行准确的评估和监测，才可以判断免疫抑制方案使用是否合理，从而指导临床上免疫抑制方案的制订或调整。因此科学准确地监测移植受者的免疫水平是进一步提供个体化免疫抑制治疗、提高长期存活率的关键。

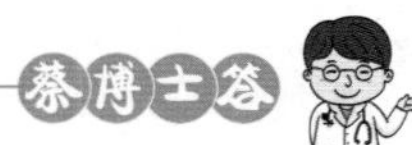

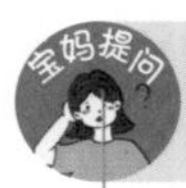

儿童肝移植受者术后免疫状态监测有什么特殊性?

儿童肝移植术后免疫抑制剂的使用至关重要，需要通过精细的调整，达到使用更少的免疫抑制剂获得更理想的生存率的要求。目前免疫抑制剂强调个体化治疗，儿童受者更为特殊，存在个体差异，对药物的代谢、对治疗的反应等均有所不同，需要准确地监测免疫功能。

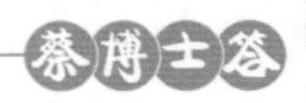

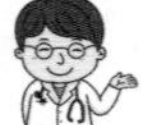

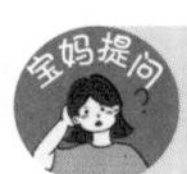

儿童肝移植受者术后怎样进行免疫状态监测?

目前常用的免疫监测指标是免疫抑制剂的血药浓度。但血药浓度仅反映药物代谢情况，不能准确反映患者的实际免疫功能状态，且婴幼儿新陈代谢快，体表面积大，肝功恢复程度不一，与成人也存在差异。免疫抑制剂的血药浓度个体化差异非常大，以用单一血药浓度来反映免疫抑制状态是不全面的。

同种异体移植排斥反应主要由T细胞受体介导，目前临床上使用和正在研究的绝大多数免疫抑制剂都抑制T细胞活化及其功能。因此临床上常用测定T细胞亚群来监测移植后的免疫状态。外周血中$CD4^+$和$CD8^+$两类T淋巴细胞亚群的相互制约维系着机体免疫系统的平衡，$CD4^+$T淋巴细胞绝对计数过低易导致严重感染，$CD4^+/CD8^+$过高易导致排斥反应。但是其局限性在于检测淋巴细胞亚群的数量仅能够评估淋巴细胞数量的变化，而不能有效地反映淋巴细胞功能的变化。

目前常用的免疫状态评估方法有Cylex免疫细胞功能评估法、细胞因子监测法、巨细胞病毒-特异的T细胞监测法等。

免疫状态监测研究方法很多，但尚无公认在敏感度和特异度方面均令人满意的诊断工具。目前免疫学监测技术及指标尚未完全满足临床需要，通常需结合多项指标及临床表现进行综合评估。

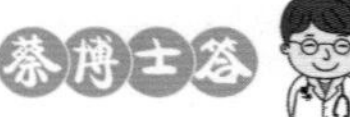

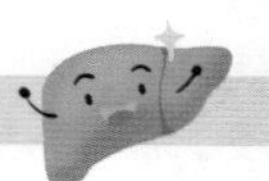

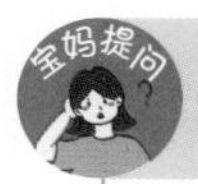

儿童肝移植受者术后免疫抑制剂的血药浓度宜维持在什么范围？

儿童肝移植受者术后首选以钙调神经磷酸酶抑制剂类药物（他克莫司或环孢素）为基础且包含糖皮质激素的免疫抑制治疗方案。他克莫司的初始剂量为 0.1 ～ 0.15 mg/（kg · d），目标血药浓度在第 1 个月内为 8 ～ 12 ng/ml，第 2 ～ 6 个月为 7 ～ 10 ng/ml，第 7 ～ 12 个月为 5 ～ 8 ng/ml，12 个月以后根据肝功能情况酌情维持在 5 ng/ml 左右。环孢素的初始剂量为 6 ～ 10 mg/（kg · d），目标血药浓度在第 1 个月内谷值（C_0）为 150 ～ 200 ng/ml，峰值（C_2）为 1000 ～ 1200 ng/ml，第 2 ～ 6 个月 C_0 为 120 ～ 150 ng/ml，C_2 为 800 ～ 1000 ng/ml，第 7 ～ 12 个月 C_0 为 100 ～ 120 ng/ml，C_2 为 500 ～ 800 ng/ml，12 个月以后根据肝功能情况酌情将 C_0 维持在 100 ng/ml 左右，将 C_2 维持在 500 ng/ml 左右。若 CNI 血药浓度偏低且增加 CNI 剂量后仍无法达到目标浓度，可加用麦考酚酸类药物或更换 CNI 种类。接受肝移植的患儿应尽早撤除激素，建议通常在术后 3 ～ 6 个月停用糖皮质激素。

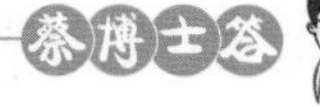

【知识补给站】

免疫状态监测方法在器官移植术后免疫抑制剂管理中的应用：

1. Cylex 免疫细胞功能评估法

$CD4^+T$ 细胞被认为是启动排斥反应的影响因素，其 ATP 活性的测量值反映了免疫细胞功能的等级。因此 FDA 批准了唯一的免疫状态评估试剂盒——ImmuKnow™-Cylex 免疫细胞功能测定试剂盒。ImmuKnow™-Cylex 免疫细胞功能测定试剂盒具有快速、简便等特点，主要检测移植术后受者 $CD4^+T$ 细胞内 ATP 的水平，通过该水平反映受者的免疫状态。然而调节性 T 细胞的激活也需要 ATP 支持，而排斥反应中，$CD8^+T$ 细胞也参与其中，还有树突状细胞等，因此单纯 CD4^{+}T 细胞的 ATP 水平，理论上不能全面反映受者的免疫激活状态。

2. 细胞因子监测法

细胞因子是由免疫细胞所分泌，在很大程度上代表了免疫细胞的功能，是机体免疫系统功能的执行者和体现者。因而检测全血免疫细胞的细胞因子，不仅反映了淋巴细胞的功能，还能够反映整个免疫系统中所有免疫细胞的功能。因此其结果能够很好地代表免疫系统的功能。但具体选择哪种细胞因子，学术上争议很大。目前还没有确切的监测方案。

3. 巨细胞病毒 - 特异的 T 细胞监测法

基于移植术后临床出现较多的特异性感染病例，对移植供受者的血清特异性病原进行监测也是评估免疫状态的一种方法，如巨细胞病毒、抗酸杆菌、严重急性呼吸综合征（severe acute respiratory syndrome，SARS）病毒等。目前有各种方法可用于监测病原体的特定反应，如基于 IFN-γ 释放试验的 CMV 特异性 T 细胞介导免疫反应、细胞内细胞因子染色或主要组织相容性复合体 - 四聚体技术。

4. 其他监测法

还有一些中心通过监测水溶性 CD30 水平、单核细胞人类白细胞抗原（human leukocyte antigen，HLA）-DR 状态变化和终末期肝病模型（model for end-stage liver disease，MELD）评分等来非特异性监测受者免疫状态，可能在某种程度上有一定作用，但是不能够全面反映受者的整体免疫水平，因此临床应用受到了一定的限制。

参考文献

[1] 中华医学会器官移植学分会，中国医师协会器官移植医师分会 . 中国儿童肝移植临床诊疗指南 (2015 版)[J/CD]. 中华移植杂志：电子版，2016, 10(1): 2-11.

[2] 马军，贺强，李先亮 . 器官移植受者免疫状态监测最新进展 [J]. 器官

移植 , 2019, 10(3): 333-338.
[3] 刘伟 , 李代红 . 小儿肝移植后 CD4⁺T 细胞 ATP 值及 T 细胞亚群监测的意义 [J]. 现代诊断与治疗 , 2019, 30(11): 1850-1851.
[4] 李伟 , 程丰 , 王锁刚 . 免疫状态监测在器官移植患者中的应用 [J]. 肾脏病与透析肾移植杂志 , 2021, 30(6): 586-590.

（张　群）

第二节　术后远期感染监测

【答惑部分】

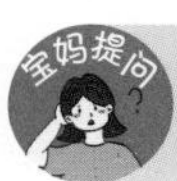

宝宝做了肝移植术后远期随访时都需进行哪些感染方面监测?

巨细胞病毒、EB 病毒和乙型肝炎病毒感染。

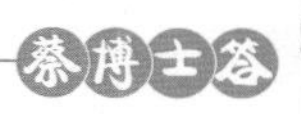

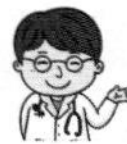

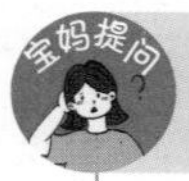

什么是巨细胞病毒感染?

CMV 是一种疱疹病毒，在健康人群中，CMV 广泛存在，但多不发病。然而，在儿童肝移植受者中，CMV 对肝移植有着直接或间接的影响。由于儿童多为血清 CMV 阴性患者，接受阳性的供体时感染风险较大。如不使用预防性抗病毒治疗，CMV 感染的发生率可达 30%，50% ~ 60% 的患者可出现发热、乏力、白细胞减少、肝功异常等临床表现。

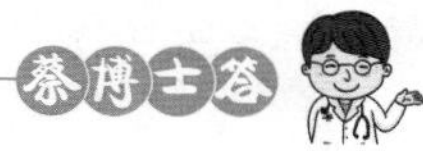

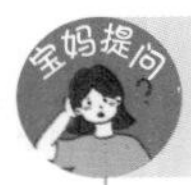

如果感染了 CMV 该如何治疗呢？

目前 CMV 感染的治疗主要为抗病毒治疗。更昔洛韦、缬更昔洛韦是抗 CMV 感染最有效的药物，二线用药为膦甲酸钠、西多福韦、抗 CMV 免疫球蛋白等。

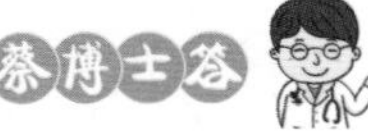

什么是 EBV 病毒感染？

EBV 也是一种疱疹病毒，人类是这类病毒的主要宿主。该病毒主要通过唾液进行传播。EBV 感染是肝移植术后常见的病毒感染，其感染率可达 27% ～ 56%。由于其可使淋巴细胞增生紊乱，从而导致移植后淋巴组织增生性疾病的发生，是儿童移植术后远期死亡的主要原因之一。

蔡博士答

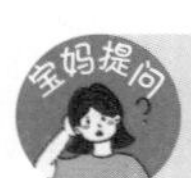

如果感染了 EBV 该如何治疗呢？

临床随访时会通过对血清 EBV-DNA 进行监测，一旦确诊 EBV 感染，应在减少甚至停用免疫抑制剂使用的基础上，进行抗病毒治疗，如同时发现患儿伴有发热、浅表淋巴结肿大、腹痛、腹泻及呕吐等消化系统症状，需警惕移植后淋巴组织增生性疾病的发生。

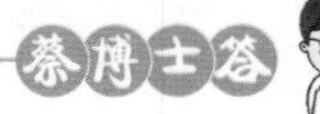

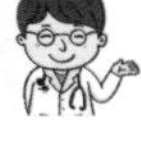

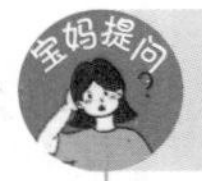

宝宝做了肝移植术后乙型肝炎病毒感染的发生率高吗？

儿童肝移植术后，新发 HBV 感染的发生率为 10.3%。移植后新

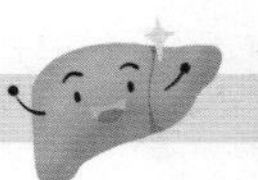

发 HBV 感染多见于接受乙肝核心抗体（抗 HBc）阳性供肝但自身抗 HBc 为阴性的患儿。

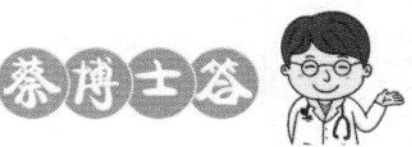

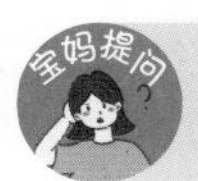

如何预防和治疗 HBV 感染?

抗 HBc 阳性供肝患儿术后建议使用核苷类药物行预防性抗 HBV 治疗。患儿肝移植术后新发 HBV 感染的治疗则与慢性乙型肝炎患儿相似，抗病毒药物可根据情况选用干扰素和(或)核苷类药物。

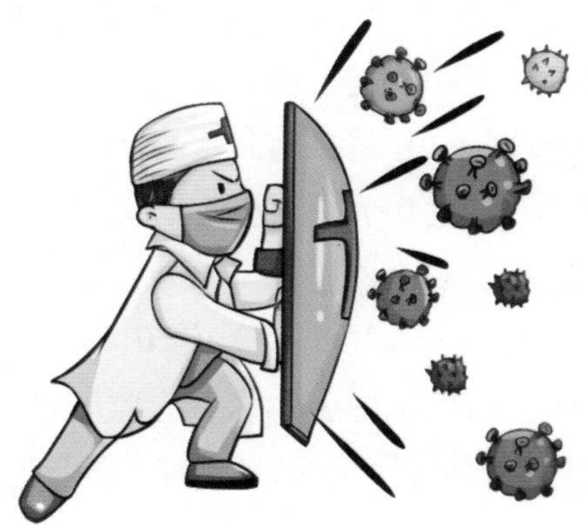

图 6–1

【知识补给站】

1. CMV 感染

CMV 感染是儿童肝移植术后最常见的感染类型，发生率可达 30%，临床表现可有发热、乏力、白细胞减少、转氨酶升高等。出现 CMV-DNA 阳性、PP65 抗原阳性或新发的 CMV-IgM 阳性，可诊断为 CMV 感染。接受了 CMV-IgG 阳性供肝而自身 CMV-IgG 阴性的患儿是 CMV 感染的高危人群。移植后给予预防性抗病毒治疗可有效降低 CMV 感染的发生率，首选口服缬更昔洛韦至少 3 个月。治疗方面：更昔洛韦、缬更昔洛韦是抗 CMV 感染最有效的药物，二线用药为膦甲酸钠、西多福韦、抗 CMV 免疫球蛋白等。首选静脉滴注更昔洛韦（5 mg/kg，每 12 小时给药一次），治疗期间应每周监测 CMV-DNA，并持续至血液 CMV-DNA 转阴。如静脉滴注更昔洛韦治疗 2 周无效可采用二线用药，同时应检测病毒耐药性。

2. EBV 感染和移植后淋巴组织增生性疾病

EBV 感染对多数 PTLD 的发病起着关键作用。肝移植术后患儿 PTLD 的发病率为 6% ~ 20%，病死率达 12% ~ 60%，多见于接受 EBV-IgG 阳性供肝而自身 EBV-IgG 阴性的患儿。对于术后不明原因发热、淋巴结肿大的患儿，诊断 PTLD 需结合组织病理学报告及其他检查结果（如 PET-CT、EBV-DNA）予以明确。PTLD 的主要治疗方法为减少免疫抑制剂的用量，滴注免疫球蛋白。CD20 阳性的 PTLD 患儿的治疗，可选择抗 CD20 单克隆抗体。其他治疗手段还包括化疗、放疗、手术等。

3. 新发 HBV 感染

移植后新发 HBV 感染多见于接受抗 HBc 阳性供肝但自身抗 HBc 为阴性的患儿。抗 HBc 阳性供肝患儿术后应监测 HBV 病毒学指标，且术后应使用核苷类药物行预防性抗 HBV 治疗，并适时接种乙肝疫苗。上述预防措施可显著降低此类患儿新发 HBV 感染的发生率。儿童肝移植术后新发 HBV 感染的治疗与慢性乙型肝炎患儿相似，用药方案应根据患儿的年龄与体质量作出合适的选择。对于出现病毒耐药的患儿也需行 HBV 变异检测，根据变异情况选取合适抗病毒药物。

参考文献

[1] 中国研究型医院学会加速康复外科专业委员会 . 儿童肝移植术后感染诊治专家共识 [J]. 中华外科杂志 , 2022, 60(3): 193-202.

[2] 陆晔峰 , 夏强 , 邱必军 , 等 . 儿童肝移植术后长期生存的相关问题分析 [J]. 临床肝胆病杂志 , 2019, 35(11): 2396-2401.

[3] 中华医学会器官移植学分会 , 中国医师协会器官移植医师分会 .

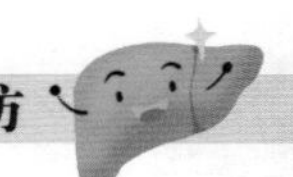

中国儿童肝移植临床诊疗指南 (2015 版)[J]. 中华移植杂志 , 2016, 10(1): 2-11.
[4] 沈丛欢 , 夏强 . 小儿活体部分肝移植现状 [J]. 肝胆外科杂志 , 2014, 22(2): 81-83.

（叶素素）

第三节　远期并发症的监测和治疗

【答惑部分】

宝宝做了肝移植术后远期并发症有哪些?

儿童肝移植术后的远期并发症主要包括胆道并发症、血管并发症、排斥反应、术后感染等。

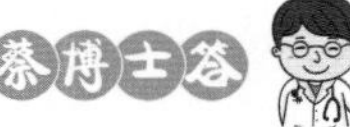

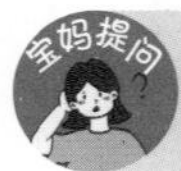

如何监测和治疗胆道并发症?

胆道并发症仍是肝移植术后较为棘手的并发症，发生率为 7.04% ~ 23.6%，主要有胆漏和胆管狭窄。其中，远期常见胆道并发症为胆管狭窄。胆管狭窄主要由于胆道吻合技术欠佳或各种原因导致胆管缺血引起。临床常表现为发热、黄疸等。超声检查、磁共振胰胆管成像、内镜下逆行胰胆管造影是主要诊断方法。轻度胆汁淤积和肝功异常可口服熊去氧胆酸及保肝药物治疗。严重的可行介入治疗、外科手术治疗，甚至再次肝移植。

蔡博士答

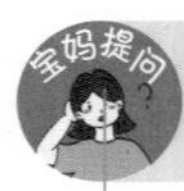

术后远期主要的血管并发症是什么？

儿童肝移植术后血管并发症主要包括动脉并发症和门静脉并发症。术后远期血管并发症多为门静脉并发症。门静脉系统并发症的发生率为 1.0% ~ 12.5%，主要包括门静脉血栓和门静脉狭窄。门静脉血栓形成为肝移植术后的严重并发症，术后早期的门静脉血栓形成可导致急性肝功能恶化，后期的门静脉血栓因侧支循环的建立通常以门静脉高压症状为主要表现。多普勒超声是首选的诊断方法，常用的治疗手段包括手术取栓、血管架桥、溶栓治疗、放射介入下支架置入等。门静脉狭窄常发生于门静脉吻合口处，多与手术技术性因素有关。术后门静脉狭窄可通过放射介入手段行球囊扩张或放置内支架。

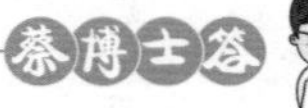

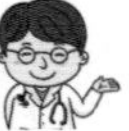

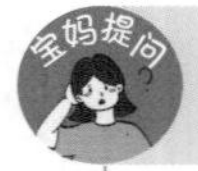

如何监测和治疗排斥反应？

儿童肝移植术后排斥反应分为急性排斥反应和慢性排斥反应。术后远期多为慢性排斥反应，在存活超过 5 年的患儿中发生率约为 5%。临床上可通过肝功能变化与免疫抑制剂浓度监测进行判定，肝穿刺活检是诊断的“金标准”。治疗方面：可增加 CNI 剂量或加用麦考酚酸类药物；如加药后效果仍不理想，可考虑更换 CNI 种类；必要时可行糖皮质激素冲击治疗。对于部分反复治疗无效者需接受再次肝移植。

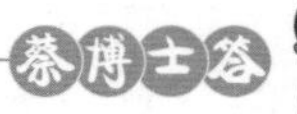

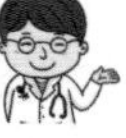

如何监测和治疗术后感染？

儿童肝移植术后远期感染主要包括巨细胞病毒感染、EB 病毒

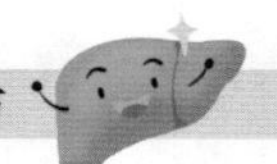

感染、新发乙型肝炎病毒感染等。监测和治疗方法详见感染监测章节。

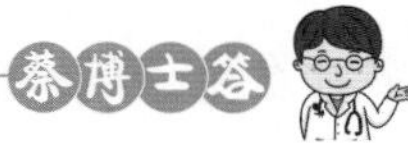

【知识补给站】

1. 胆道并发症

（1）胆瘘：主要包括胆道吻合口瘘与肝切面胆瘘，一般发生于术后早期。胆瘘发生时，腹腔引流管常可见胆汁样液体流出，如胆汁引流不畅或引流管已拔除，则可出现腹肌紧张、腹痛、发热等临床表现。引流液检测、腹部超声、CT 或磁共振胰胆管成像可协助诊断。大多数胆瘘可通过腹腔引流或经内镜逆行胰胆管造影放置鼻胆管引流等方法予以治愈。非手术治疗无效者需接受手术治疗。

（2）胆道狭窄：包括吻合口狭窄与非吻合口狭窄，可行超声或 MRCP 予以诊断。相较于胆管 - 空肠吻合，胆管端端吻合术后胆道狭窄发生风险较高。ERCP 置入支架内支撑治疗胆管端端吻合口狭窄通常可获得较好的疗效；对于胆管 - 空肠吻合口狭窄或 ERCP 治疗困难的端端吻合口狭窄可行经皮肝穿刺胆道引流，必要时需再次手术解除胆道梗阻。由于肝内胆管缺血引起的弥漫性非吻合口狭窄需行再次肝移植术。

2. 血管并发症

（1）动脉并发症：最常见的动脉并发症为肝动脉血栓，多出现于术后早期，常引起缺血性胆道并发症，是术后移植物失功的主要原因之一。多普勒超声是肝动脉血栓的首选监测手段。若出现肝动脉血流异常，需立即行数字减影血管造影或急诊手术予以明确。肝动脉血栓的治疗方式包括急诊手术取栓与动脉再通、经静脉注射药物溶栓治疗、放射介入下溶栓治疗、再次肝移植等。

（2）门静脉并发症：主要包括门静脉血栓和门静脉狭窄。门静脉血栓形成为肝移植术后的严重并发症，术后早期的门静脉血栓形成可导致急性肝功能恶化，后期的门静脉血栓因侧支循环的建立通常以门静脉高压症状为主要表现。多普勒超声是首选的诊断方法，常用的治疗手段包括手术取栓、血管架桥、溶栓治疗、放射介入下支架置入等。门静脉狭窄常发生于门静脉吻合口处，多与吻合缝线收缩过紧、门静脉扭曲或成角等技术性因素有关。术中发现的门静脉狭窄需拆除原吻合口重新吻合；术后门静脉狭窄可通过介入手段行球囊扩张或放置内支架，必要时行再次肝移植（图 6-2）。

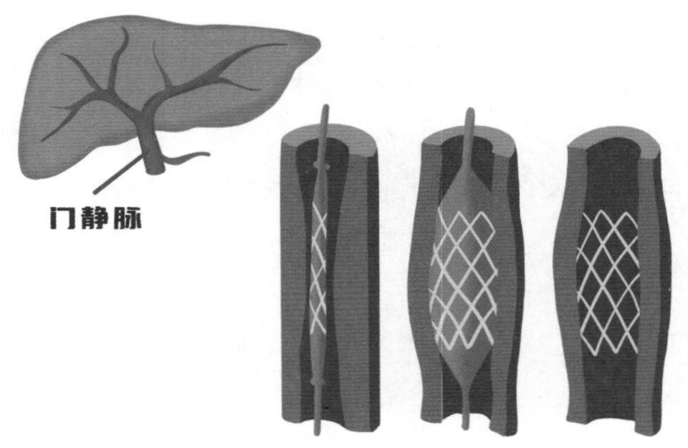

图 6–2　门静脉狭窄球囊扩张

3. 排斥反应

（1）急性排斥反应：急性排斥反应是最常见的排斥反应类型，大多发生在移植后 3 个月内，术后 7 ～ 14 d 最为多见。术后血清转氨酶、总胆红素、碱性磷酸酶和（或）γ- 谷氨酰转移酶升高伴免疫抑制剂浓度偏低常提示急性排斥反应，必要时需行肝穿刺活检予以明确。轻度急性排斥反应者可增加 CNI 剂量或加用麦考酚酸类药物；如加药后效果仍不理想，可考虑更换 CNI 种类。若转氨酶升高持续 1 周以上或出现明显肝功能异常，可行糖皮质激素冲击治疗。

（2）慢性排斥反应：慢性排斥反应是影响移植物长期生存的重要因素之一，在存活＞ 5 年的患儿中发生率约为 5%。其治疗与急性排斥反应相似，部分反复治疗无效者需接受再次肝移植。

（3）移植物抗宿主病：儿童肝移植术后移植物抗宿主病较罕见，但

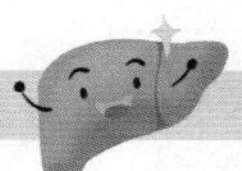

致死率很高，临床表现为不明原因发热、腹泻、皮疹、白细胞减少等。结合特征性的临床表现、皮肤组织病理学表现、嵌合体检测等有助于诊断的确立。肝移植术后移植物抗宿主病尚无理想的治疗方法，已报道的治疗手段包括糖皮质激素、减少免疫抑制剂用量、抗淋巴细胞免疫球蛋白、白介素 -2 受体拮抗剂等。

参考文献

[1] 中华医学会器官移植学分会 . 中国肝移植术后并发症诊疗规范 (2019 版)[J]. 中华移植杂志 , 2019, 13(4): 269-272.

[2] 陆晔峰 , 夏强 , 邱必军 , 等 . 儿童肝移植术后长期生存的相关问题分析 [J]. 临床肝胆病杂志 , 2019, 35(11): 2396-2401.

[3] 中华医学会器官移植学分会，中国医师协会器官移植医师分会 . 中国儿童肝移植临床诊疗指南 (2015 版)[J]. 中华移植杂志 , 2016, 10(1): 2-11.

[4] 郑卫萍 , 沈中阳 . 儿童肝移植的常见并发症及处理 [J]. 国际移植与血液净化杂志 , 2007, 5(5): 4-7.

（叶素素）

第四节　免疫接种

【答惑部分】

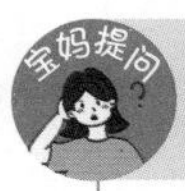

器官移植术前术后可以进行疫苗接种吗?

所有移植候选人均应按照本国指南接种最新的常规疫苗；灭活疫苗应在移植前至少 2 周接种，以获得足够的免疫反应；减毒活疫苗应在移植前至少 4 周接种，以保证疫苗相关的病毒复制在移植前已停止；器官移植术后不建议接种减毒活疫苗和重组病毒载体类疫苗，可以接种灭活疫苗、亚单位疫苗和核酸疫苗；术后 1 个月内不建议接种任何疫苗，满 1 个月后可以开始接种流感疫苗，术后 3 ~ 6 个月可以开始接种其他类灭活疫苗（图 6-3）。

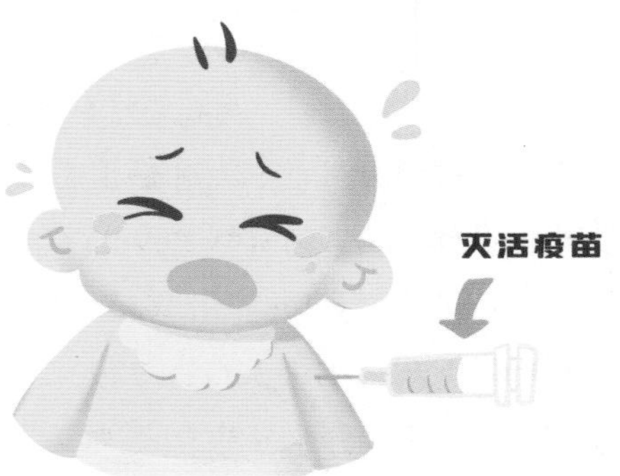

图 6–3　疫苗接种

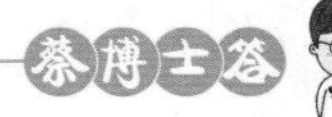

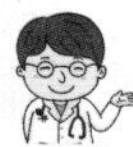

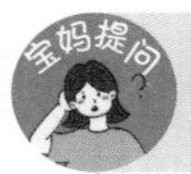

疫苗是怎样预防疾病的？

疫苗是指用各类病原微生物制作的用于预防接种的生物制品。人们利用自身免疫系统的特性，对各种病原微生物进行“加工改造”，而制造出预防不同疾病的疫苗，并使疫苗在不具伤害力的前提下，又保留了病原菌免疫原性（能够刺激机体形成特异抗体或致敏淋巴细胞的能力）的特性；因此，当机体接种疫苗之后，免疫系统便会产生一定的保护物质，如免疫激素、活性生理物质及特殊抗体等；而当机体再次接触到相同的病原菌时，自身的免疫系统便再次发挥“自我保护机制”，依循其原有的记忆制造更多的保护物质，以阻止病原菌的伤害，最终达到预防疾病的目的。

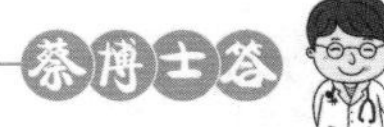

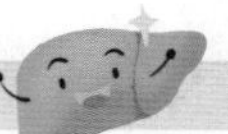

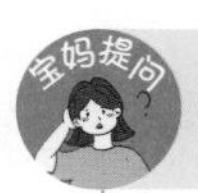

移植受者什么情况下不适宜接种疫苗？

首先，移植受者处于免疫抑制状态，对于接种减毒活疫苗应严格禁止。其次，接种疫苗分为一般禁忌证和特殊禁忌证。

一般禁忌证：①发热。患者可能有感染存在，应等体温恢复正常并查明发热原因后再开始预防免疫接种。②急性传染病。③过敏体质。应该了解过敏原，并核对疫苗中是否含有相应的过敏原。④免疫缺陷者。对于器官移植受者、免疫功能低下者、放疗和化疗患者、孕妇及哺乳期妇女，禁止使用减毒活疫苗。⑤伴随严重的慢性疾病。有明确的心、肺、肝、肾、血液等系统的慢性疾病者，如果处于稳定期，可以接种反应较小的疫苗。⑥近1个月内注射过丙种球蛋白者，不能接种减毒活疫苗。

特殊禁忌证：①患有癫痫、癔症、脑炎后遗症、抽搐等神经系统疾病和精神病者，包括已痊愈者，应慎重接种乙型脑炎疫苗、百白破三联疫苗，特别是乙型脑炎和流行性脑膜炎疫苗。②湿疹、化脓性中耳炎或其他严重皮肤病者禁用卡介苗。③肾炎的恢复期及慢性肾炎患者禁用白喉疫苗。④发热伴有1周内每日腹泻4次以上的儿童，严禁服用脊髓灰质炎减毒活疫苗糖丸。

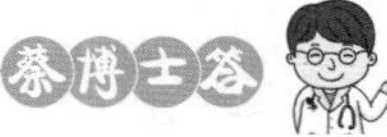

儿童器官移植受者接种疫苗的必要性？

器官移植受者罹患感染的风险明显高于普通人群，儿童群体更是如此。与成人受者不同，低龄儿童的免疫系统尚未发育成熟，且在移植前常未完成疫苗接种或未接触常见病原体，导致移植后发生疫苗可预防性感染（vaccine preventable infection，VPI）的风险明显增加，也容易发生社区获得性感染，且病情和预后可能更严重。研究发现，15.6%的儿童器官移植受者在术后5年内发生VPI而住院，其中17.0%的VPI患儿需要重症监护治疗，致死率可达1.7%；移植年龄＜2岁是器官移植术后罹患VPI的重要危险因素。中国肝移植注册系统数据显示，2012～2019年实施的儿童肝移植中，年龄1岁以下占61%，1～3岁占18%。国内一项针对儿童肝移植受者疫苗接种的问卷调查研究显示，仅6.4%的受者完成了疫苗接种计划，移植前后普遍存在疫苗接种不完整和不及时的现象。家长对疫苗接种的认知程度普遍较低，仅25.2%的家长清楚移植后可以接种疫苗的时间。因此疫苗接种对降低儿童器官移植术后感染具有重要意义，而我国儿童器官移植受者的疫苗接种工作有待完善和提高。

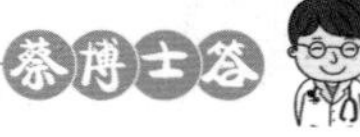

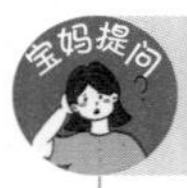

预防接种对免疫功能和移植受者的影响?

灭活疫苗主要诱导特异性抗体，其不能进入细胞内通过内源性抗原提呈诱导产生$CD8^{+}$细胞毒性T淋巴细胞，因此细胞免疫性较弱，对移植受者的免疫状况影响不大，但效果也较弱。减毒活疫苗在传代中有回复突变的危险，而且可诱导体液与细胞免疫，还可刺激细胞免疫和黏膜局部免疫形成，反应相对强烈，移植受者不宜使用。新型疫苗（合成肽、DNA）针对特异性人类白细胞抗原单元表位和基因编码，诱导针对疫苗的特异性免疫反应，安全性好。

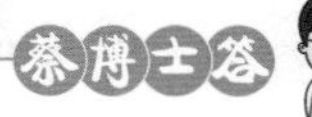

【知识补给站】

1. 疫苗的三个特征

①来源：疫苗的主要成分往往是来自如细菌、病毒、立克次体及螺旋体等各种病原微生物或其代谢产物。②功能：预防传染性疾病，疫苗仅可以用来预防如乙肝、结核、麻疹及狂犬病等传染性疾病，而对糖尿

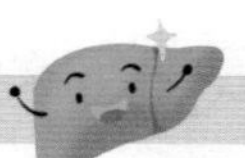

病、心脏病、骨折及肝囊肿等其他类型疾病而言，疫苗是“无能为力”的。③本质：是将病原微生物及其代谢产物，经过人工减毒、灭活或利用转基因等方法而制成的生物制品。

2. 疫苗的分类

一般来说，可以分为活疫苗（activated vaccine）和灭活疫苗（inactivated vaccine）两种。①活疫苗（包括减毒活疫苗）：指用人工的方法（连续传代、异源宿主或改变感染位点等）使细菌或病毒等病原体减毒或从自然界筛选某病原体的无毒株或微毒株所制成的“活”微生物制剂；这种疫苗虽然失去致病性（不会导致临床发病），但保留了较强的免疫原性（能够刺激机体形成特异抗体或致敏淋巴细胞的能力）、繁衍能力（具有生长繁殖能力，接近于自然感染，对人体刺激时间较长）和剩余毒力（毒力较初始的病原体减弱很多）。常见的活疫苗有卡介苗（预防结核病）、脊髓灰质炎（预防小儿麻痹症）、麻疹、风疹、腮腺炎、水痘等疫苗。②灭活疫苗：指通过使用物理、化学或生物工程等人工方法（加热、化学剂灭活、基因工程及提取亚组分等）将免疫原性强的病原微生物进行灭活处理，仅提取所需要的抗原成分而制成的疫苗（由于灭活疫苗已使病原微生物失去活性，因此亦称死疫苗）；可以由病原微生物的裂解片段、类毒素或次单元等构成；这种疫苗已失去毒力，但仍保持其免疫原性（较活疫苗更弱）；灭活疫苗不能生长繁殖，与活疫苗相比，对人体刺激时间较短，故而往往需要多次重复注射（而为减少注射次数，临床上常将不同种类的灭活疫苗适当混合，组成联合疫苗，如百白破疫苗等）。常用的灭活疫苗有乙型肝炎、甲型肝炎、伤寒、百日咳、白喉、破伤风、流行性感冒、狂犬病、斑疹伤寒、流脑菌苗、乙型脑炎等疫苗。

3. 接种反应和疫苗接种的不良反应

由于疫苗都具有免疫原性，因此任何人在接种后都有可能出现一定的“感染”症状，但不必太担心（发生严重接种反应的比例是很小的，而且，只要及时进行医学治疗后，均可康复）。据全国疑似预防接种异常反应监测信息管理系统报道，2005 ~ 2009 年全国乙肝疫苗疑似预防接种异常反应共有 2 836 例，发生率仅为 16.17/100 万，其中有 185 例，即 4.76% 属于“偶合症”（指接种疫苗者在接种时正处于某种疾病的潜伏期或前驱期，接种后暴发出来，但实际上却与注射疫苗完全无关的病症）；而 1991 ~ 1998 年美国疫苗异常反应报告系统有 1 771 例接种乙肝疫苗后的新生儿出现预防接种异常反应，其中 18 例（1.01%）死亡，尸检结果亦证实均与接种乙肝疫苗无关。因此疫苗接种是非常安全的（包括乙肝疫苗），大家完全可以放心接种。

4. 关于儿童受者和移植候选人的推荐接种疫苗种类（表 6-1）

表 6–1　推荐接种疫苗种类

疫苗	疫苗类型	推荐强度		监测滴度	证据等级
		移植前	移植后		
流感病毒	灭活疫苗	推荐 A	推荐 A	不必	Ⅱ
乙型肝炎	灭活疫苗	推荐 A	推荐 B	需要	Ⅱ
甲型肝炎	灭活疫苗	推荐 A	推荐 A	需要	Ⅱ
百日咳	灭活疫苗	推荐 A	推荐 A	不必	Ⅲ
白喉	灭活疫苗	推荐 A	推荐 A	不必	Ⅱ
破伤风	灭活疫苗	推荐 A	推荐 A	不必	Ⅱ
脊髓灰质炎	灭活疫苗	推荐 A	推荐 A	不必	Ⅲ
流感嗜血杆菌	灭活疫苗	推荐 A	推荐 A	需要	Ⅱ
肺炎	灭活疫苗	推荐 A	推荐 A	需要	Ⅲ
脑脊膜炎	灭活疫苗	推荐 A	推荐 A	不必	Ⅲ
狂犬病	灭活疫苗	推荐 A	推荐 B	不必	Ⅲ
水痘	减毒活疫苗	推荐 A	不推荐 D	需要	Ⅱ
麻疹	减毒活疫苗	推荐 A	不推荐 D	需要	Ⅱ
腮腺炎	减毒活疫苗	推荐 A	不推荐 D	需要	Ⅲ
风疹	减毒活疫苗	推荐 A	不推荐 D	需要	Ⅱ
卡介苗	减毒活疫苗	推荐 B	不推荐 D	不必	Ⅲ
牛痘	减毒活疫苗	不推荐 C	不推荐 D	不必	Ⅲ
炭疽	灭活疫苗	不推荐 C	不推荐 C	不必	Ⅲ

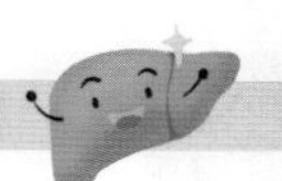

5. 受者的护理人员、密切接触者及家庭成员的预防接种疫苗种类（表 6-2）

表 6–2

疫苗	疫苗类型	推荐强度		证据等级
		移植前	移植后	
流感病毒	灭活疫苗	推荐 A	推荐 A	Ⅱ
乙型肝炎	灭活疫苗	推荐 A	推荐 A	Ⅱ
甲型肝炎	灭活疫苗	推荐 B	推荐 A	Ⅱ
流感嗜血杆菌	灭活疫苗	推荐 A	推荐 A	Ⅱ
水痘	减毒活疫苗	推荐 A	推荐 A	Ⅱ
麻疹	减毒活疫苗	推荐 A	推荐 A	Ⅱ
腮腺炎	减毒活疫苗	推荐 A	推荐 A	Ⅱ
风疹	减毒活疫苗	推荐 A	推荐 A	Ⅱ

参考文献

[1] 陈松，张伟杰．器官移植与疫苗接种 [J]. 器官移植，2022, 13(1): 6-11.

[2] 马麟麟．美国器官移植受者免疫预防接种临床实践指南介绍 [J]. 中华器官移植杂志，2008, 29(9): 561-562.

[3] 刘龙山，韦勇成，王长希．《儿童实体器官移植后减毒活疫苗接种国际专家共识 (2018)》解读 [J]. 实用器官移植电子杂志，2021, 9(4): 261-266.

[4] 刘龙山，李建一，王长希．《实体器官移植等待者和接受者的疫苗接种：美国移植学会传染性疾病实践团体指南》解读 [J]. 实用器官移植电子杂志，2021, 9(4): 257-260.

[5] 饶伟，解曼．揭秘肝移植 [M]. 北京：清华大学出版社，2020.

（田秋菊）

第五节　生长发育监测

【答惑部分】

儿童生长发育有什么特点?

不同生长发育阶段的特点不同。

（1）婴幼儿期（0 ~ 3 岁）：出生至 3 岁，是孩子快速成长期。出生后第 1 年生长速度最快，可增长 25 cm。第 2 年生长速度为 10 cm。此期主要是营养状态和生长激素的调控。

（2）儿童期：包括学龄前期（＞3 ~ 7 岁）和学龄期（＞7 ~ 12 岁）。正常儿童在 4 岁以后的身高增长速率开始逐年有所下降，于青春期前期达到最低点，5 ~ 5.5 cm/ 年。

（3）青春期：青春期是指从第二性征开始发育到完全成熟这一时段，这是从儿童转变为成人的阶段。青春期的开始年龄取决于下丘脑 - 垂体 - 性腺轴的功能启动的迟早，通常女孩在 10 ~ 12 岁时开始，男孩则在 12 ~ 14 岁时开始，较女孩迟 2 年。青春期持续 6 ~ 7 年，第二个生长高峰，男孩可获得 25 ~ 28 cm，女孩可获得 25 cm 左右。和生长激素的协同作用是青春期生长突增的基础。

蔡博士答

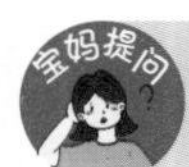

影响生长发育的常见因素都有哪些?

影响机体正常生长发育的因素有很多，包括日常饮食和营养成分摄入是否足量且均衡、内分泌功能、基础疾病情况、来自遗传因素的影响、日常运动活动的情况、精神因素、日常服药的种类等。

儿童整个生长发育过程虽然是连续的，但并不是平稳均衡的，在生长发育的高峰期，如有来自健康状况的干扰或者正在服用可以影响生长发育的药物如糖皮质激素，则可能引起严重的生长发育问题，应格外注意。

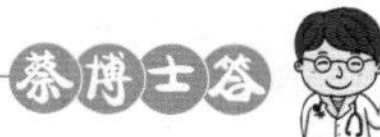

肝移植受者生长发育有什么特殊影响因素？

肝移植术前患儿多处于终末期肝病状态，而处于终末期肝病的患儿，脂肪消化吸收不良、能量消耗增加、异常氮代谢、脂溶性维生素吸收不良等因素会导致慢性肝病患儿生长发育迟缓，更重要的是终末期肝病患儿体内胰岛素样生长因子Ⅰ低于正常儿童，导致生长激素不能发挥正常生理作用，从而使终末期肝病患儿普遍存在不同程度的生长发育迟缓。研究表明，接受肝移植时患儿的生长发育迟缓程度是术后追赶生长的重要因素，而与行肝移植时患儿年龄、肝病类型均无相关性，移植时生长发育阻滞越严重的患儿，移植术后表现出生长发育追赶生长的能力就越强。也有研究表明，肝移植术后长时间应用激素会对术后的追赶生长产生影响。同时，肝移植术前患儿的营养状态，对术后生长发育也存在一定影响（图 6-4）。

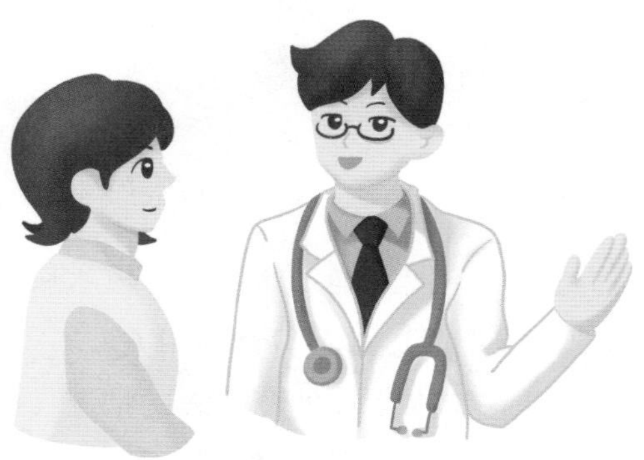

图 6–4 医患沟通

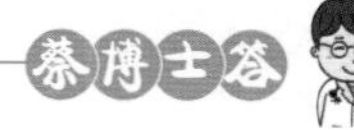

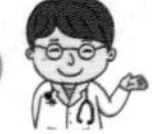

生长发育监测内容有哪些?

生长发育监测指标主要包括以下内容:

(1)体格发育:体格发育监测指标的选择应根据研究目的和不同年龄阶段的特殊性而定,常使用的指标有身高、体质量、坐高、胸围和头围等,其中身高和体质量是最基本的指标。

(2)与体格生长有关的其他系统的发育:主要是颅骨、脊柱、长骨、牙齿的发育。

(3)神经心理发育:神经反射、小儿动作发育、感知觉发育、语言发育、注意和记忆等内容。

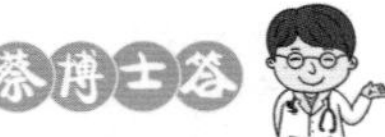

家长如何进行生长发育监测?

小儿生长发育监测应通过家庭、医院和社区三者共同努力,全面、系统实施。家长需要关注监测时间,在规定时间内完成相应监测内容,一般按照 4-2-1 体检的要求进行监测,即:1 岁以内的婴儿在 1、3、6、8 个月时各检查 1 次,共 4 次;1 ~ 2 岁小儿每半年检查 1 次,每年 2 次;3 ~ 6 岁小儿每年检查 1 次。

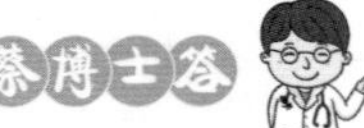

【知识补给站】

与成人肝移植术后不同的是,儿童肝移植术后的成长发育状况是非常重要的,与患儿将来教育、事业等密切相关。

终末期肝病患儿多存在生长发育迟缓的情况,小儿生长发育所需生长激素的合成代谢主要通过胰岛素样生长因子Ⅰ来实现,而胰岛素样生长因子Ⅰ主要在肝脏中合成,处于终末期肝病的患儿循环中胰岛素样生长因子 I 低于正常儿童，导致生长激素不能发挥正常生理作用。接受肝移植后，患儿生长激素 – 胰岛素样生长因子 I 轴恢复正常，肝功能及消化吸收恢复正常，生长发育速度加快，这种现象被描述为“追赶生长”。

目前与肝移植术后患儿生长发育相关的研究表明，接受肝移植术前患儿生长发育迟缓的程度是移植术后追赶生长的重要影响因素，而接受肝移植手术患儿的年龄、性别、肝病类型、供肝来源等因素影响较小，移植肝功能对术后生长发育的影响存在争议。而有研究表明，肝移植术后早期撤除糖皮质激素对于患儿生长发育有益。目前研究表明，肝移植术后的患儿有达到国内平均身高的潜力，对成年后工作、婚育影响不显著。

附：儿童生长发育指标相关数据

（1）身高：小儿出生身长为 50 cm，1 岁末 75 cm，2 岁末 85 cm，7 ~ 12 岁为年龄（岁）×7+75 cm。

（2）体质量：小儿出生体质量平均为 3 kg，生后第 1 个月可增加 1 ~ 1.5 kg，第 3 个月约为出生时的 2 倍（6 kg），第 12 个月约为出生时的 3 倍（9 kg），2 岁约为出生时的 4 倍（12 kg）。6 个月龄前体质量粗略计算公式：出生体质量（kg）+ 月龄 ×0.7（kg）；7 ~ 12 个月龄为出生体质量（kg）+6×0.7（kg）+（月龄 –6）×0.3（kg）；2 ~ 12 岁为年龄（岁）×2（kg）+8（kg）。

（3）头围：小儿出生头围平均 34 cm，1 岁末 46 cm，2 岁末 48 cm，5 岁末 50 cm，15 岁末 54 ~ 58 cm。

（4）胸围：出生时的胸围平均 32 cm，小于头围 1 ~ 2 cm，1 岁左右胸围与头围接近相等，以后胸围逐渐大于头围，其差数约为小儿年龄（岁）减 1。

（5）上臂围：新生儿上臂围为 10.2 ~ 10.5 cm，1 岁末 13.6 ~ 14.7 cm，1 ~ 5 岁共增长 1 ~ 2 cm。

参考文献

[1] 宋玉伟，朱志军，孙丽莹，等 . 儿童肝移植术后生长发育的临床研究

[J]. 器官移植 , 2015(4): 235-239.

[2] 王艳玢, 豆欣蔓. 儿童健康管理模式在儿童生长发育过程中的应用[J]. 世界最新医学信息文摘 , 2017, 17(90): 155, 160.

[3] Ecevit C, Unal F, Baran M, et a1.Parenthood in pediatric liver transplant patients [J]. Pediatr Transplant, 2012, 16(4): 346-349.

[4] 李准 , 王绪东 , 罗璨 , 等 . 江苏省 4 地区 0 ～ 3 岁儿童生长发育及营养状况分析 [J]. 中国儿童保健杂志 , 2022, 30(5): 570-574.

（刘　虹）

第六节　成年过渡期的生理心理变化

【答惑部分】

什么是成年过渡期?

成年过渡期也就是青春期，是一个人生长发育全过程中的一个时期，是指由儿童阶段发展成为成人阶段的过渡时期。一般女孩 10 ～ 18 岁，男孩 12 ～ 20 岁，在这个时期青少年生理、心理迅速发育和日趋成熟，是一生体格、性格、智力水平的决定时期。

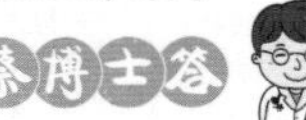

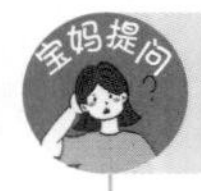

为什么要关注这个时期?

与成人肝移植受者相比，儿童肝移植受者是处在生长发育期的儿童，他们的生理和心理处在一个不断变化的过程中，在他们成长发育过程中，需要医生和家人给予更多的关注和支持。成年过渡期

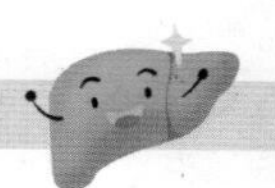

是一个特殊的时期，是生长发育的高峰期，也是心理发展的重大转折期，身体迅速发育，孩子独立性增强，因心理发展相对缓慢又保持了一部分依赖性，难免因这种矛盾的心理状态产生逆反心理。有研究发现，接受肝移植的青少年出现精神心理健康问题的风险是增加的，可能与体育活动不足、术后父母经济及心理健康状况下降等因素有关。在儿童移植受者群体中，出现逆反心理时，可能会有服药依从性及随访依从性下降的风险，会导致急性排斥失功的严重后果，因此尤其要关注这个时期患儿身心健康。

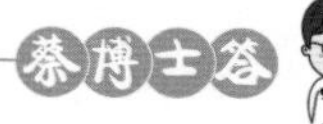

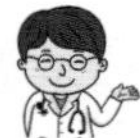

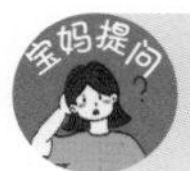

青春期生理发育特点是什么？

这个时期生理发育的特点就是变化急骤：身体外形剧变，生长突增；身体功能迅速增强；性器官与性功能成熟。性发育是青春期最重要的特征之一，包括内外生殖器的形态变化、生殖功能的发育和成熟以及第二性征的发育。

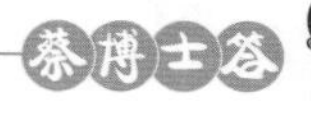

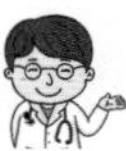

青春期的心理特点是什么？

青春期心理活动较为丰富多彩：思维更加具有逻辑性和系统性，批判性思维发展迅速，思维更加独立；情绪内容广泛丰富，且波动性明显；“自我意识”崛起，更加关注自己内心世界及心理活动，有很强的自尊心；性意识开始萌发和出现，开始对异性产生兴趣、爱意。

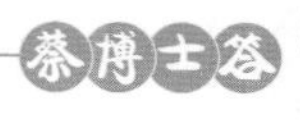

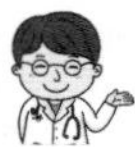

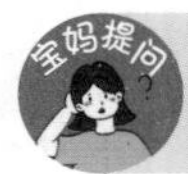

这个时期家长需要做些什么呢?

首先，要培养孩子的自我管理水平。儿童肝移植受者通常年龄较小，大多为婴儿时期进行手术，术后由家长帮助服药及复查。肝移植患儿需终身服用免疫抑制剂，需长期自我管理，如适当运动、避免饮酒等，其自我管理水平不仅影响其生活质量，还直接关系预后。家长是患儿提升自我管理能力过程中的有力推动者；在孩子成长过程中，要有意识地灌输必要的知识，培养孩子的自我管理能力，帮助他们建立良好的服药、复查及健康管理习惯。

其次，更加关注孩子的心理世界。理性对待这个阶段孩子存在的逆反心理，家长要欣然接纳、理性对待，将孩子看作独立的个体，平等对待，在孩子受挫时鼓励、安慰，在孩子进步时赞赏、肯定。积极关注孩子情绪，认真倾听孩子想法，给予家庭的关爱。

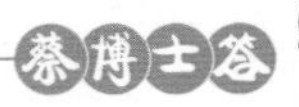

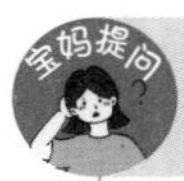

这个时期医生需要做些什么?

首先，对移植后神经认知发育障碍的患儿给予必要的康复治疗，并定期评估其恢复情况；评估与纠正患儿的心理学问题。对叛逆期患儿，医生应循序善诱，加强疏导。也要关注患儿父母的心理健康情况，对于有肝移植患儿的家庭，其照顾压力比较大，需要整合医务、社会力量，以多学科团队方式提供多方位的服务，以促进儿童肝移植家庭的长期健康。在患儿的成年过渡期，目的明确、计划周详地将患儿逐渐从儿童医疗照顾系统过渡至成人医疗照顾系统，在随访环节给予患儿更多的帮助和指导，建立更加规范的随访制度，提高儿童肝移植的随访水平。

蔡博士答

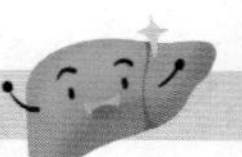

【知识补给站】

第二性征概念：第二性征亦称“副性征”，指男女两性除了生殖器官以外的外貌特征区别，体现出男女在身高、体态、相貌等方面的差异，第二性征在进入青春期后才出现。男性的第二性征主要标志是：体格高大；肌肉发达，肩宽体壮；喉结突出，声音雄壮；体表常有多而浓密的汗毛，长胡须；乳房不发育等。女性的第二性征主要标志是：体格较男性矮小，苗条；皮下脂肪多，而显得丰满；皮肤细嫩，汗毛细小；骨盆宽大，臀部大；乳腺发达，乳房大；月经初潮；喉结不突出，嗓音尖细；不长胡须等。

参考文献

［1］木紫 . 青春期女孩手册 [M]. 北京：中国妇女出版社 , 2017: 20.
［2］陆恒 . 生殖保健者最关心的 436 个问题 [M]. 武汉：湖北科学技术出版社 , 2015: 31-32.
［3］Huang M, Hou Y, Li W, et al. Mental health in children with living donor liver transplantation: a propensity score-matched analysis[J]. Child Adolesc Psychiatry Ment Health, 2022, 16(1): 94.

（董洪静）

第七节　免疫耐受评价探索

【答惑部分】

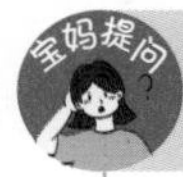

什么是免疫耐受?

部分移植后患者可在不使用任何免疫抑制方案的情况下，能维持正常的移植物功能和组织学，被称为“免疫耐受”。这也是器官移植工作者追求的终极目标。

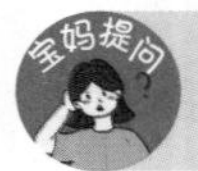

为什么要实现免疫耐受？

相比于成人，儿童肝移植患者术后的生存期更长，远期生存率与生活质量对于这一群体尤为重要。长期使用免疫抑制剂引发的毒副作用、慢性排斥反应仍是影响移植物与受者远期生存的重要因素。解决这一问题的根本方法就是诱导移植术后免疫耐受。

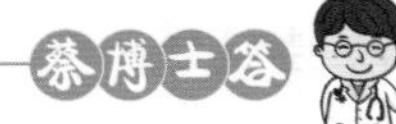

如何获知孩子能否达到免疫耐受？

尽管有报道称一些肝移植受者对移植肝获得了自发免疫耐受，目前，在临床上缺乏有效的实验方案、免疫监测手段以及对长期停用免疫抑制剂后移植物组织学的评估，导致免疫耐受长期停留于理论阶段，尚未在临床上有效、广泛开展。尽管目前的研究与文献尚不足以协助临床医生准确使用免疫抑制剂及判断是否出现免疫耐受，随着科技的发展，更多、更有效的无创性检测手段的出现将为临床操控性免疫耐受提供助力，为今后的临床应用提供实验基础，为儿童肝移植提供诱导免疫耐受的新策略。

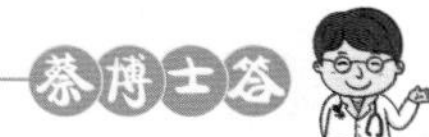

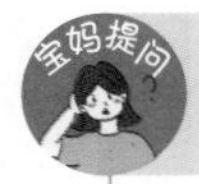

如何实现免疫耐受？

儿童肝移植受者实现免疫耐受主要有三种方式，即被动免疫耐受、主动操作性免疫耐受和诱导性免疫耐受。被动免疫耐受主要是患儿因感染、严重免疫抑制剂相关不良反应等原因被迫停用免疫抑

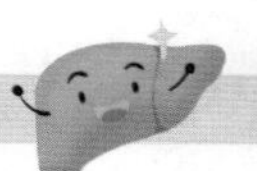

制剂后，部分患儿在长期停用免疫抑制剂后无明显肝内炎症和排斥反应的表现，肝功能仍维持稳定，达到免疫耐受状态。主动操作性免疫耐受是在长期随访中肝功能稳定且服药量较低的患儿中主动程序性撤除免疫抑制剂，在逐步撤药的过程中筛选出可以达到免疫耐受状态的患儿。诱导性免疫耐受主要是通过输注干细胞、调节性免疫细胞如调节性T细胞、树突状细胞等诱导肝移植患儿对移植物的耐受反应，从而达到诱导免疫耐受的目的。

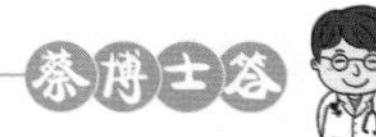

【知识补给站】

现阶段，诱导肝移植免疫耐受相关研究在啮齿类等小动物实验中的成果较为满意，但在灵长类大动物与临床应用中仍面临较大困难。尤其是临床工作中，缺乏实现操控性免疫耐受的具体方案与标准。此外，尚存在伦理学争议，主要体现在撤药后患者所面临的风险。

肝移植操控性免疫耐受并不是受体完全缺失免疫反应，关键在于移植肝抵抗或者说防御可导致移植物损伤的免疫反应的能力。但免疫耐受的实现是一个持续的过程，最大的挑战在于安全撤除免疫抑制剂后确定产生耐受的标志物，因此折中的方案可能是应用最低剂量的免疫抑制剂而保持移植物功能正常（表6-3）。

表6–3　近10年来儿童肝移植免疫抑制剂撤除相关研究情况

时间	例数	移植术与开始撤药的时间间隔	成功率(%)	最终评价
2008	20	—	60	心血管与感染性并发症减少
2009	88	2年以上	—	未发现急性、慢性排斥反应，但纤维化情况增多
2009	5	45（16 ~ 60）个月	100	撤药后随访32（14 ~ 82）个月，1例患者为移植后淋巴组织增殖性疾病
2012	20	4年以上	60	无急性、慢性排斥反应；移植肝组织学无变化
2015	15	移植时1岁以内需1年以上；移植时1岁以上需2年以上	33	撤药后随访24.6 ~ 42.8个月，大部分移植物来自活体供者

参考文献

[1] 周艾炜，刘源，薛峰，等. 儿童肝移植免疫耐受的研究进展 [J]. 器官移植，2022, 13(3): 288-295.

[2] 王凯，高伟. 儿童肝移植免疫耐受相关进展 [J]. 临床肝胆病杂志，2019, 35(11): 2402-2407.

[3] Wang P, Jiang Z, Wang C, et al. Immune tolerance induction using cell-based strategies in liver transplantation: Clinical perspectives[J]. Front Immunol, 2020, 11: 1723.

（刘凤超）

第八节　青少年心理健康

【答惑部分】

肝移植术后对孩子心理影响有哪些？

国外研究报道，肝移植术后，部分患儿可能会出现认知功能方面的障碍，主要与原发病、免疫抑制剂的使用、长时间的 ICU 治疗等有关。接受移植的过程对患儿来说是心理创伤，术后易发生焦虑、抑郁等不良情绪。此外，焦虑和抑郁往往和“希望”及“不确定性”相关，且对治疗依从性产生影响，焦虑和抑郁情绪起到了部分中介作用，故而了解患儿的焦虑和抑郁程度具有重要作用。

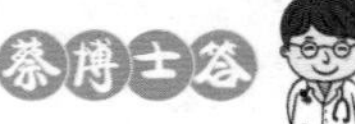

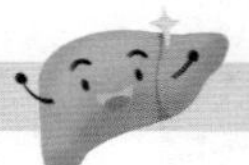

如何提高孩子的心理素质？

青少年心理素质是青少年在遗传和环境的共同作用下形成的内在的、相对稳定的心理品质，这些心理品质对于青少年快速适应外界环境、保持良好的心理健康状态、积极面对生活具有重要意义。家长应当掌握教育孩子的技能。每个孩子的性格各不相同，既有内向又有外向，这取决于先天遗传基因，但外向的性格不一定全好，而内向的性格也不一定全坏。当了解到自己的孩子是内向型性格时，家长应做好引导工作，时刻不忘监督自己的言行举止；当孩子身处热闹繁杂的环境中时，切勿强求孩子与众人打成一片，更不要过度苛责孩子，而应采取柔性劝导的方式让孩子突破害羞和恐惧的枷锁。

蔡博士答

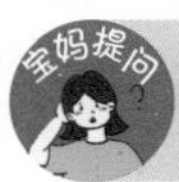

父母如何对青少年人际交往问题进行心理疏导？

父母应转变绝对权威的角色，与青少年建立平等和谐的关系。家长不仅要把孩子的学业成绩放在第一位，更要帮助他们建立良好的人际关系，做青少年的第一任导师，正确地引导他们结交好友。为孩子创造和谐友爱的家庭环境，让青少年在公平、理解、宽容与信任中潜移默化地学习处理人际关系的技巧。正因如此，家长应做到自我约束和榜样作用，避免在交往中对孩子产生不利影响。独立人格是家庭教养中不可缺少的，这意味着家长对子女应给予充分的尊重。一旦亲子关系出现问题，家长要站在理性的角度，不可谩骂或粗暴地对待子女，要有技巧并且富有情感地解决问题。当冲突演化成冷战时，父母应做“破冰者”，主动与孩子交流，但不是无理由地妥协。

蔡博士答

孩子抗拒服药，如何正确心理疏导？

要多关心患儿，和患儿交谈，引导患儿说出心里的焦虑，另外，要指导患儿家属给予患儿应有的心理支持，保证他们以良好情绪投入治疗。根据不同性格患儿选择不同的护理，较小患儿喂药难度大，利用玩具转移患儿注意力的同时“偷偷”喂药，因恐惧哭闹不配合的患儿给其看卡通图画，引导其自己服药，较大的患儿给予正面引导，采用称赞的方法鼓励患儿自己主动服药。

蔡博士答

【知识补给站】

摆脱压力的 3 个性格特征（3“C”特征）

1. 控制（control）——学习目的与目标明确

在青少年成长过程中，目标是成功的动力，是行动的导航灯，目标对一个追求成功的人来说，所起的重要作用是不言而喻的。实践证明，一个人如果清楚地了解自己，包括气质类型和实力，能从实际出发，制定一个通过努力可以实现的目标时，压力是适度的。如果目标过高，自己通过努力很难达到，就会产生过大的压力从而影响其自信心；反之，如果目标过低，自己轻而易举就能完成，则易使自己不思进取，盲目乐观。

2. 执着（commitment）——坚持不懈

在学习中碰到困难时，青少年容易抱怨，半途而废。这时教师、父母必须使青少年认识到，他们所抱怨的很多事短时间内也许不能彻底改变，也不是仅凭个人能力就能解决，要指导他们通过自己的不懈奋斗，最大限度地充实、完善自己，提高自己的竞争力。当然，执着并不代表“强硬”的坚持，坚持必须有“智慧”的辅佐。因此，学会坚持有益的，学会放弃有害的，才是智者的执着。

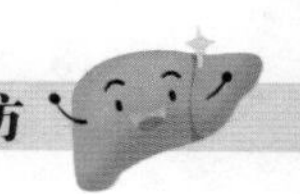

3. 挑战（Challenge）——尝试未知，挑战自我

有学者曾说："人类的一切不会使我感到陌生。"要积极尝试新事物，敢于创新，就必须用新的眼光看待自己，想前人不敢想、做前人不敢做的事，尝试那些自己一直认为力所不能及的活动，从而激发潜能，超越自我。面对学习压力，青少年不要太在乎别人怎么说，但是一定要在乎自己怎么做，正如海尔集团公司总裁张瑞敏所说："把简单的事情做好了就是不简单，把平凡的事情做好了就是不平凡，关键是我们在简单和平凡的事情中是否有所创新，能否不断超越昨天的自己。"

参考文献

[1] 杨阳, 李诗佳, 杨晟云. 青少年心理素质的影响因素和干预措施[J/OL]. 中国教育技术装备: 1-4[2024-03-16]. http://kns.cnki.net/kcms/detail/11.4754.7.20230203.1552.001.html.

[2] 汪金英, 陈小雨. 青少年人际交往问题及其心理疏导[J]. 长沙大学学报, 2015, 29(1): 116-118.

[3] 王秋颖. 心理疏导对肾病综合征患儿应用激素的依从性[J]. 中国医药指南, 2018, 16(2): 164-165.

[4] 陆晔峰, 金晶, 胡美琴. 肝移植患儿术后生长发育及心理状况调查[J]. 护理研究, 2022, 36(23): 4248-4252.

[5] 丁学廉. 浅谈青少年心理压力的负面影响与缓解对策[J]. 卫生职业教育, 2013, 31(15): 25-26.

（刘凤超）

第九节 社会生活的融入

【答惑部分】

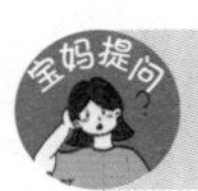

孩子在器官移植术后社会竞争力如何？

儿童肝移植术后的生长发育与社会－心理发育明显影响患儿的生存质量。移植后，所有患儿的社会竞争力都比移植前有显著进步：头围、体质量也增加，但肝移植患儿在客观思维、逻辑分析方面有缺陷，精神运动发育、智力和学习能力都较正常儿童低。所以需要对肝移植患儿术后进行语言和物理治疗，制订特殊的教育计划。但肝移植后儿童和青少年的生活质量倾向优于患有其他慢性疾病的患儿。

蔡博士答

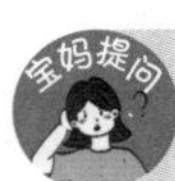

怎样帮助孩子树立融入社会的信心？

应用个体化干预模式，在社会生活能力各方面都有显著提升。了解患儿的思想动态、帮助减轻术后的痛苦与不适、赏识教育、发挥家庭的支持作用、改善环境等措施实施个体化、情感化、有针对性的心理干预措施，并加强语言表达和逻辑思维能力以及注意力和记忆能力的培训，从而提升患儿适应能力，促进其身心康复。如可以在患儿病情稳定后播放患儿喜爱的电视节目或音乐，以转移患儿注意力，减轻其不良情绪体验；同时做好家属的健康教育工作，指导其积极与患儿沟通，给予全方位的体贴和安慰，帮助患儿减轻孤独感和自卑感。

蔡博士答

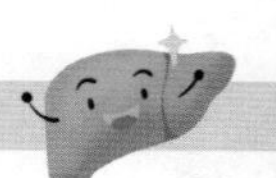

在家庭生活中如何帮助孩子获得社会生活能力?

家庭是人类生活中最主要的一种基本社会群体，家庭在儿童生活中有着最核心和持久的影响。①家庭氛围和谐：父母作为家庭的核心成员，创造和谐、轻松的家庭氛围，使儿童对周围环境产生安全感、信任感，有利于其逐渐构筑健全人格，培养社会生活能力。②注重自主意识的培养：我国大多数父母教育儿童更关注的是其学业和智力，忽略生活能力的培养，造成儿童独立性差、依赖性强，进一步造成儿童社会生活能力的不足。3 岁儿童的自我意识得到进一步发展，独立性开始萌芽，父母应有意识地为儿童提供一些力所能及的家务劳动，鼓励儿童自己的事自己做。③体育运动爱好：父母还可鼓励儿童进行适当的体育运动，不仅有助于儿童全身骨骼、肌肉发育，还可提高儿童社会互动交流能力，与伙伴建立平等、亲密、和谐的关系，有利于促进儿童情绪和智力的发展，进一步培养儿童社会生活能力。④科学使用电子产品：亲子陪伴是儿童成长过程中不可或缺的重要一环，电视、电脑等电子产品色彩亮丽、画面生动、声音悦耳的特点更容易满足儿童视听觉的需求，逐渐成为家庭不可缺少的部分，也成为亲子互动过程中不可或缺的工具，家庭科学合理地使用电子产品不会对学龄前儿童的社会生活能力产生负面的影响。因此，营造良好的家庭养育环境，有利于调动儿童获得社会生活能力的主观能动性，促进儿童早期综合能力发展。

恭博士答

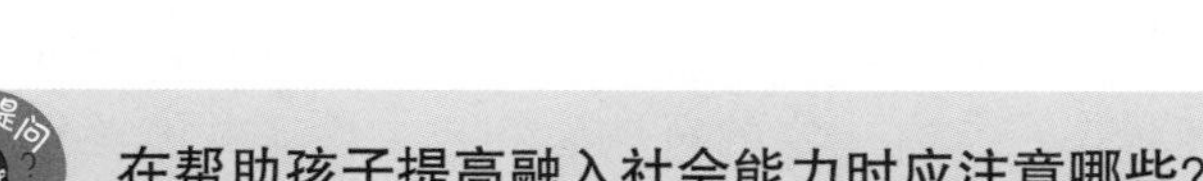

在帮助孩子提高融入社会能力时应注意哪些?

器官移植术后患儿身心更为敏感和脆弱，需要极其细致的关爱呵护。其融入社会的能力相对较弱，但儿童的亲社会行为是可以通过训练和教育培养起来的。成人在帮助孩子提高融入社会行为能力时应注意以下几个方面：①帮助孩子理解自己的情绪，进而改善对他人情感的理解：一旦儿童逐渐地能够站在别人的角度上看问题，他们的“自我中心主义”倾向便趋于削弱或消退，对他人的关心和理解便趋于增强。②为孩子树立良好行为的榜样：孩子，尤其幼儿，总是通过观察成人来模仿社会行为的。对成人榜样的观察，可以使孩子获得有关行为正确与否的启示。真正有效的教育是身教与言教并举。孩子的亲社会行为是从对父母亲社会行为的观察中获得的。③采用正确的教养方式：儿童的亲社会行为来自父母对孩子充满爱的情感态度以及运用强调孩子行为后果的管教技术。④言语交往和言语肯定：言语性肯定可以促使孩子的行为更加稳定地向这些亲社会或利他方向发展。成人如果用言语承认孩子亲社会特性，便能增加孩子的友好互助行为。

蔡博士答

【知识补给站】

1. 什么是儿童社会生活能力？

儿童社会生活能力是指儿童个人独立处理日常生活与承担社会责任达到其年龄和所处社会文化条件所期望的程度，是儿童心理发展的重要组成部分。儿童社会生活能力的强弱对其适应社会及正确地处理来自社会各方面问题的应急能力具有重要意义。其具体表现在以下几个方面：①社会化过程正常，具备适宜的人格基础；②能够与同学、老师和亲友保持良好的人际关系，能够与现实环境保持良好的接触，并适应环境；③热爱生活，热爱集体，具有一定的社会责任感；④有较好的处世能力，保持乐观积极的心理状态；⑤有一定的自信心和自主性，并能够较好地控制行为；⑥在社会交往中保持一种良好的心境。因此，社会适应能力是反映一个人综合素质能力高低的间接表现，是人这个个体融入社会，接纳社会能力的表现。

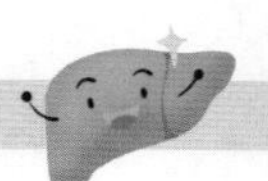

2. 融入社会生活有哪些现实意义？

融入生活的意义包括日常生活成本的降低、家庭财富积累的加快、社会交往成本的降低，个人与家庭的安全感提升。对个人而言，最大的意义是生活的舒适度获得了极大提升。融入社会，可以消除寂寞孤独，形成健全人格。亲近社会，能使人乐观向上，展现生命之美，才能发挥自己的智慧和力量，在奉献社会的过程中健康成长，实现自己的人生价值。儿童亲社会行为的发展能够提升其满足感和成就感，促进自我行为的调节，帮助儿童形成积极的群体意识。

参考文献

[1] 陆晔峰，夏强，邱必军，等．儿童肝移植术后长期生存的相关问题分析 [J]. 临床肝胆病杂志，2019, 35(11): 2396-2401.

[2] 闫鹏飞，朱修明．儿童肝移植术后心理社会干预综述 [J]. 中国医学伦理学，2019, 32(9): 1166-1169, 1191.

[3] 杨旸，辛文琼，向波，等．儿童活体肝移植受体术后的生活质量及其影响因素 [J]. 中国普外基础与临床杂志，2018, 25(8): 912-916.

[4] 杨育明，郭胜男，张伶俐，等．家庭养育环境对学龄前儿童社会生活能力影响因素分析 [J]. 实用中西医结合临床，2018, 18(7): 149-150.

[5] 喻晖，张静．学龄前儿童社会生活能力的影响因素研究 [J]. 医学与社会，2004(3): 26-27, 31.

（赵　柳）

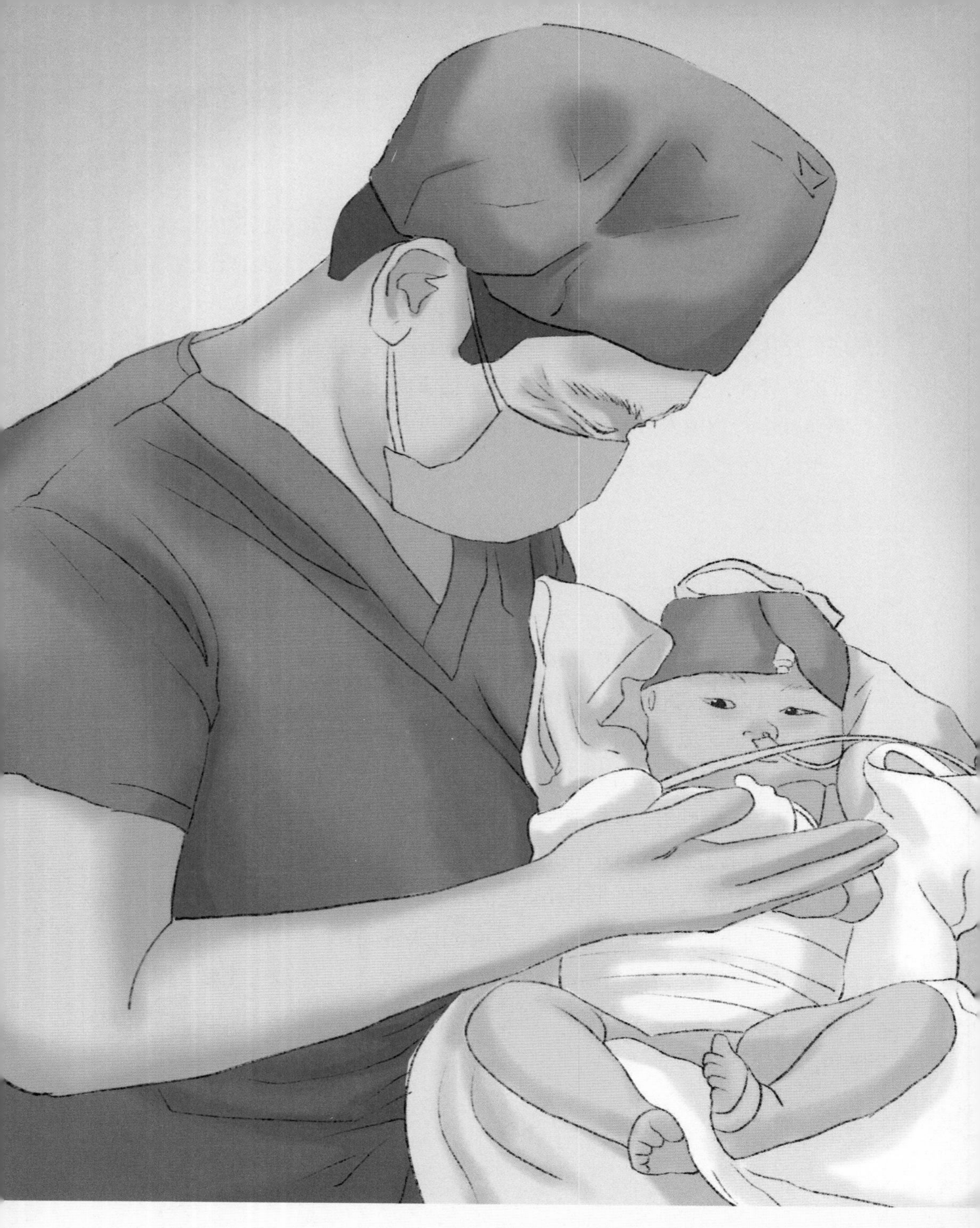

肝移植术后监护室医生的臂弯，是我最安全的港湾！

第七章　儿童肝移植术后恢复期的注意问题

第一节　新手爸妈的常见困惑

【答惑部分】

我家宝宝做完肝移植手术后，需要住院多长时间呢？

肝移植术后需要住院的时间，一般 3 ～ 4 周。

肝脏移植术是一种创伤比较大的手术，术后恢复时间长，患儿一般需要在重症监护室内观察治疗 3 ～ 6 d 的时间，待病情稳定会从监护室转回到普通病房，继续术后康复治疗。转出至普通病房的患儿恢复期仍可能面临很多并发症，需要抗排斥治疗，同时格外注意预防发生感染。如果一切恢复顺利，在病房内会观察治疗 2 周左右的时间，待患儿病情恢复后就可以出院回家了。

当然，如果术后患儿出现了相关的并发症，如排斥反应、感染等情况，我们就需要视治疗及恢复情况延长住院时间了。可能会是两三个月或者更长的时间。

蔡博士答

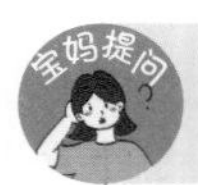

我和孩子爸爸都是新手爸妈，在孩子手术之前，我和孩子爸爸照顾孩子都感觉到吃力，孩子从监护室转回病房我和孩子爸爸两个人能照顾得了孩子吗？我们该如何照顾孩子呢？

孩子妈妈您不用太紧张，在孩子从监护室转回我们病房时，住院期间我们医护人员会作为孩子照护的主导者，您和孩子爸爸只需要配合我们医护人员就可以了，当然我们护士和医师都会对您及孩子爸爸进行详细的照护指导，内容涵盖各个方面，如：如何从护理方面预防感染、饮食指导、服药指导、管路护理、疼痛管理、呼吸道管理等，在我们为您和孩子爸爸做相关指导的时候，您和孩子爸爸需要认真仔细倾听，在住院期间您有任何不明白的、不确定的问题都可以随时向我们护士和医师寻求帮助，随着孩子各个管路的拔除，身体的不断恢复，孩子后续的看护会越来越容易，在宝宝出院之前，护士和医师都会对您进行详细的出院指导，所以您不用太过于担心，新手爸妈也是完全可以照顾得了肝移植术后的宝贝。

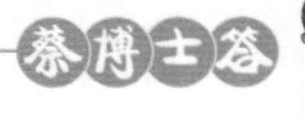

孩子从监护室回来要一直躺在床上吗？我可以抱抱孩子吗？

肝移植术后患儿面临着许多身体和心理方面的挑战，孩子从监护室回到病房已经说明患儿已基本度过危险期，正在稳步恢复，这个时间段是可以抱起孩子的，您在保护好患儿管路以及做好自身清洁消毒的情况下，抱起孩子对孩子的恢复是有许多有利影响的，包括以下几个方面。

（1）减轻疼痛：肝移植手术对患儿的身体造成了很大的创伤，疼痛是最常见的症状之一。爸爸妈妈适当地抱起安抚能够明显减轻患儿疼痛症状，缓解焦虑情绪，使患儿更易入睡，并促进伤口愈合。

（2）改善睡眠：肝移植术后患儿需要适应新的环境和生活方式，

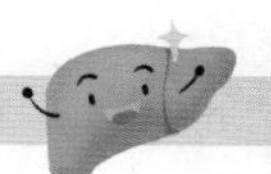

而睡眠是重要的恢复阶段。父母的怀抱能够帮助患儿更好地入眠，减少惊醒和夜哭，保持稳定的情绪和生物钟，有利于身体恢复。

（3）缓解焦虑情绪：父母的怀抱能够减轻患儿焦虑情绪，舒缓患儿紧张、烦躁的情绪，有利于患儿的心理健康。

综上所述，您不用太紧张，当您的孩子从监护室转到普通病房后，我们的医护人员都会对您进行相关的指导与帮助。

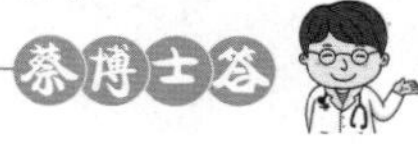

（付晓悦）

第二节　术后服药的注意事项

【答惑部分】

孩子做完肝移植术后会服用很多药物吗?

由于儿童肝移植术是一个比较大的手术，术后会服用较多的药物，主要是抗排斥三联药物，包括他克莫司类、吗替麦考酚酯类和激素类药物。目前对于肝移植抗排斥药物的应用原则是联合用药、减少单一用药的剂量以及毒副作用，并增加协同的作用。此外，根据患儿的病情及不同年龄段的特点，还需要服用其他药物，如抗病毒药物、抗凝药物、调节胆汁排泄的药物、肠道菌群调节药物及其他的促进儿童生长发育所需的维生素及钙剂等。医生会根据每个儿童的病情制订个体化的治疗方案，目前我们的医师倾向于使用小剂量并递减至低剂量维持。

蔡博士答

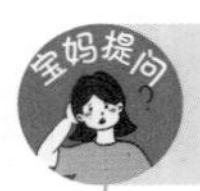

儿童肝移植术后服用的药物能不能一起服用？药物与药物之间会不会有不良反应？

医生会按照不同药物的药品说明书来指导临床用药，在确保药物之间不会引起不良反应的前提下有些药物可以一起服用，当然有些药物需要单独服用。与成人和非肝移植儿童相比，儿童肝移植患者的药动学和药效学有其特殊性，用药时需要考虑的问题更为复杂。例如，使用他克莫司和伏立康唑等药品时需要常规监测血药浓度，使用华法林时需要监测国际标准化比值和凝血酶原时间。因而，儿童肝移植患者对个体化精准用药的需求更高。

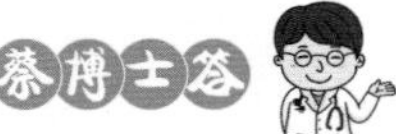

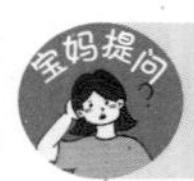

如何保证服药剂量的准确性？

我国《医疗机构药事管理规定》中明确指出，住院（病房）药品调剂室对口服药品实行单剂量调剂配发。药师首先要综合考虑药品的成分、制剂工艺以及药片形状，来确定药品是否适合分剂量。一般复方制剂、治疗窗狭窄的药物、某些缓控释药片及肠溶片等、直径过小药片、异型片以及非 1/2 或 1/4 剂量等，都不适宜分剂量。固体制剂分剂量的方法主要包括手掰，使用刀片、剪刀或切药器分剂量，固体药物液体化，人工磨粉分包法和目测法等。与使用手工、剪刀和刀片分割等方法相比，通过切药器进行片剂分剂量的合格率明显更高，且造成的片重损失最少。

对于儿童常应用固体药品液体化， 比如将片剂溶解在水、油等媒介中， 再进行分剂量， 保证剂量准确， 同时可以改善口味， 尤其适用于儿童患者。低龄患儿用药前需将药用温水溶解至肉眼看不见颗粒，用注射器抽吸喂服，喂完后的注射器再吸少量温水喂服；大龄患儿如需分割药物可用切药器进行分割，确保用量准确。

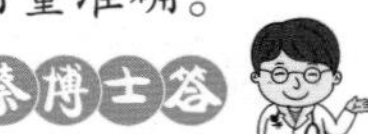

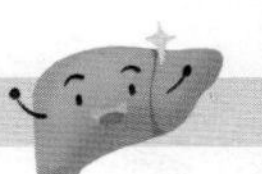

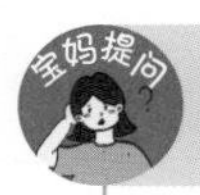

如果忘记吃药怎么办?

肝移植术后服药应严格按照医嘱上的服药时间及剂量规律服药，应尽量避免漏服、错服药物，如果不慎漏服药物或者因患儿呕吐导致药物剂量不准确时应第一时间联系主管医师及护士，遵医嘱进行相应处理。

蔡博士答

参考文献

[1] 金丹，田春华，杨月明，等．儿童用药安全现状及政策研究与思考 [J]. 中国药事，2015, 29(4): 427-431.

[2] 秦寅鹏，闫美玲，陈凡，等．他克莫司群体药动学在儿童肝移植中的研究进展 [J]. 中国医院药学杂志，2019, 39(20): 2113-2117.

[3] 易文燕，刘滔滔，严汝庆，等．基于基因多态性的儿童患者伏立康唑药代动力学研究进展 [J]. 中南药学，2018, 16(6): 799-802.

[4] 袁倩倩，杜雯雯．儿童华法林剂量的影响因素与预测模型研究进展 [J]. 儿科药学杂志，2018, 24(12): 60-63.

[5] 卫生部，国家中医药管理局，总后勤部卫生部．关于印发《医疗机构药事管理规定》的通知 [Z]. 卫医政发〔2011〕11 号．2011-01-30.

[6] Mosena M S, Merwe E V D. The appropriateness and risks of tablet splitting[J]. South Africa Pharm J, 2009, 76(7): 30-36.

[7] 刘元江，缪经纬，陈景勇，等．片剂分剂量的原因、存在问题及对策 [J]. 中国医院药学杂志，2011, 31(8): 692-695.

[8] 杨巧玲，黄萍，覃珍珍，等．小儿活体肝移植围术期的护理管理 [J]. 全科护理，2018, 16(31): 3896-3898.

（付晓悦）

第三节　各种管路的管理

【答惑部分】

术后孩子从监护室回来身上会带很多管子吗？

肝移植术后早期患儿身上会留置很多根管路，一般会留置胃管1根，用于为宝宝提供肠内营养，喂药，当患儿出现腹胀时，还可以为患儿进行胃肠减压，以此来缓解患儿腹胀的情况；留置颈内深静脉置管1根，用来给予患儿提供肠外营养，也就是我们常说的静脉输液，同时我们可以通过深静脉置管来为患儿进行中心静脉压监测，用来评估患儿的循环容量是否充足；术区一般还会留置肝上、肝下引流管等，统称为腹腔引流管，用来引流术区的渗液。对于肝移植术后患儿来说，任何一根管路都是至关重要的。管路脱出会引起一系列严重后果，因此术后护理过程要严格看护，避免管路脱出。

蔡博士答

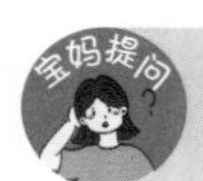

那么多管子，孩子家属应该怎么协助孩子活动呢？我们该怎么预防这些管子脱出呢？

患儿年龄小，依从性差，术后早期管路也多，家属可以给宝宝的小手和小脚戴上“小手套”，穿上“小袜子”来给予保护性约束，避免患儿抓拽管路（图7-1）。另外要妥善固定各导管，及时检查各条管路固定牢固程度，及时发现固定松散的加以妥善固定，进一步降低脱管风险。家属在护理宝宝时如果发现管路周围有渗血渗液，应及时通知医师给予更换敷料。孩子在带管状态下，家属在抱起孩

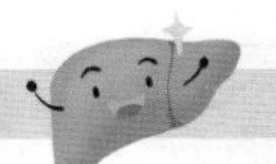

子前应确保孩子管路不被拖拽、打折弯曲，要注意观察引流情况是否通畅，如果孩子下地活动时，要注意管路不能拖在地上以免踩踏导致管路脱出或者管路逆行感染。

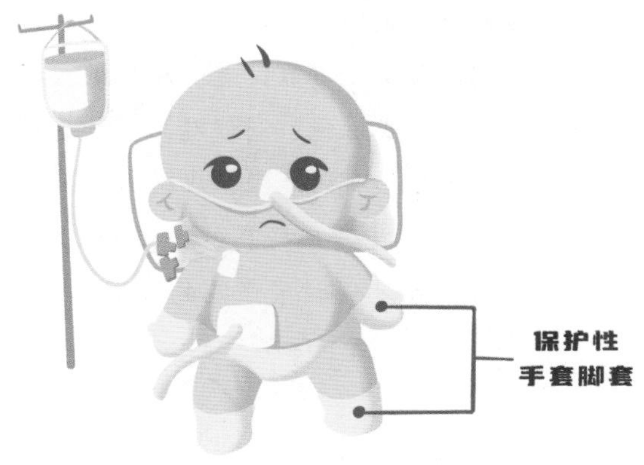

图 7-1　早期管路保护性约束

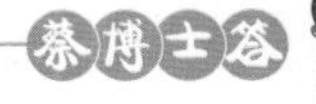

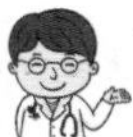

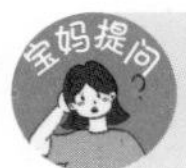

管子不小心掉出来了怎么办?

一旦发生管路脱落，家属不要太过于紧张，应当立即通知医护人员，注意观察患儿的一般情况，安抚患儿情绪，医护人员会进行对症处理。

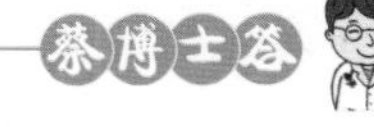

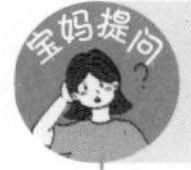

患儿术后是否需要长时间输液，患儿血管脆弱能否承受得住?

由于肝移植术后患儿胃肠道功能尚未恢复，为了给患儿提供足够的营养支持，术后会给患儿进行静脉高营养治疗。合理的选择输液方式进行胃肠外营养是外科术后患儿最主要的护理操作，在术后输注的脂肪乳，高浓度、高刺激的药物通过临床途径的浅静脉进行输注，液体渗漏很容易发生，需要多次进行静脉穿刺，对患儿及其家长在一定程度上造成了痛苦。即使一次性穿刺成功，但由于药物浓度所导致的局部高渗透压，使药物外渗，使血管红肿、疼痛、硬化、闭锁，造成再次静脉输液时静脉穿刺困难。而肝移植术后患儿一般会留置中心静脉置管，中心静脉置管安全可靠，是临床上最快捷、安全、有效的静脉输液方法，输注的刺激性强、高浓度的药物通过中心静脉管道注入血液后被迅速稀释，从而有效地保护上肢血管网，解除药物对周围血管的损伤，减轻患儿的痛苦，提高护士工作效率，减少外周留置针的穿刺次数，最大限度地保护了患儿的外周血管（图 7-2）。

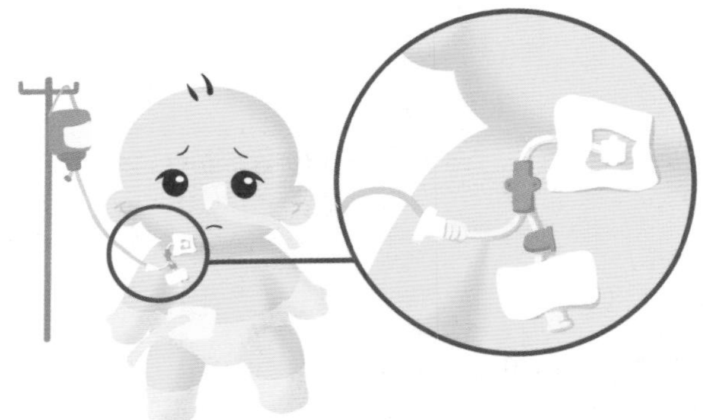

图 7–2　外置预留针

在使用中心静脉置管期间，护理人员会定期对中心静脉置管进行换药维护，每次输液结束采用脉冲式正压封管，而后期，随着肝功能的恢复，患儿的营养状态、各项指标的好转，医师也会逐步减少静脉输液的频率及输液量，最终会拔除中心静脉置管。

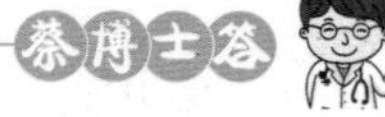

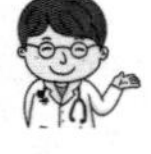

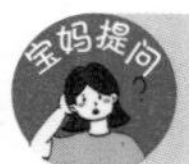

患儿术后是否经常采血，如何保护血管？

由于肝移植术后患儿需长期服用抗排异及保肝等药物，医师需定期查看抗排异药物血药浓度、肝功、血常规等化验结果，造成患儿采血频率较高，在对患儿采血时，护理人员会争取患儿亲属的意见，选择合适的采血部位。根据患儿的病情、年龄大小、采血量的多少、采血速度的快慢，选择合适型号的采血器具，做好患儿心理护理，减轻患儿恐惧心理，同时我们护理人员也会主动提高穿刺技术，增加采血成功率。

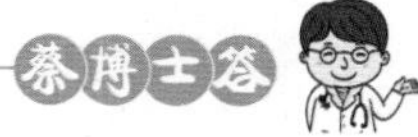

参考文献

[1] 吕洁梅，林少珍．循证护理在中心静脉置管中的应用[J]. 现代护理，2006, 12(19): 1842-1843.

[2] 杨媛媛．手术小儿静脉采血的护理30例[J]. 中国社区医师(医学专业)，2011, 13(28): 316-317.

（付晓悦）

第四节　术后不适的应对措施

【答惑部分】

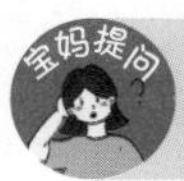

我这两天总听见孩子嗓子里好像有痰，孩子太小不会咳嗽，该怎么办呀？

由于患儿年龄小，肺部发育不完善，术中经历气管插管及拔出后，呼吸道黏膜受到损伤，纤毛的运动力减弱，气道分泌物无法及时排出，长此以往很容易造成肺部感染。手术时的麻醉药物使患儿的咳嗽中枢被抑制，位于腹部的切口或留置的管路会使患儿因疼痛而不敢咳嗽。各种原因综合在一起，使患儿肺部感染的机会大大增加。针对这一情况我们可以采取以下四种方法来促进患儿痰液排出。

（1）体位引流：采取一个半坐位或者是高枕卧位，以利于呼吸运动和上呼吸道分泌物的排出。

（2）协助翻身拍背以助排痰：方法为五指并拢，稍向内合掌，成空心状，由下向上，由外到内的轻拍背部，借助重力和震动作用促使呼吸道分泌物排出，拍背力量应适度，以不引起患儿疼痛为宜，拍背时间为 10 ～ 15 min，一般在餐前或餐后 2 h 进行为宜（图 7-3）。

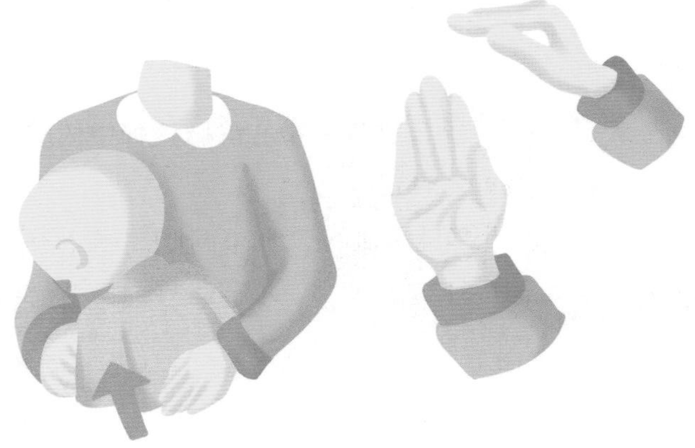

图 7–3　翻身拍背以助排痰

（3）及时清除患儿口鼻分泌物，对于痰液黏稠者给予雾化吸入，每天 2 ～ 3 次，每次约 20 min，指导患儿深呼吸，以达到一个雾化最佳状态。

（4）对于不会咳嗽的患儿，给予患儿拍背后按摩患儿的天突穴，刺激患儿的主动咳嗽，促进排痰。早、中、晚餐前 30 min 及餐后 2 h 拍背 10 min，然后按摩天突穴，促排痰 1 次，每天 6 次。

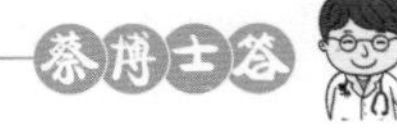

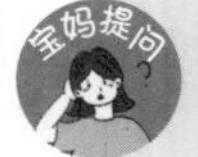

术后孩子疼痛哭闹不配合怎么办？可以用止疼药吗？应用止疼药会不会影响孩子恢复呢？

儿童疼痛是机体对各种外界创伤刺激的反应，是一种主观的十分不愉快的反应，对于儿童来说，目前已逐渐成为继体温、呼吸、

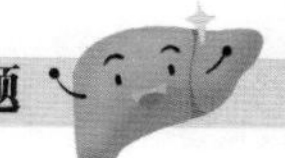

脉搏、血压四大生命体征之后的第五大生命体征。疼痛是一种个体的主观感受，儿童因受各种因素的影响很难准确地描述自己现存的疼痛状况。不同年龄阶段儿童对于疼痛的认知能力、行为反应和感情表达方法也不同，因此在孩子做完肝移植术后，家长和医护人员要正确评估孩子哭闹是否因为疼痛还是其他需求。

我们针对各个年龄段儿童疼痛评估工具：① FLACC 疼痛评分法，也叫婴幼儿行为观察法，包括面部表情（facial expression）、腿的动作（1eg movement）、活动（activity）、哭闹（crying）、可抚慰性 （consolability）5 项内容，每 1 项内容按 0 ～ 2 分评分，总评最低分数为 0 分，最高为 10 分，得分越高，不适和疼痛越明显（表 7-1）。婴幼儿由于缺乏必要的认知和表达能力，只能通过行为和生理反应进行评估。同样，在临床应用该项指标进行婴幼儿疼痛评估时，需要排除其他正常的生理活动和反射。此评估工具一般适用于 0 ～ 3 岁儿童使用。②面部疼痛量表（faces pain scale-revised, FPS-R），由澳大利亚的 Bieri 等在 NRS 的基础上改编，使用简单，儿童更容易将自己的痛苦强度与面部图解联系起来。此外，文化特征的缺失增加了该工具在不同人群中的通用性。其被认为是评估年龄较大儿童疼痛强度的最佳方式。FPS-R 包括微笑、难过直至哭泣的 6 张表情图片。该评分法使用范围较广，适合 3 ～ 12 岁的儿童使用（图 7-4）。③数字分级法（numeric rating scale，NRS），这个方法是由 0 ～ 10 这 11 个数字组成，0 分表示无痛，数字越大，表示疼痛程度越剧烈，10 分表示最痛。需要由受测试者自己选择一个和自己所要表达的疼痛最接近的分值。在我们科室，12 ～ 14 岁的患儿我们一般采用此种方法进行疼痛评估（图 7-5）。

表 7–1　FLACC 评分

	0 分	1 分	2 分
面部	表情自然或微笑	偶尔皱眉、面部扭歪、表情淡漠	经常下颌颤抖或紧咬
肢体	自然体位、放松	不自然、紧张、不安静	踢腿或腿部僵直不动

续表

	0分	1分	2分
活动	静卧、活动自如	局促不安、来回动	身体屈曲、僵直或急扭
哭闹	不哭	呻吟、呜咽、偶诉	持续大声哭、经常抱怨
安慰	无需安慰	轻拍可安慰	很难安慰

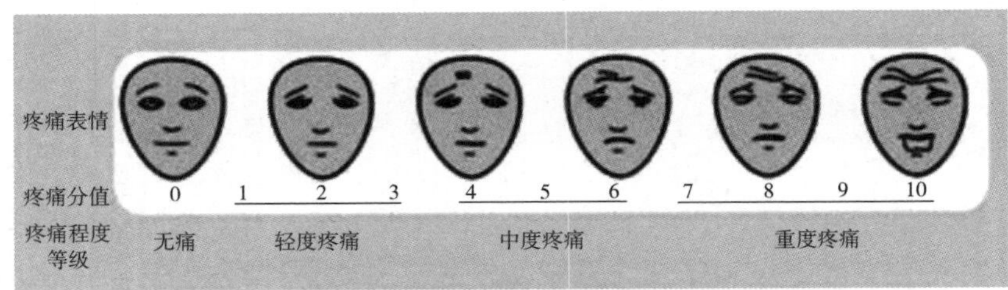

图 7-4　面部表情疼痛评分量表

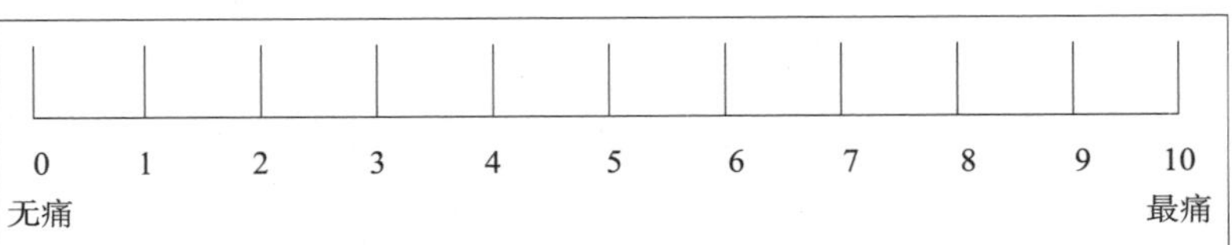

图 7-5　疼痛程度数字评估量表

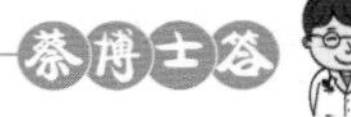

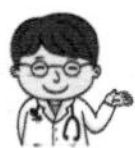

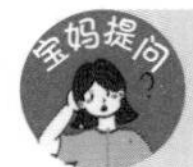

在确定了孩子因术后疼痛所导致的哭闹，我们采取的办法有哪些呢？

术后疼痛是不可避免的问题，解决疼痛有很多方式，具体应根据患儿个体实际状况区别对待，不能一概而论。通常处理上有镇痛药物及非药物治疗方法，多结合应用。

1. 非药物疗法止痛

（1）袋鼠式护理：单独使用袋鼠式护理在整个婴儿期显示出良好的镇痛效果，相关研究也证实了袋鼠式护理的其他临床效果，如袋鼠式护理可维持新生儿体温，促进患儿情绪稳定。

（2）甜味剂与非营养性吮吸抚慰：甜味剂镇痛适用于3个月

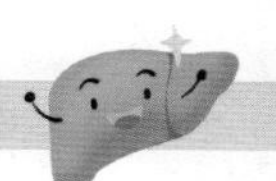

以下的婴儿。证据显示，经胃管服用蔗糖没有镇痛效果，甜味剂主要通过引发内源性阿片类物质释放，激活受体在舌尖的味觉来止痛，故需经口服用，建议按用药的方式管理蔗糖。非营养性吮吸可一定程度上减轻患儿疼痛。

（3）创造安静舒适的住院环境保持病房的安静、床单元的干净、整洁，使患儿能够在一个舒适的环境中接受治疗与护理，可以改善患儿及家长的负面情绪，对引导患儿正确面对疾病和疼痛有着积极的影响。

（4）分散注意力：研究显示，分散注意力疗法不仅可以降低疼痛生理指标，改善行为表现，减轻观察者报告疼痛，还可减轻2～18岁儿童自我报告疼痛，分散注意力的方法包括阅读、看电影、听音乐、玩电子或虚拟现实游戏等，医护人员可根据科室环境、资源可及性与专业知识选用合适的分散注意力方法，以增强其可操作性，其中播放儿童喜欢的音乐，通过欢快的音乐使患儿回想起美好的事物，放松其紧张情绪，减轻患儿因陌生环境带来的恐惧感，同时音乐能促使脑垂体释放大量内啡肽，可阻碍机体对痛觉的敏感性，降低术后引起的疼痛。

（5）松弛和意象干预：松弛指应用某种身体活动如节律性呼吸或有规律地使肌肉紧张和松弛，以达到减轻或减少环境刺激、肌肉紧张、情绪紧张和疼痛感觉的目的。意象是指运用有目的的思想活动，设想能达到某种治疗目的，借此减轻疼痛。

（6）满足患儿的心理需要：我们要与患儿建立相互信任的关系。在此基础上，患儿才会愿意说出自己的真实感受，收集到的有关疼痛的资料才会更加准确可靠，具体做法包括给患儿讲故事、做游戏，对患儿提供情感支持。

2. 药物疗法止痛

（1）局麻药：利多卡因、布比卡因、罗哌卡因等。

（2）阿片类药物：吗啡、芬太尼、舒芬太尼、美沙酮、曲马多、可待因等。不良反应：阿片类药物使用过量时会出现呼吸抑制、中枢神经系统抑制、低血压。随阿片类药物的用药持续时间和剂量的增加，发生阿片类药物戒断综合征的风险性越大，芬太尼药物不良反应：心动过缓、肌强直、呼吸抑制、癫痫、低血压、肠运动减慢、尿潴留，应持续检测心率、呼吸、脉搏、血氧饱和度，并积极治疗镇痛药的不良反应。

（3）非甾体类抗炎药：布洛芬、对乙酰氨基酚。不良反应：对乙酰氨基酚和布洛芬存在肝脏、肾脏和胃肠道的不良反应。

针对儿童的疼痛治疗，由于其生理心理上处于发育不成熟阶段，因而在治疗策略、药物选择、剂量及用药途径均不同于成人，在本科室，一般情况下不予应用止疼药物，如实需应用止疼药物儿童也以口服布洛芬及对乙酰氨基酚类药物为主，但是任何种类的止疼药物都有一定的不良反应，所以临床护理患儿时需要仔细斟酌评估患儿疼痛症状，存在疼痛时建议首选非药物治疗方法更为安全。

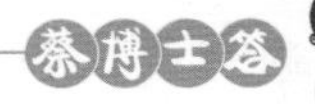

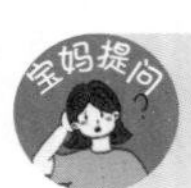

应用了止疼药物后会不会影响患儿的恢复呢？

一般情况下由专业的医师正确地给患儿使用镇痛药物不会影响术后恢复。如果不给患儿使用镇痛药物有可能给患儿造成更大的伤害，术后的疼痛可能导致患儿血压升高、心率增快、哭闹不休、不吃不喝，且无法入睡，严重者可能影响心理，因此适当地专业性使用镇痛药物可以在短时间内缓解患儿的各种不适，且有利于其恢复。

蔡博士答

我的孩子平时很容易出汗，还容易拉肚子，我们平时该怎么护理孩子才能让我家宝宝皮肤不会淹红呢？

小宝宝皮肤娇嫩，角质层较薄，如果皮肤长时间受潮湿的刺激及更换尿布不及时都会导致孩子皮肤出现淹红的情况，但是请您不要紧张，我们可以采取这些方式来预防和处理此类情况。

（1）保持皮肤清洁干燥：手术后需要保持患儿身体及皮肤清洁干燥，不应让潮湿的衣物或尿布长时间接触患儿的皮肤，应勤更换衣物，使用质地柔软、吸水与透气性能良好的纯棉尿布，及时更换尿布。

（2）抹软膏：对于宝宝出汗较多容易潮湿的地方，如腋下、脖子颈下等地方应注意保持皮肤清洁干燥，每次用清水清洁皮肤后，再均匀涂抹上一层凡士林软膏，使其在皮肤上形成一层封闭性保护膜，防止尿、便、汗液等对皮肤产生刺激。

（3）保持营养和水分：术后患儿需要饮食营养均衡，保证充足的营养和水分，以促进伤口的愈合和身体的康复。

（4）避免刺激：在手术后，患儿的皮肤更容易过敏和刺激，应避免患儿接触过敏原、刺激性的食物药物等，接触患儿前应洗手。

（5）处理：如果发现患儿皮肤淹红，应及时告知医护人员，需要注意的是，患儿皮肤淹红有可能是术后或者药物过敏等原因引起的，解决皮肤问题必须针对具体原因进行处理，遵医嘱使用药物，维持良好的饮食和生活习惯，以促进患儿康复。

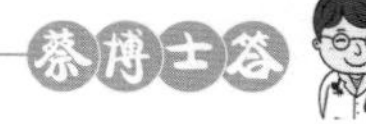

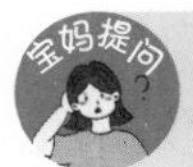

我的孩子平时活泼好动，曾经还从床上摔下来过，手术后孩子哭闹不配合，我们该如何防止孩子从床上掉下来或者摔倒啊？

术后患儿因为身体状况较弱，术后疼痛等原因，会导致哭闹不配合，更容易发生跌倒和坠床，针对此类情况，我们总结了预防跌倒坠床十知道，请您知晓并配合。

①您若有事离开孩子身旁，请拉起床档并告知护理人员，请不要让孩子独自留在房间内；②请注意浴室里地面是否湿滑，杂物请勿乱放以防跌倒；③孩子下床活动时，请务必有家属陪同，并且需穿大小尺码合适的防滑鞋，请勿让孩子在病区内奔跑；④孩子在乘坐轮椅或娃娃车时请系上安全带；⑤请勿让孩子攀爬窗台以避免跌落；⑥孩子的衣服裤腿不应过长，以免踩踏，导致摔倒；⑦请随时留意孩子在病床上的危险行为并制止纠正；⑧请勿让孩子攀爬床栏以避免跌倒；⑨孩子在床上睡觉或玩耍时应随时拉上床栏及固定床轮；⑩孩子玩耍活动时应保持房间内光线明亮（图 7-6）。

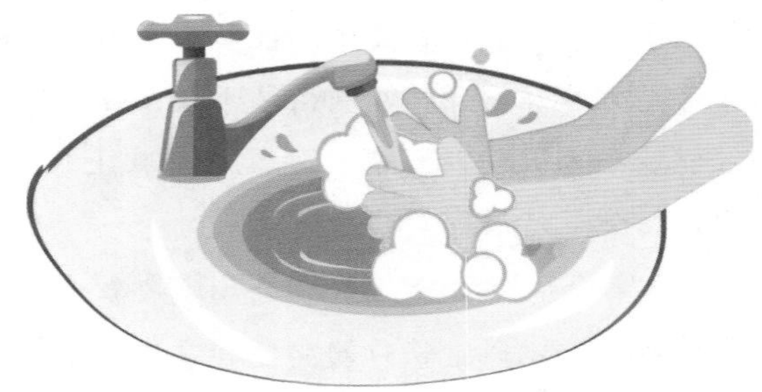

图 7–6　勿让孩子玩水

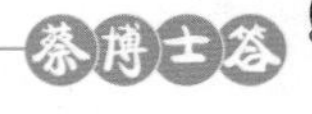

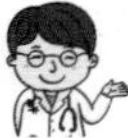

参考文献

[1] 刘莹，刘天婧，王恩波．不同年龄段儿童疼痛评估工具的选择 [J]. 中国疼痛医学杂志，2012, 18(12): 752-755.

[2] 邵珍珍，朱琳，唐文娟，等．儿童术后疼痛评估工具研究进展 [J]. 护理学杂志，2021.36(5): 102-108.

[3] 吴玉洁，吴利平，冷虹瑶，等．儿童操作性疼痛常见非药物疗法的最佳证据总结 [J]. 护理研究，2021, 35(5): 782-788.

[4] 李晓棠，杜康．背景音乐联合功能锻炼对烧伤儿童疼痛程度的影响 [J]. 中国民康医学，2021, 33(13): 160-162.

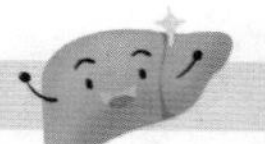

[5] 左彭湘.儿童疼痛的评估及护理对策[J].农垦医学,2005,27(4):316-318.
[6] 沈巧,郑显兰,李霞,等.儿童疼痛管理相关临床实践指南内容分析[J].护理学杂志,2018,33(7):50-53.

（张杏芳）

第五节　离院后注意事项

【答惑部分】

出院后还需要继续服用抗排斥药物吗？

是的，肝移植均为同种异体移植，对于受者的免疫系统而言，植入的肝脏与病毒、细菌等一样，会被识别为“异物”而遭受免疫细胞的攻击，从而导致移植肝脏功能损伤甚至完全丧失。所以需要通过服用免疫抑制药使受者免疫力降低到一定程度，以保护移植肝脏不被人体免疫系统所排斥，使其能够长期存活。

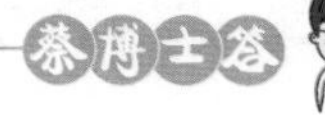

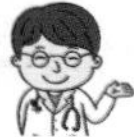

离院后我们该怎样服用抗排斥药物，剂量不变吗？

肝移植术后免疫抑制治疗是一项个体化治疗，具体用药方案还需要由医生根据患儿病情逐一制订并不断调整。因此，要按医嘱准时服药，不要随意更改药物类型、剂量和服用时间。如他克莫司、吗替麦考酚酯、环孢素等需要每天2次的药物，需要间隔12 h服用，最好在餐前1 h或餐后2 h服用，以免影响吸收。千万不要随意更改药量或停药，这样会导致机体发生排斥反应，并最终出现移植物丧失功能。避免环孢素和他克莫司与西柚汁同时服用，西柚汁可以提高两者的血药浓度。

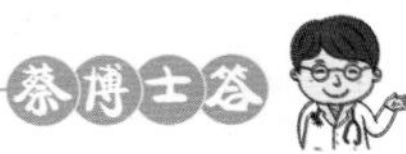

我们长期服用抗排斥药物，对儿童会有什么不良反应吗，怎样观察及处理？

服用抗排异药物会有一定的副作用，家长需要注意观察用药的副作用，如恶心、呕吐、腹泻等，出现问题及时联系医生。某些免疫抑制药会对外貌产生影响，如环孢素会导致多毛症、齿龈增生，激素会导致痤疮、满月脸等。需要做好心理准备。儿童肝移植术后需要定期复诊，密切关注恢复情况，及时处理可能的并发症。

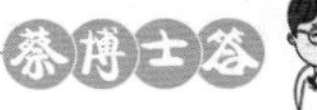

如果忘记服用抗排斥药物，怎么办？

首先切记要尽可能避免漏服免疫抑制剂。如发现漏服，应根据漏服药物时间的不同咨询医生给予正确的指导，按照医嘱服药，绝对不能擅自增加剂量。

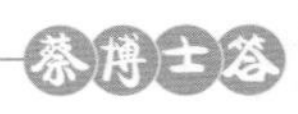

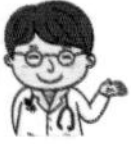

儿童肝移植术后，离院后怎样饮食？

服药时要遵守配餐规定，避免食药不合。儿童在使用免疫抑制药时，可使用牛奶、温水稀释后饮用，但应避免使用冷水。不要进食补品（人参、狗肉、穿山甲、甲鱼、木耳等）。术后的饮食应该清淡，以高维生素、低糖、低脂肪和足量的优质蛋白为主。少食多餐，

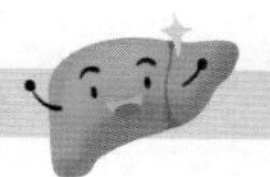

以细软易消化、少纤维、少刺激的饮食为主。饮食要保证营养均衡，维持健康。饮食时间要规律，避免暴饮暴食或长时间禁食，保证营养物质的稳定供给，维持身体恢复需要。对于易引起过敏的食物，如虾、蟹、浅海养殖的贝类等，易过敏体质应格外注意。不论是何种食材，饮食卫生尤其关键，避免食用变质腐败可能的食材，减少食源性伤害。

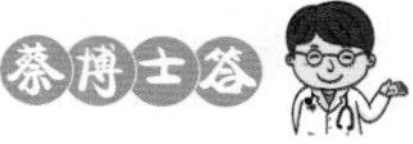

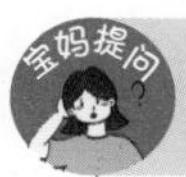

儿童肝移植术后离院，我们应该怎样为孩子提供优良的居室环境？

儿童肝移植术后，由于长期服用免疫抑制剂，自身的免疫功能受到抑制，再加上小儿自身免疫系统发育不完善，容易受到各种类型有害细菌、真菌、病毒侵袭。因此建议出院前，家长对家居环境进行彻底的清洁消毒，并注意定期通风清洁居处，保持室内清洁、湿度合适，防止感染。

（1）居室环境：术后儿童应住在清洁、通风、明亮的房间内，定期打开窗户通风换气，保持室内空气流通、清新。

（2）居室温度：适宜的室内温度可以促进患儿的恢复。室温应控制在 18 ~ 25 ℃，避免过冷或过热。

（3）家具摆放：家具的安排要避免堆积杂物，定期擦拭家具、地板、窗帘等，保持整洁卫生，以防引起空气污染和滋生细菌。

（4）卫生清洁：术后儿童卫生清洁很重要，每天对床铺、衣物、被褥、洗手间进行清洁和消毒，保持环境的卫生。可用紫外线灯照射（照射时人员要防止紫外线照射）。

（5）保持室内干燥：湿度过高更容易滋生细菌、真菌，因此要保持室内干燥。

（6）宠物及植物除掉：术后患儿应暂停与宠物的亲密接触，尽量不要饲养宠物及栽植植物等（图 7-7）。

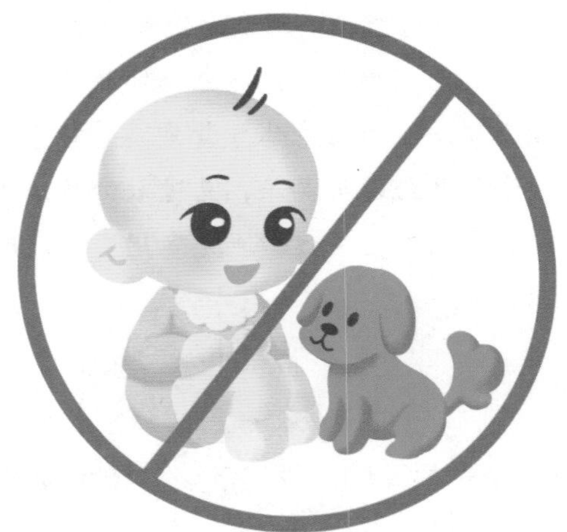

图 7–7 暂停与宠物亲密接触

总之，术后儿童的居室环境和卫生对康复至关重要，家属们要做好环境卫生清理工作，为患儿的恢复创造一个安全、舒适、卫生的环境。

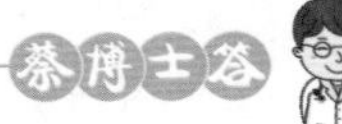

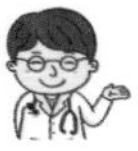

儿童肝移植术后离院，我们家长还有什么特殊注意事项吗？

家长需要定期监测儿童的体温、体重、血压等指标以及注意检查儿童皮肤和口唇颜色等是否异常。另外，还需要注意儿童是否出现恶心、呕吐、腹泻、食欲不振等消化系统问题以及肝功能是否恢复正常。同时，也需要遵医嘱定期进行医学检查，包括肝功、肝脏B超等，以及定期复查免疫功能和药物浓度。在术后恢复期间，家长还需要保证儿童充足的休息和营养，避免感染和随意使用药物。如果发现异常情况，需要及时向医生报告和求助。

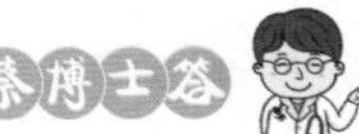

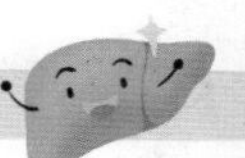

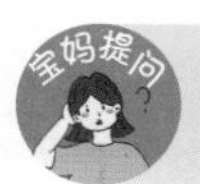

肝移植术后离院，孩子应该怎样运动保持健康？

术后患儿可以进行温和的户外活动，遵循劳逸结合，量力而行，避免运动伤害。患儿应保持情绪稳定，避免长时间紧张、焦虑和疲劳，以有利于术后康复。

（1）遵守医生及护士的监护和指导，每天测量体温、脉搏、呼吸、血压等生命体征。

（2）术后2周左右，如患儿恢复正常，可以逐渐进行日常生活活动，但仍需注意力度、时间、频率等，以免引起身体不适。

（3）术后3个月左右，可进行适量的运动锻炼，如散步、游泳、慢跑等，但需要根据实际情况进行调整。

（4）避免剧烈运动、重物搬运等高强度活动，以免对肝脏和伤口造成不必要的压力和损伤。

（5）定期复查、体检，及时报告医生有关症状和体征的变化，以便及时处理并预防并发症的发生。

（6）定期复诊非常重要，及时咨询医生新情况，了解药品调整以及病情的相关变化，及时处理异常，保证身心健康。

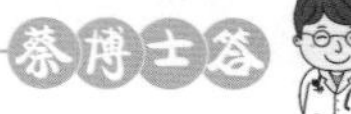

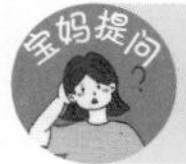

离院后，我们应该怎样指导、帮助孩子注意卫生？

术后的孩子手卫生非常重要，需要保持手洁净、干燥。洗手的时候要用肥皂洗手，并防止交叉感染。

（1）频繁洗手：手是最容易感染细菌和病毒的部位，因此，在接触儿童肝移植手术部位或患处之前，医护人员和家属应该进行频繁的手部清洁和消毒，以避免传播病菌。

（2）保持清洁：对于儿童肝移植术后的伤口和组织，医护人员和家属应该保持清洁，随时观察伤口的情况，发现问题及时治疗。勤换衣服，保持换洗衣服整洁干净，儿童更换尿布时，要注意更换前后勤洗手，避免交叉感染。

（3）避免手部创伤：手部受伤容易导致感染，因此，在接触儿童肝移植手术部位或患处时，应该避免手部创伤和摩擦，以免影响伤口恢复和感染。

（4）清洁日常生活用具：日常生活用具应该在使用前进行特别清洁处理。

（5）保持医护人员和家属的健康：医护人员和家属应保持良好的健康状态，防止自身带有细菌和病毒，避免传染疾病。

（6）注意预防疾病：术后的儿童肝移植患者免疫力较弱，容易感染疾病，因此，医护人员和家属应该注意预防疾病，定期检查身体健康，及时发现并治疗可能出现的疾病。

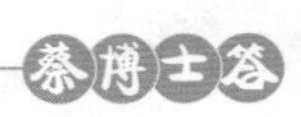

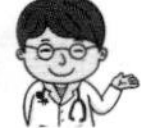

（刘金泉　许传屾）

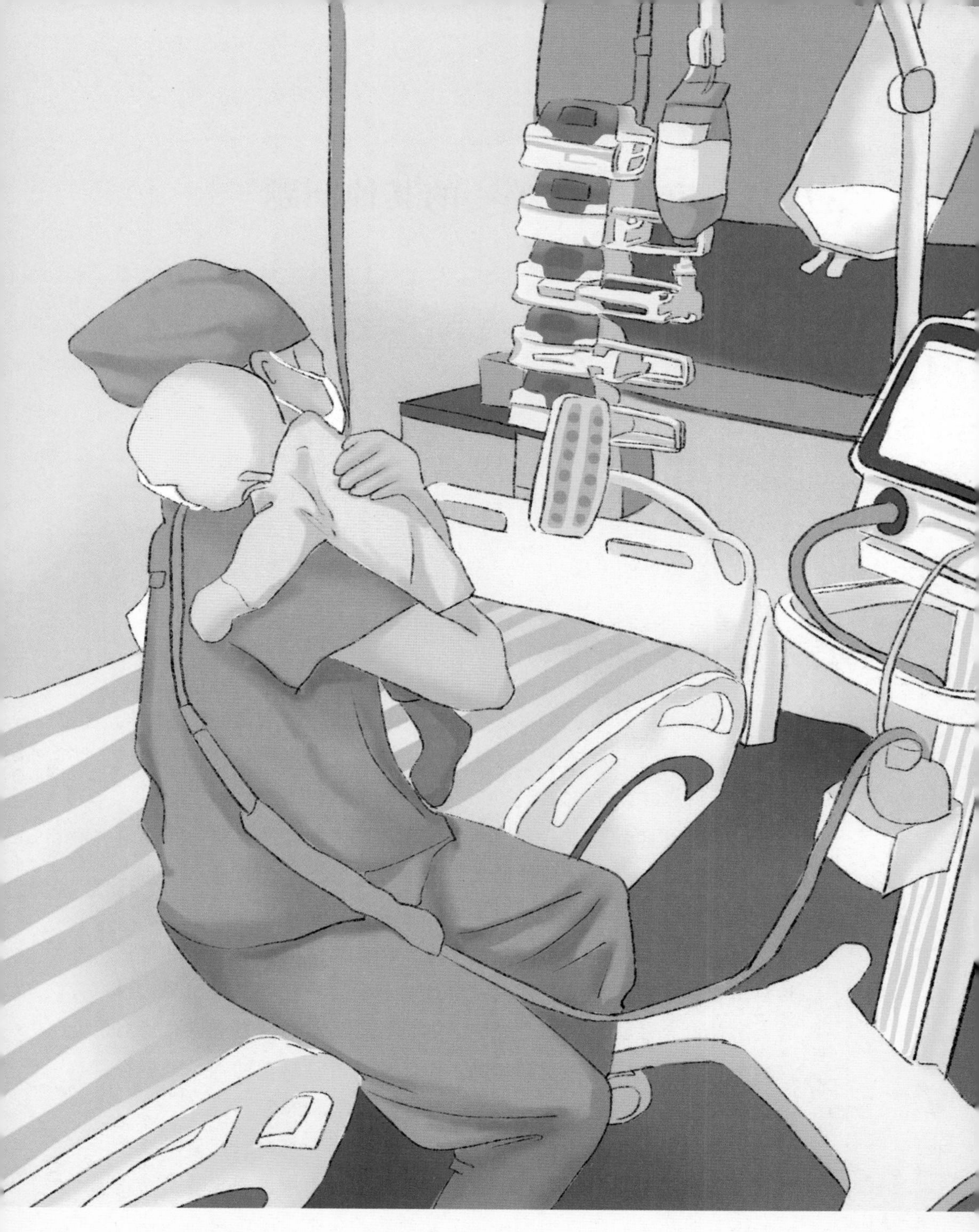

肝移植术后护士阿姨给了我最温柔、最安全的呵护！

第八章　家长可能关心的其他问题

第一节　麻醉对智力的影响

【答惑部分】

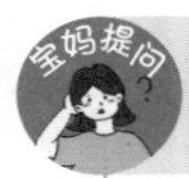

手术麻醉是怎么一回事?

现代医学将麻醉分成两大类，即“全身麻醉”和“局部麻醉”两种。全身麻醉包括吸入麻醉、静脉麻醉以及静吸复合麻醉等。局部麻醉包括椎管内麻醉、神经阻滞麻醉及表面麻醉等这几种。

被“全身麻醉”的患者，麻醉药物通过抑制大脑皮质的功能来消除意识和疼痛，在这种情况下，患者没有任何感觉，通俗来讲，就是患者此时已经没有了意识，因此患者根本不会感知到手术带给身体的疼痛。被“局部麻醉”的患者，在意识清醒的状态下麻醉药物应用于身体局部，使身体某一部位的运动、感觉神经被阻碍，他的大脑此时无法接收到被“麻醉”部位传递的信息，患者身体所对应的部位自然也不能感受到疼痛，而其他没有被麻醉的部位并不会受到任何影响，患者可以依靠其他部位感知外界环境。

儿童麻醉最基本的可以说是：睡眠＋止痛＝麻醉；儿童对于手术会有高度的恐惧感，同时很难耐受疼痛以及术中因固定姿势而造成的不舒服感觉，所以需要给予足量的药物安眠，而常用的如地西泮、咪达唑仑等临床应用已久，证明均无太大不良反应而且能自然醒来。目前临床上所用儿童镇痛药包括中枢镇痛药、吸入性麻醉药，都是经皮下注射或由肺呼吸进入血液而起作用的。这种做法对大脑是一过性的，即血液浓度达到一定剂量的时候产生止痛作用。当药物经过代谢及转化，血液药物浓度降低，则麻醉变浅。当药物即将排净时患儿就清醒了。吸入性麻醉药只要减少供给，药物很快就从呼出的气体中排掉，患儿随麻醉变浅而苏醒。儿童在麻醉清醒过程中有精神恍惚、嗜睡现象但呼之能应则是正常现象。因此我们说麻醉药物只是暂时对孩子的神经起作用，而麻醉过后神经系统功能恢复正常。

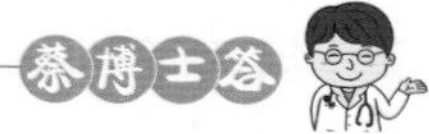

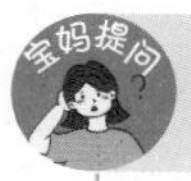

麻醉的安全性如何？

目前麻醉其实是很安全的；首先，麻醉技术从外科手术诞生以来，就在根据临床经验以及实验数据进行不断改进，发展至今，无论是从安全角度来讲还是根据有效性来说，麻醉手术都已经是一项非常成熟且稳定的外科技术。其次，麻醉手术可以为患者带来更加舒适的体验。很多害怕全身麻醉的患者选择局部麻醉，在手术结束后会带来较大的疼痛，这时部分患者会对医生产生恐惧，一看见医生就会觉得疼痛。其实很多拒绝全身麻醉的患者都是基于麻醉会影响大脑这一点，很担心麻醉后会导致自己变傻。根据目前掌握的证据，还没有能够证明麻醉会对智力造成影响，因此全身麻醉同样是一项安全可靠的技术，对于患者而言无须过分担忧。

当然，麻醉药作为一种特殊的药物也有一定的不良反应，因为孩子的各个器官发育还不完善，身体代谢功能较成人差一些，麻醉过程也不是一根针插进去让孩子睡了这么简单，需要专业的麻醉医生在认真选择适应证和掌握好药物剂量后才能安全使用。而且手术中需要具有高度责任心的麻醉医生仔细观察患儿对药物及手术的反应。只有这样才会保障患儿手术顺利进行。尽量减少和避免意外的发生。

随着麻醉技术的提高，药物的改善和先进设备的使用，各种麻醉的安全性越来越高，并发症的发生率也越来越低。在手术过程中，麻醉医生要根据手术需要，不断为接受手术者追加麻醉药，当手术结束时，麻醉药也就停用了。全身麻醉的作用是阻断痛觉向大脑的传导，暂时抑制患儿的意识。在手术过程中，麻醉机可以显示各项生命指标，严密监测脑、心、肾等重要脏器的血液供应情况，发现丝毫差异，麻醉医师都会及时纠正。麻醉是一个可逆的过程，随着麻醉药物的停用，麻醉药物会逐渐代谢消失，孩子会慢慢醒来。因此，除非出现麻醉意外，麻醉对孩子的智力发育不会产生严重的不良影响。

同时，家长应重视麻醉医生的术前访视，并积极配合麻醉医生开展术前访视工作。麻醉医生只有在清楚了解孩子既往史、身体状况再结合体格检查等才能做出麻醉安全性评估，并对麻醉药物和方法进行合理的选择和确定，减少意外发生的可能。患儿家长也要倾听麻醉医生交代的注意事项（如饱食后患儿因呕吐误吸而发生呼吸道阻塞，从而引起脑缺氧）所以患儿术前 4 ～ 6 h 应绝对禁食禁水。若儿童为急诊手术，家长也需如实告知麻醉医生情况，不能因着急实施手术，而将摄入的饮食状况忽略描述。只有告诉麻醉医生真实的情况麻醉医生在综合权衡手术缓急和麻醉安全后做出合理的选择，才会最大限度地减少意外发生。

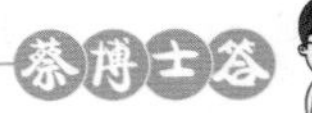

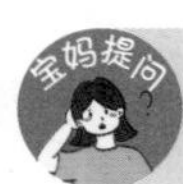

儿童肝移植使用何种麻醉方式?

儿童肝移植手术的麻醉方式为全身麻醉。此为家长最担心的一项麻醉手段。全麻，即是经静脉对麻醉药注入或吸入后，患儿表现为知觉暂时丧失的情况，在无痛安睡的条件下，使手术可顺利开展。

因意识在麻醉期间暂时丧失，甚至在结束手术后，仍持续一段时间的昏睡状态。初清醒时，部分患儿意识会有短暂性不清，这便增加了家长的顾虑，担心全麻操作可对患儿智力产生影响。分析原因，因麻醉用药，不管是静脉用或是吸入性，均进入血液，达一定浓度时，均可对神经末梢与大脑皮质的联络通路选择性抑制，进而起到麻醉镇痛效果，但通常不会对呼吸和循环功能构成干扰。同时，由呼吸机对患儿呼吸予以控制，确保呼吸、循环系统运行正常。另外，麻醉科医生也会对患儿的生命体征严密监测，对麻醉深度不断调整，再与吸氧操作配合，使麻醉浓度在利于手术开展的水平保持，且同时可避免脑缺氧引发的损害。

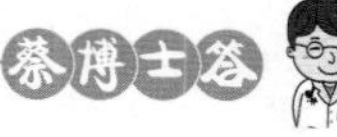

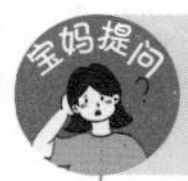

麻醉会对孩子智力产生影响吗?

何谓智力和智力发育。智力是指生物一般性的精神能力，指人认识、理解客观事物并运用知识、经验等解决问题的能力，包括记忆、观察、想象、思考、判断等。这个能力包括以下几点：理解、计划、解决问题、抽象思维、表达意念以及语言和学习的能力。智力发育受多种因素影响，其中遗传因素是智力发育的前提条件，大脑是智力发育的物质基础，环境和教育是智力发育的决定性条件。儿童必须在这些因素长期、综合而非短期、独立因素的作用下，才能得到不同程度、或快或慢的智力发育。

一般情况下，手术麻醉不会对患者的智力及记忆力产生影响，因为麻醉的作用是完全可逆的，患者体内残留的药物会经过肝脏和肾脏的代谢排出患者体外，麻醉对于患者大脑的作用就会逐渐消失，之后患者的意识及知觉就会慢慢恢复，麻醉药物在进入人体后，通过血液循环运送到大脑，从而对大脑产生作用，在流向大脑的过程中还会经过其他器官和组织，比如肌肉组织和脂肪等，手术结束后麻醉医师停止麻醉用药，这时候储存在患者肌肉及脂肪等组织里的麻醉药物还能够释放至血液之中，因此，手术结束已经清醒的患者还要继续观察 0.5 ~ 1 h。正是由于患者血液中尚残存一定量的麻醉药物，才会导致他们看起来反应比较迟钝，面目表情比较麻木，随后等残留麻醉药物完全代谢或排出后即可恢复正常。有些患者在手术时被施行麻醉之后需要一段时间才能够醒过来，这并不是麻醉药物的不良反应太过明显，而是因为患者的代谢会比其他人稍微慢一些。

生活中也会遇到家长表述："孩子在开展手术后，确实表现出变笨的状况。"针对此种现象，需做具体的分析。众所周知，人脑细胞对缺氧耐受性很差，通常情况下，脑供氧若中断 5 ~ 8 min，脑细胞即可出现较难挽回的损害。糖原和氧气均为人脑细胞正常活动的基础，而在长期缺氧情况下，大脑内部分布的超微结构可发生程度不等的变化，严重者，甚至可诱导永久性损伤事件。而在围术期受多种因素影响，也可致手术意外，如舌后坠、呕吐对呼吸道构成堵塞，喉痉挛引发窒息，均可引发脑缺氧。另外，手术操作过程中发生的失血性休克、大出血、心搏骤停，也有脑缺氧的情况发生，若未及时进行抢救，可造成不良后果。上述均为麻醉期间和手术操作过程中可能发生的意外事件，不能认定即为某种麻醉方式或麻醉用药引起。当然，作为药物，麻醉药也有其不良反应，在使用前，需由麻醉医生对适应证准确选取，对药物剂量进行有效掌握，以规避不良影响。

术后短时间内，患儿可能会出现不同程度的失眠和短时间的记忆障碍，有些家长将孩子术后的这些变化归结为麻醉引起的智力下降。其实手术是一个创伤过程，有其自身的康复规律，并不意味着孩子的智力发育已经受到影响。我国每年有成千上万的儿童因需要手术治疗而接受全麻，有些还经历多次，但并无资料显示全麻会对患儿智力产生不良影响。当然，如果麻醉中发生了严重的脑缺氧和脑损害，的确会造成智力障碍甚至植物状态。所幸的是，这样的麻

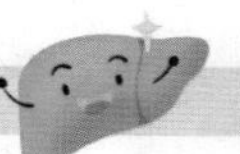

醉意外发生率极低。

麻醉药物的作用只是阻碍痛觉的传导，几乎不会影响患儿的智力，只是使患儿的痛觉反射和意识传导暂时被抑制。虽然年龄比较小的婴幼儿神经系统还是处于发育高峰阶段，有较高的可塑性且容易被外界因素所干扰，但是麻醉会影响患儿智力的说法缺乏医学根据，只能说幼儿进行麻醉存在一定的风险，但只要在麻醉手术过程中没有发生特别严重的脏器缺氧，尤其是脑缺氧，那么对患儿的智力是没有影响的。所以，在手术的过程中，医护人员会时刻观察患儿是否存在身体指标的异常，并及时采取相应措施进行有效干预，及时纠正，才能避免患儿术中发生意外。

近年来也有研究结果显示，由于婴幼儿时期正是孩子神经系统发育的高峰期，因此孩子的神经系统也就很容易受到一些外界因素的干扰。所以，如果孩子在一年之中经历多次的全身麻醉，或者是长时间的全身麻醉，就很有可能对孩子的中枢神经造成影响，导致孩子的中枢神经出现结构性或者功能性的改变。最近，国外的大样本调查也让这一观点得到了证实。

蔡博士答

【知识补给站】

在大脑里面能够维持睡眠、觉醒和清醒的区域是脑干网状结构。麻醉药物作用于这个区域，让这个区域的信号传递被抑制，阻断了感觉信息传入大脑的通路，使感觉信息维持意识清醒的作用消失或降低，大脑也就没有了维持清醒所需要的大量信息，最后人体处于麻醉状态。另外，麻醉药物还可以使人体肌肉松弛。这是因为麻醉药物阻隔传入运动皮质神经元的信息，引起运动神经元没有办法正常运转。必须了解的是，麻醉药物对中枢神经系统的抑制程度是能够调节和控制的，这取决于患者血液内麻醉药物的浓度；对于大脑的作用也是完全可逆的，等体内残留药物被代谢或者是排出后，就可以慢慢恢复意识和知觉。所以，在专业麻醉医生严谨操作情况下，完全不用担心会对患者的智力造成影响。

参考文献

[1] 张梁 . 中国儿童肝移植麻醉技术操作规范 (2019 版)[J]. 中华移植杂志 (电子版), 2020, 14(2): 65-71.

[2] 俞卫锋 , 黄文起 , 杨立群 . 儿童肝移植术麻醉管理专家共识 [J]. 临床麻醉学杂志 , 2021, 37(4): 424-429.

[3] 张良 . 小儿手术 , 全麻到底伤不伤大脑？ [N]. 大众健康报 , 2022-08-11(24).

[4] 崔勇 , 刘丽华 . 麻醉是否对小儿智力产生影响 [J]. 医学信息 (中旬刊), 2011, 24(4): 1387-1388.

[5] 史琳 , 葛衡江 . FDA 关于全麻是否影响婴幼儿智力发育的全球讨论及研究策略 [C]// 中华医学会 , 中华医学会麻醉学分会 . 中华医学会第二十次全国麻醉学术年会论文汇编 , 2012: 435-436.

（王承钰）

第二节　学业、择业、择偶等问题

【答惑部分】

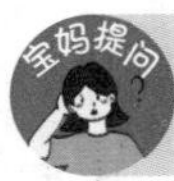

儿童肝移植术后学习能力会受影响吗?

肝移植术后患儿在学习领域是一个独特的群体，其是否拥有不差于普通孩子的学习能力是每个家长最关心的问题。

自主学习是指学习者在有关人员指导或信息提示下，通过一定的途径，进行主动、积极、有效、超越性的学习过程。辅以特定的方法，

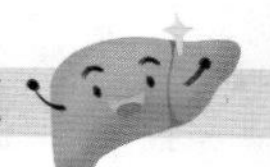

对提高自主学习能力能够起到促进作用。肝移植术后患儿若能得到正确的引导，比如构建幼儿自主学习环境、拓展幼儿自主学习空间及肯定幼儿自主学习成果，则综合学习能力能得到提升。有研究指出，学校及家庭应对儿童进行早期教育，特别在语言理解能力和注意力记忆力上加强培训，有助于智力和学习能力的提高，家庭学习氛围较为重要，需提高家长对孩子教育的意识，为孩子培养较强的学习能力提供必要的基础。

国外有研究显示，肝移植后长期存活的孩子在智力、认知能力、学术能力及记忆力方面不存在困难；但是在自我管理、计划、问题解决等方面存在困难，提示对于肝移植术后患儿应进行针对性的帮助，尤其是涉及社会学方面的自我管理能力，这样有利于患儿在将来能更好地融入社会。

研究证明儿童肝移植术前由于现存的疾病状态就很可能损伤了大脑皮质的功能从而导致认知功能的改变，具体表现为智力下降，学业水平差，注意力缺陷，多动障碍等；并且该疾病状态持续时间越久（即肝移植的等待时间越长）认知功能受损风险越高。由此可知，在疾病诊断的早期接受器官移植更好地减轻患儿术前认知功能的损伤也可能会给患儿带来更加让人满意的远期预后。

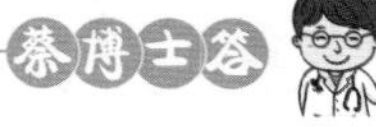

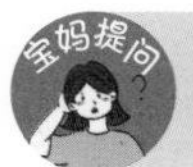

儿童肝移植术后择业、择偶需要注意什么？

有研究指出，就业能增加移植患者的信心和成就感，建议避免从事高强度的劳动，需劳逸结合。由于移植受者需长期服用免疫抑制剂，机体抵抗力低于正常人群，容易出现感染、疲乏等问题。在择业时，选择一些时间较自由、强度适中的工作，如自由职业或个体从业者，另外因患者抵抗力比普通人群低，应指导其避免一些人群密集的工作环境以免增加感染机会。有统计结果显示多数成人移植患者术后选择从事国有企事业单位或公务员，也有患者选择企业聘用或个体经营等。

肝移植受体术后心理上承受着巨大压力，易并发心理障碍。肝移植术后常见的心理障碍包括焦虑、抑郁、孤僻感等。有研究表明，与其他慢性病儿童相比，儿童肝移植受体的行为和情绪调节没有特别差异。良好的家庭管理风格框架能有效地促进家庭理解和发展，提升医疗依从性和同伴价值意识，促进儿童社会心理健康发展。随着生物－心理－社会医学模式的发展，我们不仅要关注于患儿疾病本身，而且要综合考虑患儿的身体健康与心理健康，这就需要我们更加注重患儿的心理社会状况发展，通过多学科综合管理改善患儿的远期生活质量，关注患儿心理健康，促进肝移植术后患儿更好融入社会，减轻患儿成年后择业、择偶等生活方面阻力。

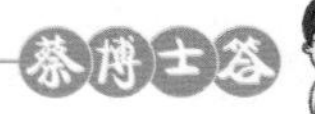

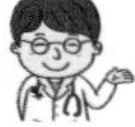

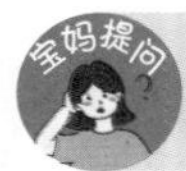

儿童肝移植术后生活质量怎么样?

近年来，随着国内儿童肝移植手术得到快速发展，肝移植儿童社会心理状况也逐渐受到重视。已有研究发现，肝移植术后儿童生活质量与健康人群相比有所下降，但并不显著，肝移植后儿童和青少年的生活质量倾向优于患有其他慢性疾病的患儿。

肝移植受体术后心理上承受着压力， 尤其儿童肝移植患者，在经历青春期时可能并发心理障碍。肝移植术后相对常见的心理障碍包括焦虑、抑郁、孤僻感。对疑有心理障碍的儿童受者，适当给予心理辅导， 必要时给予相关的抗抑郁治疗， 并定期随访。

有研究认为，“以家庭为中心”的护理模式对提高肝移植患儿术后生活质量有积极作用。了解患儿的思想动态、帮助减轻术后的痛苦与不适、发挥家庭的支持作用、改善环境等措施实施个体化情感化、有针对性的心理干预措施，从而提升患儿适应能力，促进其身心康复。

蔡博士答

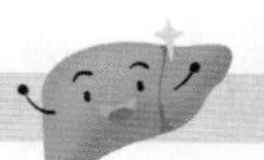

【知识补给站】

儿童时期的发育是个体各个发育阶段中最重要的阶段。这不仅是因为儿童时期的发育是各个组织器官发育的黄金时期，更是因为这个发育时期是大脑的快速发育期（即大脑急速增长、突触发生的巅峰时期）。在大脑快速发育期，神经系统对内外环境的变化异常敏感。因此该期间是大脑的易损期，如有损伤大脑的因素存在，极易造成大脑皮质功能的损伤从而可能导致严重的认知功能障碍。符合肝移植适应证的儿童由于长期肝脏功能异常导致机体内环境长期紊乱，因此术前的疾病状态很可能会对大脑皮质功能产生长期损害，从而导致术前存在认知功能障碍。在疾病诊断的早期接受器官移植可更好地减轻患儿术前认知功能的损伤，也可能会给患儿带来更加让人满意的远期预后。

参考文献

[1] 陆晔峰，何康，高磊青．儿童肝移植受者术后五年生存和睡眠质量调查研究 [J]. 中华移植杂志（电子版）, 2018, 12(4): 161-164.

[2] 陆伊娜，陆晔峰．儿童肝移植术后 5 年学习能力及其影响因素的研究 [J]. 全科护理, 2020, 18(25): 3402-3404.

[3] 朱辉．儿童肝移植术后认知功能的观察研究 [D]. 苏州大学, (9): 1166-1169, 1191.

[4] 陆鹰，张家旭，陆晔峰．肝移植患儿父母生活质量、焦虑现状及其影响因素 [J]. 护理研究, 2022, 36(11): 2051-2054.

[5] Anthony S J, Pollock Barziv S, Ng V L. Quality of life after pediatric solid organ transplantation[J]. Pediatr Clin North Am, 2010, 57(2): 559-574.

[6] Uda A, Newcomer R, Harrington C, et al. Employment after livertransplantation: areview[J]. Transplant Proc, 2015, 47(2): 233-239.

[7] 林晓鸿，彭晓，王惠峰，等．就业状况对肾移植受者生活质量和社会支持的影响 [J]. 护理学杂志, 2015, 30(14): 24-27.

[8] 闫鹏飞，朱修明．儿童肝移植术后心理社会干预综述 [J]. 中国医学伦理学，2019, 32(9): 1166-1169, 1191.

[9] 马青华，刘惠蓉，韦宏，等．肾移植病人术后就业情况调查 [J]. 护理研究，2014, 28(14): 1707-1708.

[10] 陈规划，蔡常洁．重视肝移植受者的长期生活质量 [J]. 外科理论与实践，2008(4): 303-305.

[11] 郝晓军，李智国，孙永康，等．关于肾移植术后结婚生育 [J]. 健康向导，2009, 15(3): 26.

（王承钰）

第三节　如何获得社会力量的支持

【答惑部分】

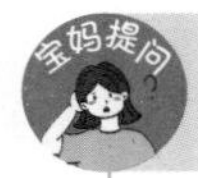

什么是社会支持？

社会支持是指在应激状态下，个体受到来自社会、家庭等各方面的心理和物质上的支持或鼓励。社会支持与人类健康存在着肯定的联系，良好的社会支持有利于健康，而恶劣的社会关系损害身体健康。对重新工作的肝移植受者提供健康保健和社会支持，将最大限度地提高他们的生活质量。多项研究结果显示，社会支持与肝移植受者生存质量呈正相关。

社会关系是指家庭成员、亲友、同事、团体、组织和社区等，大多数人认为社会支持是个体从其所拥有的社会关系中获得的精神上和物质上的支持，这些支持能减轻个体的心理应激。

拥有一个优良的社会支持系统能够给人提供积极的情绪体验和稳定的社会性回报，这种社会性支持是与一个人整体的精神状态密

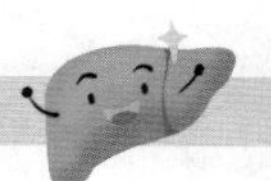

切相联的。它给人们的生活提供了可预测性和稳定性以及自我价值的确定性。

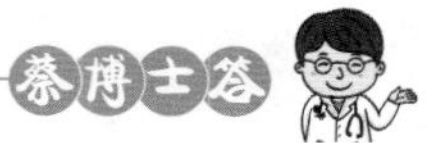

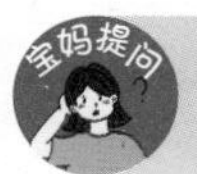

社会支持包括哪些方面?

从内容方面可以分为以下四种。

（1）工具性支持：指提供财力帮助、物质资源或所需服务等。

（2）情感支持：涉及个体表达的共情、关心和爱意，使人感到温暖与信任。

（3）信息性支持：提供相关的信息以帮助个体应对当前的困难，一般采用建议或指导的形式。

（4）同伴性支持：即能够与他人共度时光，从事消遣或娱乐活动，这可以满足个体与他人接触的需要，转移个体对压力问题的忧虑或通过他人直接带来正面的情绪以降低个体对压力的反应。

从性质上可以分为两类：

（1）实际的支持或行动的支持：是指个体在面临压力时，支持网络所提供的具体的支持行为，包括物质上的直接援助和社会网络、团体关系的援助。这类支持独立于个体的感受，是客观存在的现实。

（2）知觉的支持：主要指支持的可获得性和对支持的总体满意度，它与个体的主观感受密切相关。虽然被感知到的现实不是真正的现实，但被感知到的现实却是个体心理的现实，而正是心理的现实作为中介变量影响人的行为和发展。知觉的支持影响个体对支持性行为的解释和反应，它比实际的支持更能表现出对个体心理健康的增益性功能。

从以上两种对社会支持的分类来看，社会支持本质上是各种可以利用的社会资源，包括有形的（如物质、金钱或其他的支持）和无形的（如情感、指导、亲密的社会交往、尊重等）。

不管哪种分类，各种社会支持并不是孤立的，而是一个紧密联系的统一整体，不同的社会支持之间有一定的相关关系。

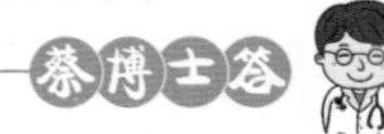

如何获得较多的社会支持？

肝移植是重大手术，费用较一般手术高，患者家庭经济负担重。像我们这样大的器官移植中心为减轻患者经济负担，都会积极参与公益活动，与社会爱心人士团体组建的慈善救助基金会等，为患者寻求更多社会支持。

（1）设立救助基金，积极发挥社会救助力量：往年有统计显示，每年我国仅20%需要肝移植的患儿可顺利换肝，欧美国家这一比例高达50%；欧美国家儿童肝移植占肝移植总量的50%以上，我国这一比例不足10%。肝移植儿童已经引起了一些社会关注，但每年需行移植患儿数量巨大，仍有许多家庭难以负担高昂治疗费用，仍需要有更多的慈善基金和爱心人士投入关注，为肝移植家庭带去温暖。

（2）组建跨学科团队共同服务：我们不仅要关注于患者疾病本身，而且要综合考虑患者的身体健康与心理健康，这就需要我们更加注重患儿的心理社会状况发展，通过多学科综合管理改善患儿的远期生活质量可能会给儿童肝移植带来新的发展契机。组建肝移植医生、护士、儿童精神科医生、社会工作者、心理学家等在内的跨学科团队共同合作是非常有必要的。

（3）以整个家庭为核心，个体化提供支持：有研究提示，应用个体化干预模式，对患儿术后随访使用多方位监测、合理用药、优化干预等方法，使干预组在社会生活能力各方面都有显著提升。加强与患儿的沟通、建立良好的交流关系、了解患儿的思想动态、帮助减轻术后的痛苦与不适、赏识教育、发挥家庭的支持作用、改善环境等措施实施个体化情感化、有针对性的心理干预措施，从而提升患儿适应能力，促进其身心康复。

社会各界乃至政府应该充分认识到社会支持对肝移植受者生存质量的正面影响，帮助他们进行角色转化，创造一些条件，给予他们更多的就业机会。此外，政府需进一步完善基本医疗保险政策，普及城乡医疗保险，成立肝移植基金会等，使更多需要移植的患者得到资助并有效减轻其个人及家庭的经济负担。各级移植中心可定期举办移植病友会活动，建立健全的随访体系，给予受者更多的社会支持。鼓励移植受者积极接受亲友、团体、同事、朋友的帮助，争取家庭与社会的支持和关爱，重视支持性的人际关系，减少角色冲突，增加受者的被理解和被接纳感，进而提高其重返工作岗位的热情和信心，从而提高生活质量。

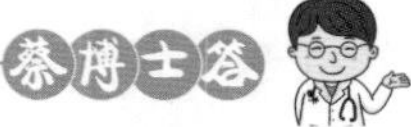

参考文献

[1] 陈规划 , 汪根树 . 肝移植受者生存质量 : 现状、问题与对策 [J]. 器官移植 , 2013, 4(1): 1-5.

[2] 闫鹏飞 , 朱修明 . 儿童肝移植术后心理社会干预综述 [J]. 中国医学伦理学 , 2019, 32(9): 1166-1169, 1191.

[3] 刘晓 , 黄希庭 . 社会支持及其对心理健康的作用机制 [J]. 心理研究 , 2010, 3(1): 3-8, 15.

[4] 陆晔峰 , 高磊青 , 邱青 , 等 . “以家庭为中心”的护理模式对活体肝移植患儿生活质量的影响 [J]. 护理研究 , 2015, 29(34): 4284-4286.

[5] 郑珊 , 沈桢 . 儿童肝移植的现状和未来 [J]. 临床肝胆病杂志 , 2011, 27(7): 722-725.

[6] Lind R C, Sze Y K, de Vries W, et al. Achievement of developmental milestones in young adults after liver transplantation in childhood[J]. Pediatr Transplant, 2015, 19(3): 287-293.

[7] 杨勤玲，董芳芳，鱼晓清．个体化健康教育在2例儿童肝移植患者中的应用效果观察 [J]. 内蒙古中医药，2014, 33(28): 178.

（李新强）

第四节　对后代的影响

【答惑部分】

肝脏疾病会遗传吗？

胆道闭锁是新生儿期发生的严重肝胆系统疾病，以肝内和肝外胆管的进行性炎症和纤维性梗阻为特征，是目前儿童肝脏移植的重要原因之一。目前其病因尚不明确，遗传因素、病毒感染、环境因素等都在其中发挥作用，有研究提示部分基因突变导致疾病与胆道闭锁存在一定关联，但是其作用更像是一种累加因素，并不是胆道闭锁的决定原因。部分结果由于是基于散发案例的报道，其更可能是偶发因素，基于现有结果无法判断其与胆道闭锁的关联。

遗传代谢性肝病占儿童肝移植适应证的15% ~ 25%，是除了胆道闭锁以外的第二大常见适应证。遗传代谢性肝病是指基因缺陷导致的肝脏代谢异常的一大类疾病，主要表现为肝脏形态结构和（或）功能异常，常伴有其他脏器的损害。需要指出的是，由于肝脏是机体大多数物质代谢的重要器官，许多遗传代谢性疾病都会累及肝脏。多数情况下，遗传代谢性肝病是单基因遗传性疾病，通常是常染色体隐性遗传，也可以是常染色体显性遗传、X或Y染色体性连锁遗传等。因此遗传代谢性肝病患者多有家族史，产前检查可有效降低新生儿遗传代谢疾病发生率。随着医学水平发展的进步，为疾病的早发现、早确诊、早治疗提供了重要的依据，基因检测被一致认为是遗传代谢性肝病确诊的金标准。

总体来说，儿童移植相关肝脏疾病中，占据首要病因的是胆道闭锁，其余病因可能与遗传相关，但目前尚无明确证据表明遗传因素占决定地位，目前无证据表明因胆道闭锁行肝移植手术的患儿，其后代再次发生胆道闭锁相关疾病高于其他人群；而遗传代谢性肝病则多数已有明确遗传位点，后代再次患遗传代谢性肝病概率高于正常人群，可通过完善孕产期基因相关检查预防。

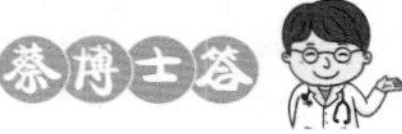

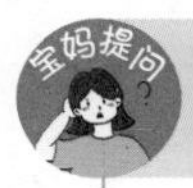

肝移植术后可以生育吗？

成人肝移植之后适合进行妊娠的时限目前尚无统一的标准，各移植中心也有不同的认识。普遍认为在肝移植术后正常的肝、肾功能是妊娠的较好指征。但是在匹兹堡大学移植中心对使用免疫抑制方案研究对象的前瞻性研究中，研究者认为肝移植术 2 年以后的妊娠是比较安全的。

肝移植术后妊娠并发症包括母体并发症和胎儿 / 新生儿并发症。

①肝移植术后妊娠的母体并发症主要包括高血压、肾功能损害、先兆子痫、继发于免疫抑制的细菌和病毒感染、剖宫产率增加。②胎儿 / 新生儿并发症主要是流产、早产、胎膜早破、肾上腺皮质功能不足、胎儿畸形、免疫缺陷和巨细胞病毒、乙肝病毒、细菌感染等。

一般而言，对胎儿的危险是暴露在免疫抑制剂及其他药物治疗之中。免疫抑制药物是否对胎儿具有致畸毒性在医学界存在争议。有研究认为，随着胎儿逐渐成形对各种免疫抑制药物“潜在”致畸性的抵抗力可逐渐增加。有研究表明，肝移植术后妊娠影响因素包括肝移植术后并发症、排斥反应、感染及移植物状况。大多数肝移植术后患者能够恢复正常月经周期，其中大部分患者的妊娠结局良好。

通过孕产妇产前登记，分娩前告知胎儿和新生儿的风险和并发症，分娩后采取相应措施都可明显提高肝移植患者分娩成功率，并减少分娩后感染的发生。使用新型免疫抑制剂对于移植肝功能的维持，并平稳度过分娩期，获得最佳的分娩结局。但是，对于肝移植的育龄女性分娩者，需要及时规范地采用多种临床管理策略，其中包括产科/母婴专家，移植团队，麻醉师，新生儿团队等通力合作。

总之，器官移植术后妊娠并非禁忌。只要时机选择恰当，在严密监护下是可以妊娠的。而且移植术后长期应用免疫抑制剂或孕期应用免疫抑制剂并不影响多胎妊娠（如双胎）或增加新生儿先天异常的发生。移植母亲分娩的新生儿存活是可行的，但患儿的预后尚需长期随访。

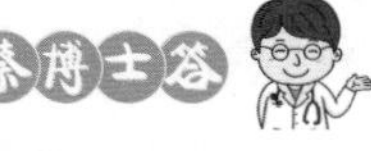

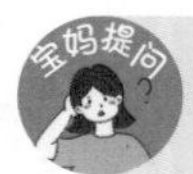

肝移植术会对后代健康造成影响吗?

有研究发现，免疫抑制剂，如硫唑嘌呤、环孢素、霉酚酸酯等在动物实验中可以致畸，增加出生缺陷的风险，但服用免疫抑制药物和那些不服用此类药物的研究结果之间差异无统计学意义，即在统计学中不认为免疫抑制剂为致畸的决定性因素。

目前国外有研究认为，肝移植术后妊娠的胎儿在先天性缺陷、多胞胎率及母体死亡率等方面，与普通人群间并无差异。而1项针对母亲受孕时使用过环孢素的11名新生儿进行研究显示，新生儿免疫系统反应正常，免疫抑制剂对胎儿没有致命性影响，几乎没有发生机会感染和慢性感染。但多数研究认为，对于移植术后妊娠的新生儿，至少推迟到出生6个月以后接种传统的疫苗较为安全。

美国儿科学会建议肝移植后母乳喂养的母亲可以安全地使用激

素和其他糖皮质激素。母乳中他克莫司的含量通常较低，产妇可以在母乳喂养同时使用他克莫司治疗。

总之，肝移植术后妊娠影响因素包括肝移植术后并发症、排斥反应、感染及移植物状况。大多数肝移植术后患者能够恢复正常月经周期，其中大部分患者的妊娠结局良好。

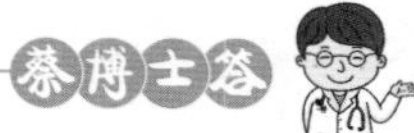

参考文献

[1] 陈词 . 郑素军 : 遗传代谢性肝病 [J]. 肝博士 , 2022(5): 28-29.

[2] 潘东明 , 刘磊 . 胆道闭锁的遗传学研究进展 [J]. 中国医学工程 , 2021, 29(5): 55-59.

[3] 詹江华 , 余晨 . 胆道闭锁发病机制研究概述与启示 [J]. 临床小儿外科杂志 , 2018, 17(11): 801-804.

[4] 唐晖 , 杨扬 . 儿童遗传代谢性肝病的肝移植治疗 [J]. 肝胆外科杂志 , 2018, 26(6): 408-410.

[5] 彭姗姗 , 杨永峰 . 遗传代谢性肝病的临床特征及诊断思路 [J]. 临床肝胆病杂志 , 2019, 35(8): 1663-1666.

[6] 陈规划 , 蔡常洁 . 重视肝移植受者的长期生活质量 [J]. 外科理论与实践 , 2008(4): 303-305.

[7] 赫英东 , 陈倩 . 肝肾移植术后妊娠相关问题 [J]. 中国实用妇科与产科杂志 , 2011, 27(10): 781-784.

[8] 金海 , 汪根树 , 陈规划 . 肝移植术后妊娠的研究进展 [J]. 器官移植 , 2013, 4(1): 50-51, 55.

[9] 侯红瑛 , 郝秀兰 . 器官移植后妊娠的相关问题 [J]. 中国实用妇科与产科杂志 , 2008(2): 152-154.

[10] 夏仁飞 . 肾移植受者性功能变化及女性受者妊娠、子代健康研究 [D]. 广州：南方医科大学 , 2013.

[11] 叶瑞 , 胡炜 , 朱英 . 育龄女性孕期急性肝功能衰竭及肝移植术后妊

娠临床管理的研究进展 [J]. 中国妇幼保健 , 2016, 31(20): 4322-4324.

[12] 周明芳 , 张丽菊 .2016 年意大利肝病学会肝移植术后妊娠意见书 [J]. 临床肝胆病杂志 , 2016, 32(10): 1853-1857.

（李新强）

儿童肝移植手术图片展示

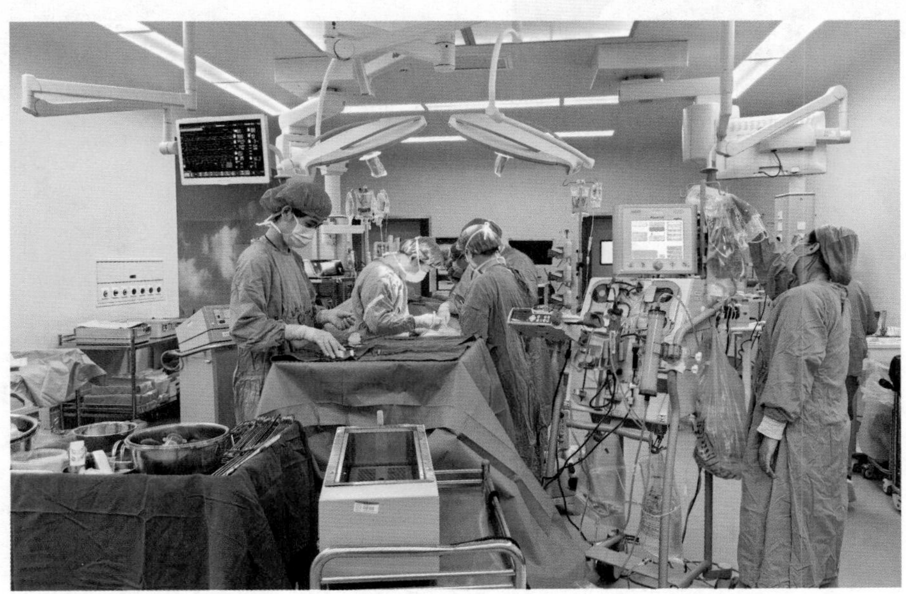

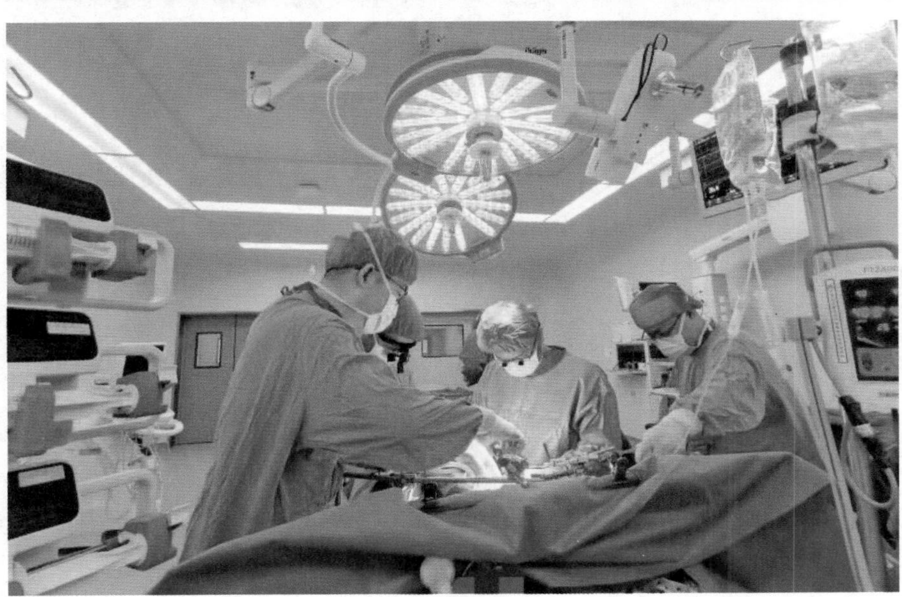

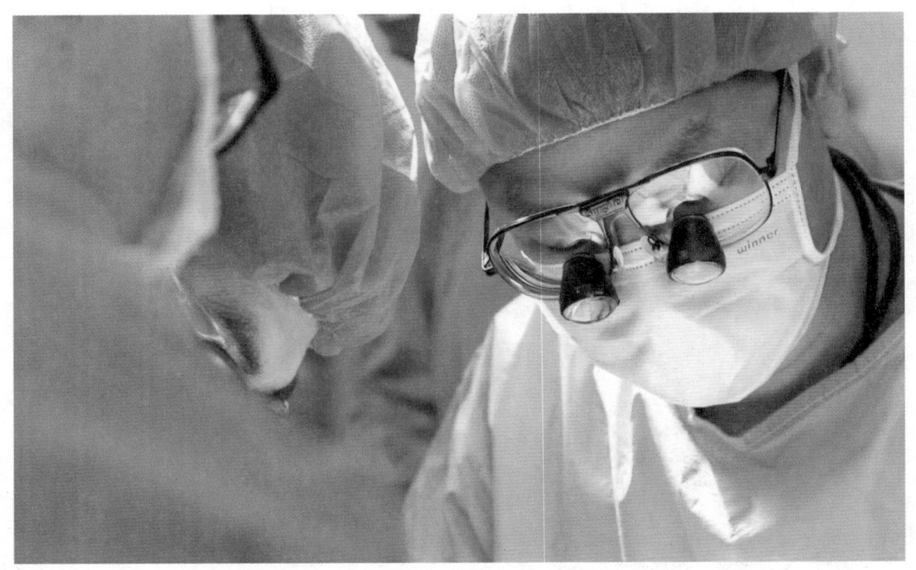
winner

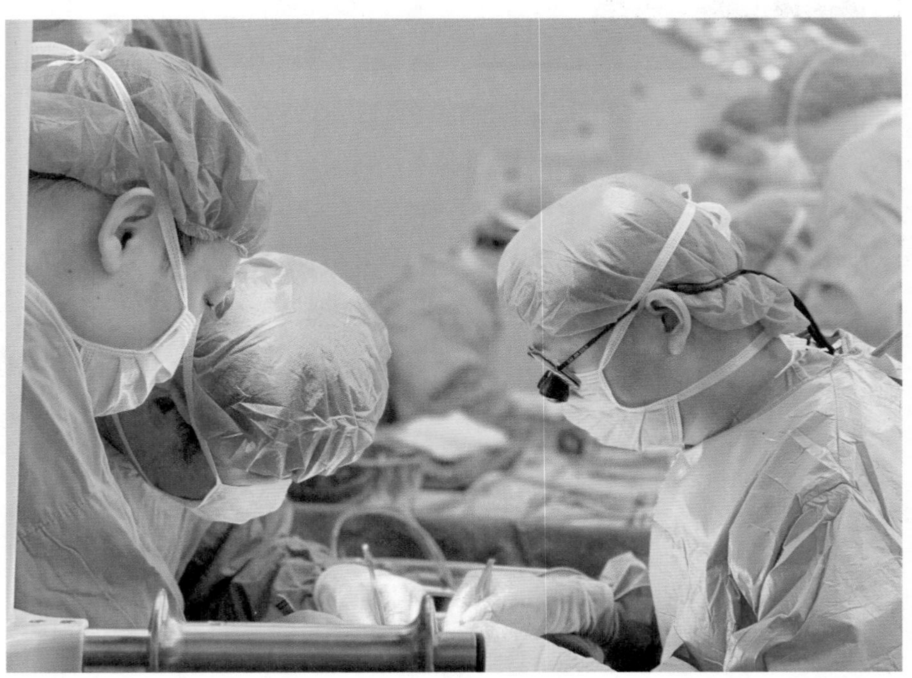

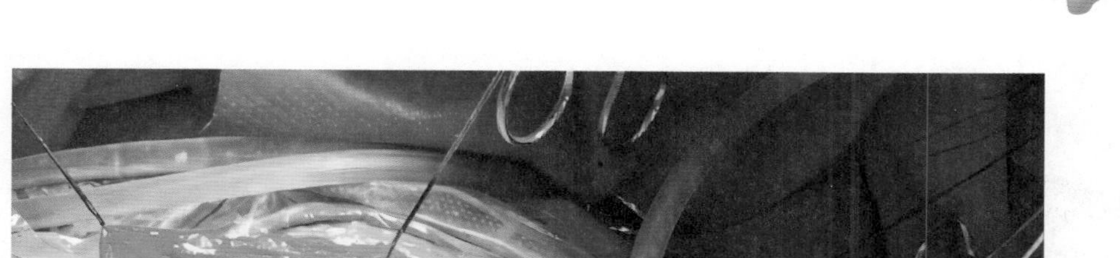

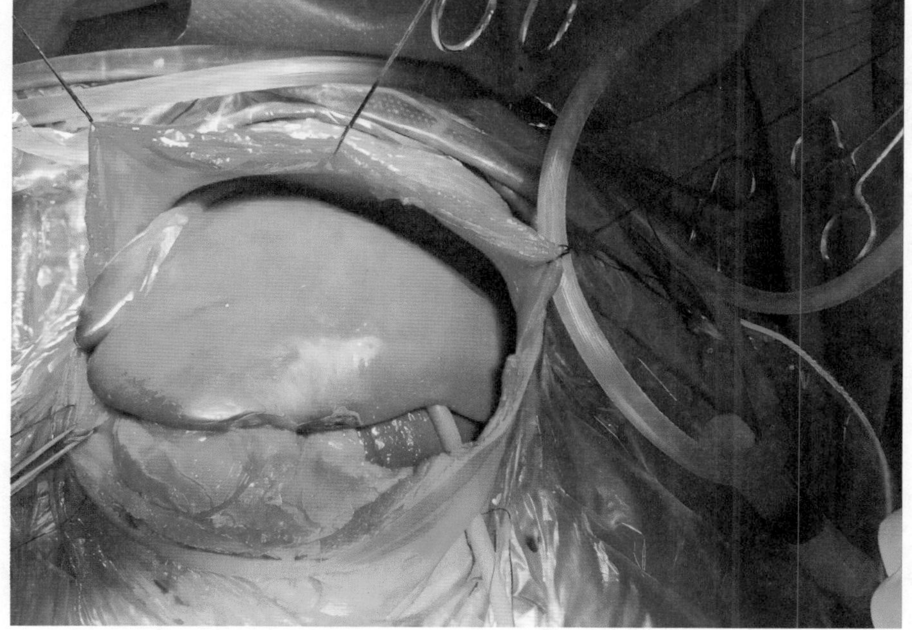

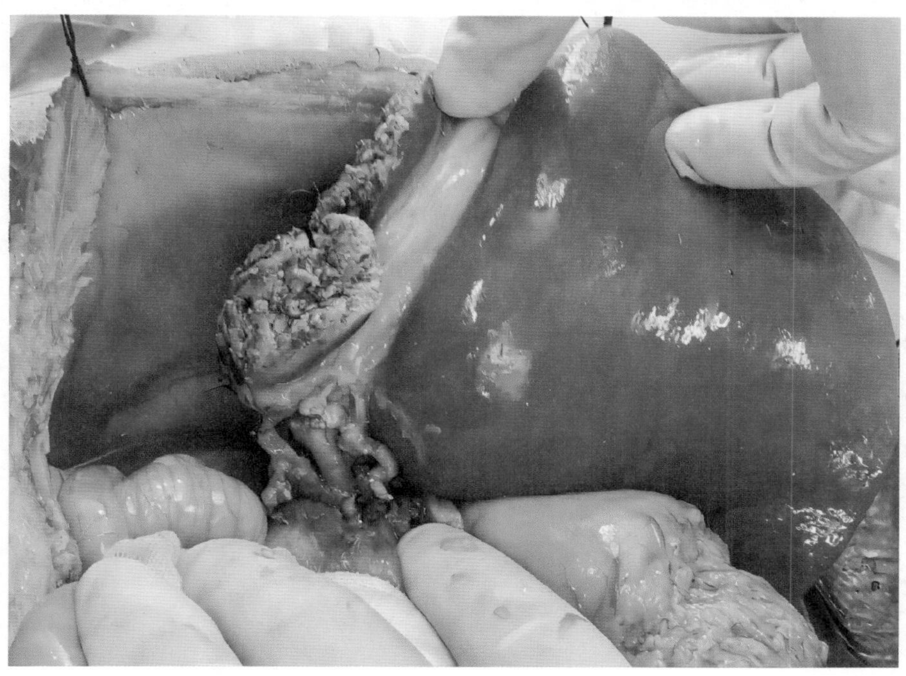

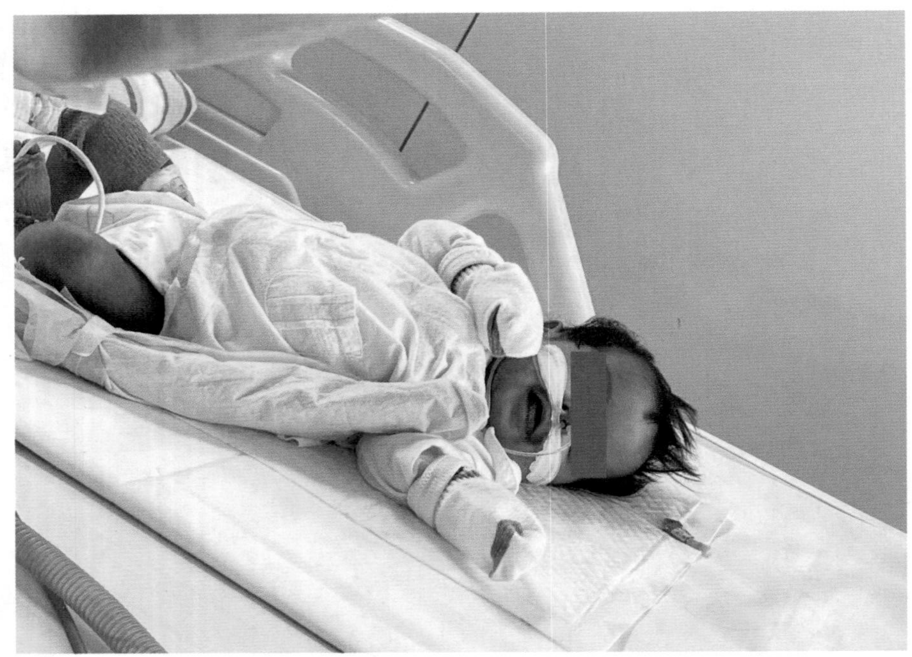

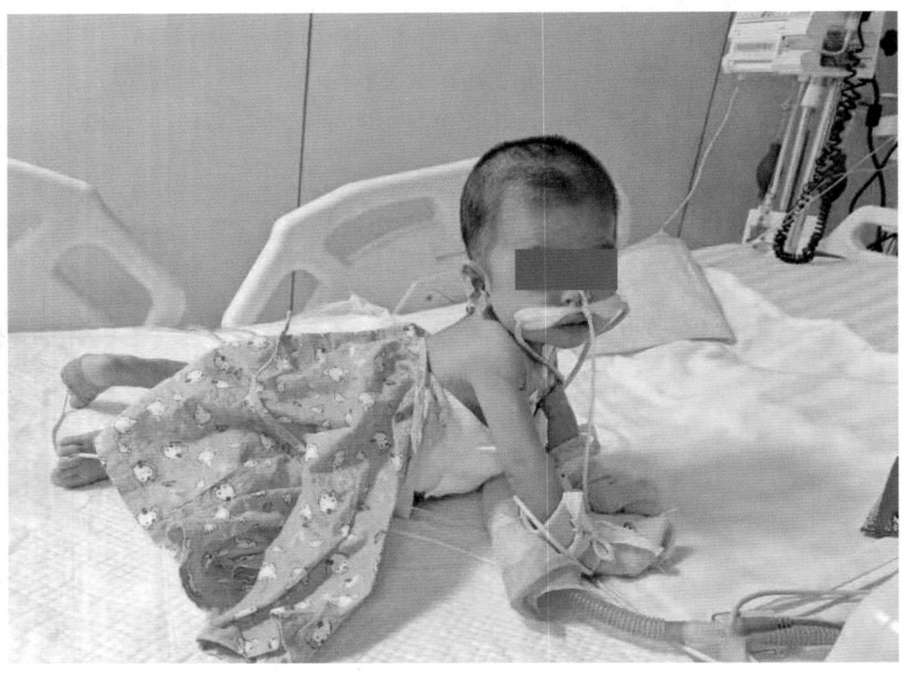

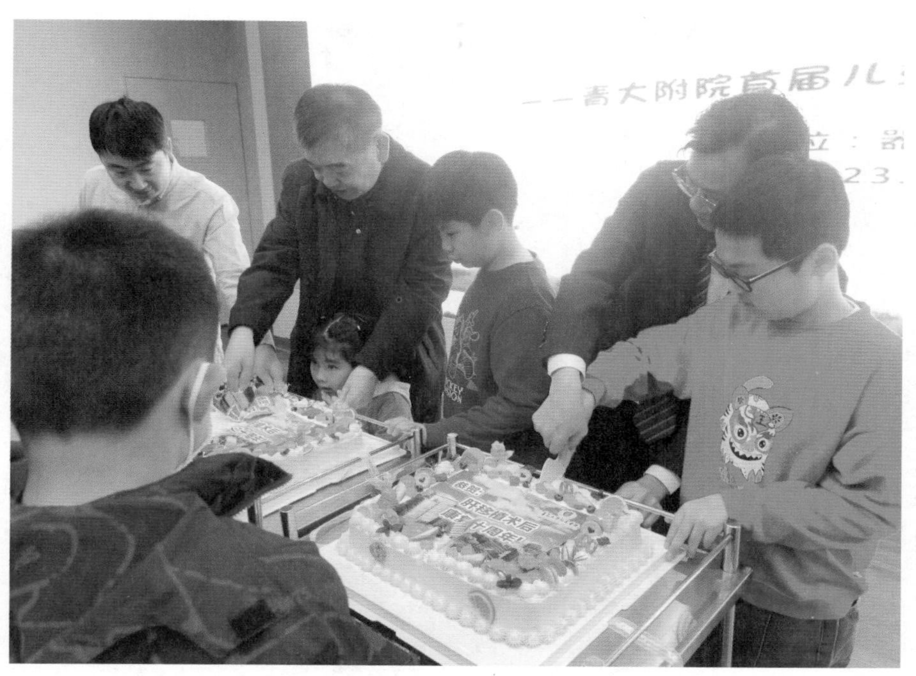

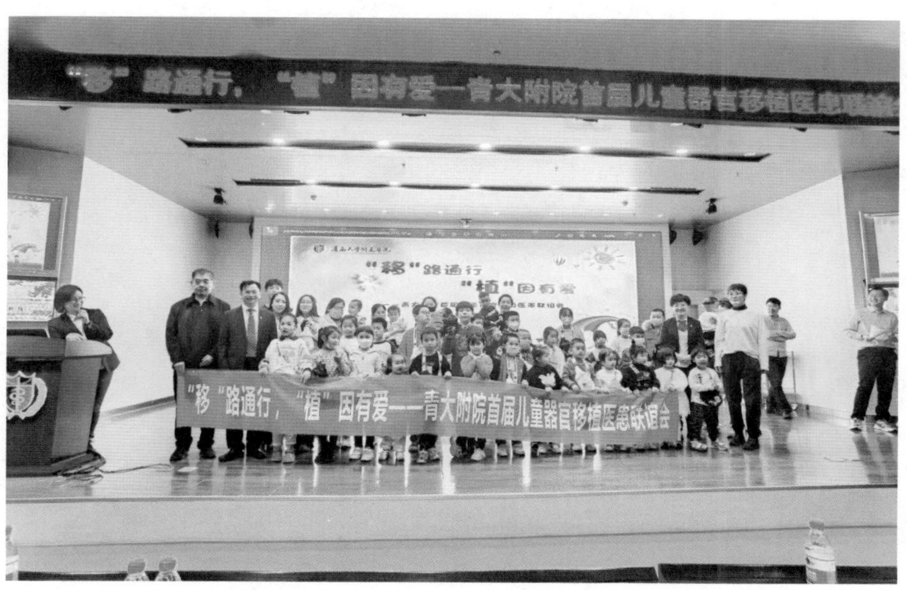
"移"路通行，"植"因有爱——青大附院首届儿童器官移植医患联谊会